よくわかる
医用画像情報学
Medical image processing and information technology

石田 隆行 ● 監修
近藤 世範・小笠原 克彦 ● 共編

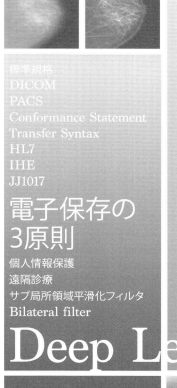

標準規格
DICOM
PACS
Conformance Statement
Transfer Syntax
HL7
IHE
JJ1017

電子保存の
3原則
個人情報保護
遠隔診療
サブ局所領域平滑化フィルタ
Bilateral filter

Deep Learning

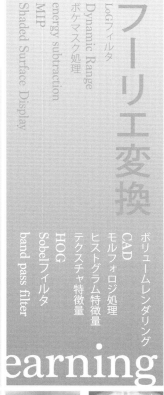

フーリエ変換

LoGフィルタ
Dynamic Range
ボケマスク処理
energy subtraction
MIP
Shaded Surface Display

ボリュームレンダリング
CAD
モルフォロジ処理
ヒストグラム特徴量
テクスチャ特徴量
HOG
Sobelフィルタ
band pass filter

オイラーの公式
論理演算
P2P
匿名加工情報
トレーサビリティ
脆弱性
生体認証
ニューラルネットワーク
サポートベクターマシン
エントロピー

機械学習

空間フィルタ処理
平均値フィルタ

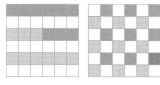

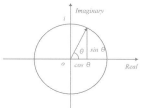

Ohmsha

よくわかる医用画像情報学

監修者：石田　隆行　（大阪大学大学院 医学系研究科 保健学専攻）

編　者：近藤　世範　（新潟大学大学院 保健学研究科 放射線技術科学分野）

　　　　　小笠原　克彦　（北海道大学大学院 保健科学研究院 健康科学分野）

著　者：寺下　貴美　（群馬県立県民健康科学大学 診療放射線学部）

　　　　　齋藤　茂芳　（大阪大学大学院 医学系研究科 保健学専攻）

　　　　　奥村　英一郎　（つくば国際大学 医療保健学部 診療放射線学科）

　　　　　川下　郁生　（広島大学大学院 医系科学研究科）

　　　　　寺本　篤司　（藤田医科大学 医療科学部 研究推進ユニット 知能情報工学分野）

　　　　　内山　良一　（熊本大学大学院 生命科学研究部 医用理工学）

　　　　　星野　修平　（群馬パース大学 保健科学部 放射線学科）

　　　　　谷川　琢海　（北海道科学大学 保健医療学部 診療放射線学科）

　　　　　谷川原　綾子　（北海道科学大学 保健医療学部 診療放射線学科）

　　　　　辻　真太朗　（北海道大学大学院 保健科学研究院 健康科学分野／
　　　　　　　　　　　　Mayo Clinic College of Medicine）

（執筆順）

本書を発行するにあたって，内容に誤りのないようできる限りの注意を払いましたが，本書の内容を適用した結果生じたこと，また，適用できなかった結果について，著者，出版社とも一切の責任を負いませんのでご了承ください．

　本書は，「著作権法」によって，著作権等の権利が保護されている著作物です．本書の複製権・翻訳権・上映権・譲渡権・公衆送信権（送信可能化権を含む）は著作権者が保有しています．本書の全部または一部につき，無断で転載，複写複製，電子的装置への入力等をされると，著作権等の権利侵害となる場合があります．また，代行業者等の第三者によるスキャンやデジタル化は，たとえ個人や家庭内での利用であっても著作権法上認められておりませんので，ご注意ください．

　本書の無断複写は，著作権法上の制限事項を除き，禁じられています．本書の複写複製を希望される場合は，そのつど事前に下記へ連絡して許諾を得てください．

出版者著作権管理機構
（電話 03-5244-5088，FAX 03-5244-5089，e-mail：info@jcopy.or.jp）

JCOPY ＜出版者著作権管理機構 委託出版物＞

はじめに

　近年の放射線医療においては，診断用 X 線画像，X 線透視画像，DSA（digital subtraction angiography），MRI（magnetic resonance imaging），US（ultrasound）から核医学や放射線治療に至るまで，すべての領域でディジタル画像が利用されています．そして，ディジタル画像には，画像処理が必ずといってよいほどなされています．さらに，今後，新しい画像処理法が開発され広く診断や治療に役立てられる可能性もあります．これらの医用画像を撮影し画像処理をすることは診療放射線技師の大きな任務となっています．そのため，ディジタル画像処理に関する基礎知識，新しい医用画像処理法やコンピュータ支援診断（CAD：computer-aided diagnosis）の開発に必要な応用画像処理・画像認識などの知識を学び，それらを深めることは必要不可欠といえます．また，画像を含む医療情報の運用や管理，そしてセキュリティに関する基礎知識も非常に重要になってきています．そこで，医用画像処理法や医療情報学などを含む医用画像情報学を学ぶための，そしてその知識をさらに深めるための教科書を，この専門分野において第一線で活躍する先生方に執筆していただくことにしました．

　本書は，診療放射線技師を目指して学んでいる学生，高度な専門知識をより深く学ぼうとしている大学院生，臨床現場の診療放射線技師，医用画像に興味を持つ医師や理工学分野の学生など多くの方々に役立つ内容にしました．さらに，診療放射線技師国家試験や知識を確認する期末試験の対策のための演習問題も含め，受験対策にも使えるように配慮しています．

　医用画像情報学の基礎を学んだり，診療放射線技師国家試験の対策に用いたりする場合は，第 1 章〜第 4 章，第 7 章〜第 10 章を活用してください．第 5 章，第 6 章は，それぞれ応用画像処理，機械学習や深層学習を含む画像認識について述べられており，医用画像を用いた研究開発にも役立つ知識を習得することができます．一歩踏み込んだ内容までを 1 冊にまとめていますので，本書を手にして学ぶ多くの皆さんに，本書が役立つことを期待しています．

　2018 年 7 月

石田　隆行

目　次

第 I 編　医用画像情報の基礎

第1章　情報科学基礎　［寺下］

1.1　情報理論 ……………………………………………………… 2
 1.1.1　情報量 ＿＿ 2
 1.1.2　エントロピー（平均情報量）＿＿ 3

1.2　情報の表現 …………………………………………………… 6
 1.2.1　進数 ＿＿ 6
 1.2.2　情報の単位 ＿＿ 7
 1.2.3　バイトオーダ（エンディアン）＿＿ 8

1.3　演算 …………………………………………………………… 9
 1.3.1　2進数の四則演算 ＿＿ 9
 1.3.2　論理演算 ＿＿ 12

1.4　コンピュータ ………………………………………………… 13
 1.4.1　コンピュータの種類 ＿＿ 13
 1.4.2　五大装置 ＿＿ 14
 1.4.3　ハードウェア ＿＿ 14
 1.4.4　ソフトウェア ＿＿ 19

1.5　コンピュータネットワーク ………………………………… 21
 1.5.1　コンピュータネットワークの構成 ＿＿ 21
 1.5.2　コンピュータネットワークを利用したシステム ＿＿ 23
 1.5.3　通信プロトコル ＿＿ 24
 1.5.4　プロトコルの階層化 ＿＿ 26

演習問題 …………………………………………………………… 29

第2章　ディジタル画像　［齋藤］

2.1　画素，画像のデータ量 ……………………………………… 32
 2.1.1　ビットとバイト ＿＿ 33
 2.1.2　2進数・10進数・16進数 ＿＿ 33
 2.1.3　画像ファイルの構成と画素 ＿＿ 34
 2.1.4　数値のバイナリ形式 ＿＿ 35

2.2　画像の標本化，量子化，データ量，分解能 ……………… 36
 2.2.1　画像の標本化 ＿＿ 37
 2.2.2　画像の量子化 ＿＿ 39
 2.2.3　画像のデータ量 ＿＿ 40

2.3　周期関数とフーリエ変換 …………………………………… 40
 2.3.1　空間周波数 ＿＿ 40

2.3.2　周期関数 ____ 40

2.3.3　オイラーの公式 ____ 41

2.3.4　周期関数のフーリエ級数展開 ____ 42

2.3.5　フーリエ変換 ____ 45

2.3.6　フーリエ変換の性質 ____ 45

2.3.7　フーリエ変換の応用 ____ 46

2.4　画像作成 48

2.4.1　Computed Radiography（CR）____ 49

2.4.2　Flat Panel Detector（FPD）____ 49

演習問題 51

第3章　画像処理基礎　[奥村]

3.1　階調処理 54

3.1.1　線形・非線形の階調処理 ____ 54

3.1.2　ウィンドウイング ____ 56

3.1.3　ヒストグラム平坦化 ____ 58

3.2　空間フィルタ処理 59

3.2.1　平滑化 ____ 60

3.2.2　エッジ検出 ____ 63

3.2.3　鮮鋭化 ____ 67

3.3　空間周波数処理 68

3.3.1　低域通過フィルタ ____ 70

3.3.2　高域通過フィルタ ____ 71

3.3.3　帯域通過フィルタ ____ 72

3.4　2値化処理とラベリング処理 73

3.4.1　2値化処理 ____ 73

3.4.2　ラベリング処理 ____ 75

3.5　モルフォロジカル処理 76

3.6　データ圧縮 79

3.6.1　画像圧縮 ____ 79

3.6.2　情報量 ____ 79

3.6.3　ランレングス符号化 ____ 80

3.6.4　ハフマン符号化 ____ 81

3.6.5　JPEG圧縮 ____ 82

3.6.6　ウェーブレット圧縮 ____ 85

演習問題 87

第4章　医用画像処理　[川下・近藤]

4.1　ダイナミックレンジ圧縮処理 92

4.2　ボケマスク処理 95

| 4.3 | マルチ周波数処理 | 98 |

4.3　マルチ周波数処理 ……………………………………………… 98

4.4　画像間演算 ……………………………………………………… 99

　4.4.1　加算平均 ＿＿ 99

　4.4.2　経時差分 ＿＿ 100

　4.4.3　エネルギー差分 ＿＿ 102

4.5　3次元画像表示 ………………………………………………… 104

　4.5.1　3次元画像の投影法 ＿＿ 104

　4.5.2　最大値投影法 ＿＿ 105

　4.5.3　最小値投影法 ＿＿ 106

　4.5.4　加算平均投影法 ＿＿ 106

　4.5.5　多断面再構成法 ＿＿ 106

　4.5.6　曲面再構成法 ＿＿ 107

　4.5.7　サーフェイスレンダリング ＿＿ 108

　4.5.8　ボリュームレンダリング ＿＿ 108

4.6　コンピュータ支援診断 ………………………………………… 110

　4.6.1　定義と目的 ＿＿ 110

　4.6.2　対象部位とモダリティ ＿＿ 111

　4.6.3　アルゴリズム ＿＿ 112

演習問題 ……………………………………………………………… 116

第 II 編　医用画像処理応用

第 5 章　画像処理応用　［寺本］

5.1　エッジ保存型平滑化フィルタ ………………………………… 120

　5.1.1　エッジ保存型平滑化の考え方 ＿＿ 120

　5.1.2　k-最近傍平滑化フィルタ ＿＿ 120

　5.1.3　サブ局所領域平滑化フィルタ ＿＿ 121

　5.1.4　バイラテラルフィルタ ＿＿ 121

　5.1.5　ノンローカルミーンフィルタ ＿＿ 123

5.2　エッジ検出フィルタ …………………………………………… 125

　5.2.1　ラプラシアンフィルタによるエッジ検出 ＿＿ 125

　5.2.2　LoG フィルタ ＿＿ 126

　5.2.3　DoG フィルタ ＿＿ 128

　5.2.4　キャニーフィルタ ＿＿ 128

　5.2.5　ガボールフィルタ ＿＿ 129

演習問題 ……………………………………………………………… 132

第 6 章　画像認識　［内山］

6.1　画像特徴量 ……………………………………………………… 134

　6.1.1　ヒストグラム特徴量 ＿＿ 134

6.1.2　テクスチャ特徴量 ____ 136

6.1.3　SIFT 特徴量 ____ 138

6.1.4　HOG 特徴量 ____ 141

6.2　機械学習 ································· 142

6.2.1　学習とテストのデータセットの作り方 ____ 142

6.2.2　線形判別法 ____ 143

6.2.3　ニューラルネットワーク ____ 146

6.2.4　サポートベクターマシン ____ 149

6.2.5　深層学習 ____ 153

6.2.6　教師なし分類 ____ 155

演習問題 ································· 159

第Ⅲ編　医療情報

第7章　医療情報の標準化 ［星野・谷川］

7.1　医療における情報の概念と役割 ··················· 162

7.2　標準化 ································· 162

7.2.1　標準化の意味 ____ 162

7.2.2　医療情報分野における標準化 ____ 163

7.2.3　放射線部門の標準 ____ 164

7.3　DICOM ································· 165

7.3.1　DICOM とは ____ 165

7.3.2　DICOM の歴史 ____ 165

7.3.3　DICOM の適用範囲と適用分野 ____ 166

7.3.4　DICOM 規格の構成 ____ 166

7.3.5　情報オブジェクト定義 ____ 166

7.3.6　サービスクラス ____ 168

7.3.7　転送構文 ____ 169

7.3.8　グレースケール標準表示関数 ____ 169

7.3.9　DICOM 適合宣言書 ____ 170

7.4　HL7 ································· 171

7.4.1　HL7 とは ____ 171

7.4.2　HL7 メッセージ規格 ____ 171

7.4.3　HL7 バージョン 2.5 のメッセージ構造 ____ 171

7.5　IHE ································· 174

7.5.1　IHE とは ____ 174

7.5.2　代表的な統合プロファイルとテクニカルフレームワーク ____ 175

7.6　ICD-10 ································· 178

7.7　JJ1017 ································· 179

演習問題 ································· 181

第8章　放射線領域の情報システム　［谷川・谷川原］

8.1　診療録等の電子保存 ･････････････････････････････････ 184

8.1.1　診療情報の特徴 ____ 184

8.1.2　日本における保健医療福祉分野の情報政策 ____ 184

8.1.3　診療録等の保存義務と電子保存 ____ 184

8.1.4　個人情報の保護に関する法令・ガイドライン ____ 186

8.1.5　保健医療福祉分野の情報化に期待される効果 ____ 187

8.1.6　情報システムに蓄積された診療情報の利用 ____ 187

8.2　病院情報システム ･･････････････････････････････････ 188

8.2.1　病院情報システムの役割 ____ 188

8.2.2　病院情報システムへの期待と課題 ____ 189

8.2.3　部門システムと診療科・中央診療部門を結ぶシステム ____ 189

8.2.4　電子カルテ/オーダエントリシステム ____ 189

8.2.5　放射線部門システム以外の部門システム ____ 192

8.2.6　病院情報システムを構成するハードウェアと技術 ____ 193

8.2.7　情報システムの安定稼働のための設計 ____ 194

8.3　PACS ･･ 195

8.3.1　PACSの役割 ____ 195

8.3.2　PACSを構成するソフトウェア ____ 196

8.3.3　PACSのストレージ ____ 197

8.3.4　画像情報の可搬型媒体（CD-Rなど）やオンラインによる施設間連携 ____ 198

8.4　放射線部門システム（RIS） ･･･････････････････････････ 198

8.4.1　検査依頼情報を管理する機能 ____ 199

8.4.2　検査装置との通信に関連した機能 ____ 200

8.4.3　実施情報に関連する機能 ____ 200

8.4.4　放射線部門の業務に関わる管理機能 ____ 201

8.4.5　放射線診断部門以外に対応したシステム ____ 202

8.5　画像表示アプリケーション ･････････････････････････ 202

8.5.1　画像参照のための機能 ____ 202

8.6　検像システム ･･･････････････････････････････････････ 205

8.7　画像表示装置 ･･･････････････････････････････････････ 206

8.7.1　画像表示装置の歴史 ____ 206

8.7.2　液晶ディスプレイ（LCD）モニタの構造 ____ 207

8.7.3　画像表示装置の性能 ____ 209

8.7.4　医用画像表示用モニタの品質管理 ____ 212

演習問題 ･･ 216

第9章　遠隔画像診断（テレラジオロジー）　［辻・小笠原］

9.1　遠隔医療の背景と歴史 ･･････････････････････････････ 220

目次

9.2　遠隔医療の定義と種類 ………………………………………… 220

9.3　遠隔医療の法制度 ……………………………………………… 221

9.4　遠隔医療のモデル ……………………………………………… 221

　9.4.1　医師・患者間　D to P（Doctor to Patient）____ 222

　9.4.2　医師・医師間　D to D（Doctor to Doctor）____ 222

　9.4.3　医師・医師以外の医療従事者間　D to N（Doctor to Nurse）
　　　____ 222

9.5　遠隔医療システム ……………………………………………… 222

　9.5.1　伝送するデータ ____ 223

　9.5.2　入力装置 ____ 223

　9.5.3　伝送する環境 ____ 223

　9.5.4　出力装置 ____ 223

9.6　遠隔画像診断 …………………………………………………… 223

　9.6.1　遠隔画像診断の定義と必要性 ____ 223

　9.6.2　遠隔画像診断を導入する主な理由 ____ 224

　9.6.3　遠隔画像診断システムの定義と機能 ____ 225

　9.6.4　遠隔画像診断システムの構成 ____ 225

　9.6.5　遠隔画像診断を行う際の注意点 ____ 226

9.7　遠隔医療の課題と今後の展望 ………………………………… 227

　9.7.1　費用の負担 ____ 227

　9.7.2　身体所見の把握 ____ 228

演習問題 ……………………………………………………………… 229

第10章　セキュリティ　［辻・小笠原］

10.1　個人情報保護 …………………………………………………… 232

　10.1.1　個人情報保護の必要性と個人情報保護法 ____ 232

　10.1.2　個人情報保護法制定の背景とこれまでの経緯 ____ 232

　10.1.3　2015年の個人情報保護法の改正について ____ 232

　10.1.4　医療における個人情報保護とガイドライン ____ 234

10.2　情報システムの脅威と脆弱性 ………………………………… 235

　10.2.1　不正アクセス ____ 236

　10.2.2　改ざん ____ 236

　10.2.3　サービス妨害（Denial of Service：DoS）____ 236

　10.2.4　マルウェア ____ 236

10.3　情報システムのセキュリティ対策 …………………………… 237

　10.3.1　抑止 ____ 237

　10.3.2　予防（定期的にセキュリティパッチを確認する）____ 239

　10.3.3　検出（ログの管理を行う）____ 240

　10.3.4　抑止・予防・検出（マルウェアへの対策）____ 240

　10.3.5　回復 ____ 240

演習問題 ･･････････････････････････････････････ 242

演習問題　解説・解答 ･･････････････････････ 243

参考図書 ･････････････････････････････････････ 250

索　引 ･･････････････････････････････････････ 253

第1編
医用画像情報の基礎

第1章
情報科学基礎

　本章では，医用画像情報学を学習するための基礎知識として，情報理論，情報の表現，演算，コンピュータ，コンピュータネットワークについて解説する．これらは以降の章でも根底的に登場する知識であり，はじめに整理して把握しておくことが今後の学習にも役立つ．

1.1 情報理論

情報理論は C.E.シャノン（1916～2001）による情報・通信に関する学問分野である．ここでは，情報を数量的に扱うための定義を簡単に紹介する．

1.1.1 情報量

情報とは，ある現象の不確実性を減少させる知識や知らせのことである．これを数量的に定義し，表したものが**情報量**である．例えば，赤と白の玉が1つずつ入った箱がある（**図1.1**(a)）．この箱から玉を1つ取り出す時，玉が赤または白である確率は 0.5 である．つまり，どちらの玉が取り出されるかはわからない状態である．次に，赤の玉が取り出されたとする（図1.1(b)）．残りは白の玉であることは必然であるので箱の中身が白の玉である確率は 1 となる．この「赤の玉が取り出された」という情報が不確実性を減少させたことになる．ここで情報量 I は次の式で定義される．

$$I = -\log_2 p = \log_2 \frac{1}{p} \; \text{[bits]} \tag{1.1}$$

p はその現象が起こる確率である．単位は bit である．赤・白の玉の例を情報量として示すと次のようになる．

・玉を取り出す前の情報量（図 1.1(a) の時）

$$I_{red} = I_{white} = -\log_2 \frac{1}{2} = \log_2 2 = 1 \; \text{[bit]}$$

・赤の玉が取り出された後の情報量（図 1.1(b) の時）

$$I_{white} = -\log_2 \frac{1}{1} = \log_2 1 = 0 \; \text{[bits]}$$

このように状況が確率で与えられた場合に，現象の不確実性として情報を数量的に示している．

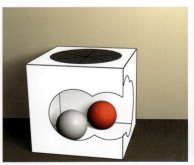
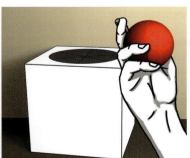

(a) 赤と白の玉が入っている箱　　(b) 玉を取り出した時，それが赤の玉であった

図 1.1　赤の玉と白の玉が入った箱

次に例を少し複雑にするため，赤の玉を1つ加えてみる．今，箱の中には赤の玉が2つ，白の玉が1つ入っている状態である（**図1.2**）．玉を取り出す前の情報量を計算すると次のようになる．

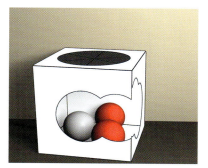

図 1.2　赤の玉が 2 つと白の玉が 1 つ入っている箱

・玉を取り出す前の情報量（図 1.2 の時）

$$I_{red} = -\log_2 \frac{2}{3} = \log_2 1.5 = 0.585 \,[\text{bits}]$$

$$I_{white} = -\log_2 \frac{1}{3} = \log_2 3 = 1.585 \,[\text{bits}]$$

赤の玉を取り出す確率が高いため，現象として起こりやすく，白の玉を取り出す確率は低いため，現象として起こりにくい．つまり，情報量は赤の玉を取り出すよりも，白の玉を取り出す方が，不確実であることを示している．次に，赤の玉が取り出されたという情報がもたらされたとすると情報量は次のようになる．

・赤の玉が取り出された後の情報量

$$I_{red} = I_{white} = -\log_2 \frac{1}{2} = \log_2 2 = 1 \,[\text{bit}]$$

白の球を取り出す確率が高くなり，赤の球を取り出す確率が少なくなった．このため情報量も変化している．この様に状態が変わると情報量も変化する．

1.1.2　エントロピー（平均情報量）

エントロピー（平均情報量） はいくつか選択肢がある中で，事象全体の情報量がどの程度かを表す量である．
エントロピー H は次式で定義される．

$$H = -\sum_{i=1}^{n} p_i \log_2 p_i = \sum_{i=1}^{n} p_i \times I_i \,[\text{bits}] \tag{1.2}$$

i はそれぞれの現象（$i = 1, 2, \cdots n$）を表し，p_i はその現象の起こる確率，I_i はその現象の情報量である．現象ごとの情報量を起こりやすさである確率を乗ずることで期待値を計算し，現象のすべてで合計する．では，先ほどの例で計算してみる．

・赤と白の玉が 1 つずつの時のエントロピー（図 1.1(a) の時）

$$H = -\frac{1}{2}\log_2\frac{1}{2} - \frac{1}{2}\log_2\frac{1}{2} = 2 \times \left(\frac{\log_2 2}{2}\right) = 1 \,[\text{bit}]$$

・赤の玉が 2 つ，白の玉が 1 つの時のエントロピー（図 1.2 の時）

$$H = -\frac{2}{3}\log_2\frac{2}{3} - \frac{1}{3}\log_2\frac{1}{3} = \frac{2}{3} \times 0.585 + \frac{1}{3} \times 1.585 = 0.918 \,[\text{bits}]$$

これら 2 つの例では数値が異なっている．後者の状態では，赤の玉が 2 つである分，赤の玉を取り出すという現象が起こりやすいため，取り出す玉の色が均等

(a) 黒色に 1/4 の面積の白色が中央配置されている画像　(b) グレーのみの画像　(c) 黒色から白色まで 256 色を配置した画像

図 1.3　画像の情報量

の確率で起こる前者の状態より，不確実性が減少していることを表している．

次に，画像のエントロピーについて紹介する．**図 1.3**(a) に示した画像は，縦横 $512 \times 512\,\mathrm{pixel}$，色は黒と白だけで構成され，白は $256 \times 256\,\mathrm{pixel}$ の大きさで中央に配置されている．この画像の情報量を計算してみる．ここでは確率はこの画像の 1 画素を取り出した時の起こりうる色（黒か白）の確率である．

$$p_{white} = \frac{256 \times 256}{512 \times 512} = \frac{2^{16}}{2^{18}} = \frac{1}{4}$$

$$I_{white} = -\log_2 \frac{1}{4} = \log_2 2^2 = 2\,[\mathrm{bits}]$$

$$p_{black} = \frac{512 \times 512 - 256 \times 256}{512 \times 512} = 1 - \frac{1}{4} = \frac{3}{4}$$

$$I_{black} = -\log_2 \frac{3}{4} = \log_2 \frac{2^2}{3} = \log_2 2^2 - \log_2 3 = 2 - 1.585$$
$$= 0.415\,[\mathrm{bits}]$$

$$H = p_{white} \times I_{white} + p_{black} \times I_{black} = \frac{1}{4} \times 2 + \frac{3}{4} \times 0.415$$
$$= 0.5 + 0.311 = 0.811\,[\mathrm{bits}]$$

白の情報量は 2 [bits]，黒の情報量は 0.415 [bits]，画像のエントロピーは 0.811 [bits] と計算できた．図 1.3(b) は最も単純な場合を考えた時の画像で，1 色（ここではグレー）のみの画像である．色の出現確率は 1 となるため，情報量とエントロピーは 0 [bits] となる．次にエントロピーが大きい画像はどういうものかを考えてみる．エントロピーが大きいとは不確実性が高まる時であるから，選択肢が多く，それぞれの現象の確率が均等である時，つまり，どの色が取り出されるかわからない時である．図 1.3(c) は同じく縦横 $512 \times 512\,\mathrm{pixel}$，$32 \times 32\,\mathrm{pixel}$ の領域に色を黒から白へ 1 階調ずつ変化させ，256 階調で表した画像である．

$$p_{white \to black} = \frac{32 \times 32}{512 \times 512} = \frac{2^{10}}{2^{18}} = \frac{1}{256}$$

$$I_{white \to black} = -\log_2 \frac{1}{256} = \log_2 2^8 = 8\,[\mathrm{bits}]$$

$$H = \sum_{i=1}^{256} p_{white \to black} \times I_{white \to black} = \sum_{i=1}^{256} \frac{1}{256} \times 8$$
$$= 256 \times \frac{1}{256} \times 8 = 8 \, [\text{bits}]$$

この時のエントロピーは 8 [bits] と計算され，この様に色の種類が多く，色の出現確率が平均的な時にエントロピーが高まる．

実際の医用画像での情報量を計算してみる．図 1.4 は頭部の X 線 CT 画像である．この画像は縦横 256×256 pixel，256 階調で表示されている．エントロピーを計算するために，色の出現確率を計算するが，これはヒストグラムと同じである（図 1.4(b)）．これを基にエントロピーを計算すると 4.401 [bits] となった．ただし，画像における不確実性は色の出現確率のことであって，形状の複雑さや診断画像としての有用性ではないので，注意してほしい．

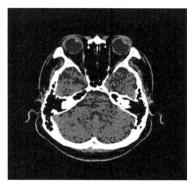
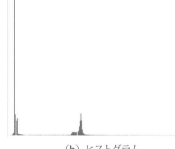

(a) 頭部 X 線 CT 画像　　　　　(b) ヒストグラム

図 1.4　頭部 X 線 CT 画像とそのヒストグラム

これまでは「玉を取り出す」など，1 つの事象についての情報量を紹介したが，この世の中は複数の独立した事象が相互に関係している．例えば，「夕食の献立を冷蔵庫の中身とスーパーの特売品から決定する」や「医療技術水準の高さと医師の評判から病院を選択する」などである．独立した複数の事象の情報量やエントロピーとして，相互情報量，平均相互情報量がある．ある 2 つの独立した事象系 X, Y において，X のとり得る事象 A_i（$i = 1, 2, \cdots n$），Y のとり得る事象 B_j（$j = 1, 2, \cdots m$）とすると相互情報量 $I(A_i; B_j)$ と平均相互情報量 $I(X; Y)$ は次の式で表される．

$$I(A_i; B_j) = \log_2 \frac{P(A_i, B_j)}{P(A_i)P(B_j)} \tag{1.3}$$

$$I(X; Y) = \sum_{i=1}^{n} \sum_{j=1}^{m} P(A_i, B_j) I(A_i; B_j)$$
$$= \sum_{i=1}^{n} \sum_{j=1}^{m} P(A_i, B_j) \log_2 \frac{P(A_i, B_j)}{P(A_i)P(B_j)} \tag{1.4}$$

ここで，$P(A_i)$，$P(B_j)$ は事象 A_i，B_j の発生確率，$P(A_i, B_j)$ は事象 A_i と B_j が同時に起こった確率である．医用画像への応用例を紹介する．図 1.5 は同じ部位の脳血流画像と X 線 CT 画像のフュージョンの例である．ここで独立した事象とは，

第1章　情報科学基礎

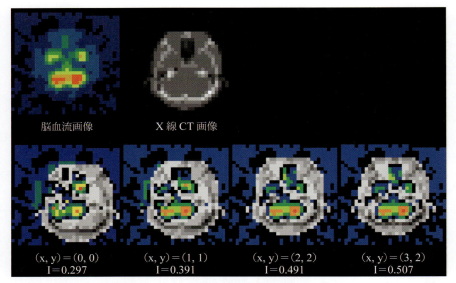

図1.5　平均相互情報量を利用した脳血流画像とX線CT画像のフュージョンの例

脳血流画像とX線CT画像である．2つの画像を単純に重ねた場合，つまり横方向xと縦方向yの移動量が0の時，まったく一致していないのがわかる．この時の平均相互情報量は0.297〔bits〕と計算される．次に平均相互情報量が大きくなるようにX線CT画像を1 pixelずつ移動させると，最終的に$x=3$と$y=2$に移動した時，平均相互情報量が最大の0.507〔bits〕となる．平均相互情報量と2つの画像の位置関係を見ると，平均相互情報量が高まるにつれ，2つの画像の位置がだんだん一致していく様子がわかる．平均相互情報量が高まるということは，2つの画像を分離しづらくなる状態であり，あいまいさが増加していることを表している．なお，この例では計算を簡単にするために，画像サイズを縦横32 × 32 pixelにし，またXY方向の移動のみの操作をしているが，実際の臨床では，XYZ方向の移動，XYZ軸のローテーション，拡大率などのパラメータを操作して，精度高く一致させている．

1.2　情報の表現

人間は一般的に10進数を使用しているが，コンピュータの内部では2進数や16進数が使用されている．ここではコンピュータを理解するための情報の表現について紹介する．

1.2.1　進数

進数は数の表現方法である．10進数は0から9の数字を使用し，10倍ごとに位が上がる．2進数は0と1の数字を使い，2倍ごとに位が上がる．また16進数では，0から9の数字とA〜Fの文字を使い，16倍ごとに位が上がる．この10や2や16を基数という．

まず10進数で考えてみる．例えば225という数字は百の位に2，十の位に2，一の位に5で表されている．これは225の中に100が2個，10が2個，1が

5 個含まれている．基数を用いて位を表すと次のように分解して書くことができる．

$$225 = 200 + 20 + 5 = 10^2 \times 2 + 10^1 \times 2 + 10^0 \times 5$$

次に 2 進数で表記することを考えてみる．先ほどと同様に基数が 2 で桁の大きい方から何個含まれているかを考えてみる．まず 2 の累乗の数で表される最大の数を考えると，例えば 9 桁目では，$2^{9-1} = 2^8 = 256 > 225$ となり，オーバーする．次に 8 桁目では，$2^7 = 128 < 225$ となり 1 つ含まれる．次からは 225 から 128 を引いたあまり 97 に 2 の累乗の数が含まれているかを考えていく．7 桁目では，$2^6 = 64 < 97$ となり 1 つ含まれる．このように考えていくと，次のように表される．

$$225 = 128 + 64 + 32 + 1$$
$$= 2^7 \times 1 + 2^6 \times 1 + 2^5 \times 1 + 2^4 \times 0 + 2^3 \times 0 + 2^2 \times 0$$
$$+ 2^1 \times 0 + 2^0 \times 1$$

この個数の部分を使って，10 進数の 225 は 2 進数で，[1110 0001] と表記できる．この時，個数は 0 か 1 であり，つまり有るか無いかを表している．

次に 16 進数を考えてみる．同じように基数を 16 とし，次のように考えることができる．

$$225 = 224 + 1 = 16 \times 14 + 1 = 16^1 \times 14 + 16^0 \times 1$$

9 以上の数は A 〜 F のアルファベットで表記されるため，14 は E である．つまり 16 進数表記は [E1] となる．ここで 16 進数の基数である 16 は 2 の累乗の数であることに着目する．また 0 〜 15 を 2 進数では 4 桁使うことで表現できる．ここで [1110 0001] を 1 〜 4 桁目 [0001] と 5 〜 8 桁目 [1110] に分離すると，[0001] は 10 進数では 1，[1110] は 10 進数では 14 であり，したがって 16 進数では [E1] となる．同じように 8 進数を考えると，2 進数で 0 〜 7 を 3 桁で表現でき，3 桁ずつ分けると，1 〜 3 桁目が [001]，4 〜 6 桁目が [100]，7 〜 8 桁目が [11] である．したがって，10 進数の 225 を 8 進数では 341 と表現できる．

$$8^2 \times 3 + 8^1 \times 4 + 8^0 \times 1 = 64 \times 3 + 8 \times 4 + 1 = 192 + 32 + 1 = 225$$

1.2.2　情報の単位

情報の最小単位はビット（bit：b）で表される．これは状態が 0 か 1 の 2 つの状態を表す．0 か 1 の 2 つの状態とは，例えばスイッチが on/off の状態，電圧が一定値以上/以下の状態，磁極の向きが N/S の状態などである．情報量の定義は式（1.1）に示す通りである．ここで 0 か 1 である 2 つの状態の発生確率は 0.5 なので，情報量は 1 〔bit〕と計算できる．

バイト（byte：B）は 8〔bits〕をひとまとめにした単位である．一般的にバイトは大文字の B で表記され，データサイズを表す際にはバイト単位を用い，伝送速度 bps〔bits per second〕などはビット単位を用いる．

第 1 章　情報科学基礎

表 1.1　10 進数と 2 進数を基準とした接頭辞

	10 進数を基準とした接頭辞	2 進数を基準とした接頭辞
k（キロ）	$10^3 = 1,000$	$2^{10} = 1,024$
M（メガ）	$10^6 = 1,000,000$	$2^{20} = 1,048,576$
G（ギガ）	$10^9 = 1,000,000,000$	$2^{30} = 1,073,741,824$
T（テラ）	$10^{12} = 1,000,000,000,000$	$2^{40} = 1,099,511,627,776$
P（ペタ）	$10^{15} = 1,000,000,000,000,000$	$2^{50} = 1,125,899,906,842,624$

　大きなデータサイズを表すためには接頭辞を使用する．接頭辞としては一般的に 10 進数を基準にしたものが知られている．例えば，k（キロ）＝ 10^3 ＝ 1,000，M（メガ）＝ 10^6 ＝ 1,000,000 などである．一方，情報の単位は 2 進数であるため，2 進数を基準とした接頭辞を用いる．例えば，k（キロ）＝ 2^{10} ＝ 1,024，M（メガ）＝ 2^{20} ＝ 1,048,576 となる．**表 1.1** に 10 進数と 2 進数を基準にした接頭辞の対比を示す．

　コンピュータで扱う画像データの容量を考えてみる．例えば，縦横 512 × 512 pixel で 1 画素当たり 4,096 階調（12〔bits〕）の画像のデータ量 D は次のように考えられる．

$$D = 512 \times 512 \times 12 = 2^9 \times 2^9 \times 3 \times 2^2 = 3 \times 2^{20} \, \text{〔bits〕}$$

しかし，これを 3〔Mbits〕とはしない．一般的に，コンピュータ内でのデータの保持には 8〔bits〕を基準とした 1 バイト単位の領域を使う．ただし，この数値を 8 で単純に割れば良いわけではない．この階調値を記録するには，8〔bits〕でに足りないため，16〔bits〕，つまり 2 バイトのデータ領域が必要となる．したがって，次のようになる．

$$D = 2^9 \times 2^9 \times 16 \, \text{〔bits〕} = 2^{18} \times 2 \, \text{〔B〕} = 2^{-1} \, \text{〔MB〕} = 0.5 \, \text{〔MB〕}$$

1.2.3　バイトオーダ（エンディアン）

　先にコンピュータ内でのデータ保持は 8〔bits〕を基準としたバイト単位で扱うことを述べた．1 バイトに収まらないデータは 2 バイトというように，データ領域はバイト単位で増減する．このように複数のバイトで構成されるデータにおいて，データの配置順を**バイトオーダ**（またはエンディアン）と言う．バイトオーダには**ビッグエンディアン**と**リトルエンディアン**がある．ビッグエンディアンはデータをバイトごとに上位から並べる方式で，リトルエンディアンは下位から並べる方式である．

　例えば 16 進数で [A1B23C4D] という 4 バイト（32〔bits〕）のデータがあった時，これを上位から 1 バイトごとに区切ると [A1｜B2｜3C｜4D] となるが，このままの並びで記録するのがビッグエンディアンである．リトルエンディアンでの並びは [4D｜3C｜B2｜A1] と逆順に記録される．なぜこのようなバイトの配置方式が用いられているかというと，256 進数として考えた場合，[A1B23C4D] の [4D] は 1 桁目，[3C] は 2 桁目，[B2] は 3 桁目，[A1] は 4 桁目

となり，桁と配置順が一致する．リトルエンディアンは，コンピュータがデータを扱う際に，バイトの配置順にデータをインプット・アウトプットすることができる．これはコンピュータにとって効率的で，処理速度の向上やプログラムの単純化に寄与する．逆にビッグエンディアンは人間にとってわかりやすい並びであると言える．

1.3 演算

コンピュータ内では 2 進数が使用されており，CPU（Central Processing Unit）では 2 進数の数値演算を繰り返している．ここでは 2 進数の演算について紹介する．

1.3.1 2 進数の四則演算

〔1〕加算

2 進数の加算では，$0 + 0 = 0$，$1 + 0 = 1$，$0 + 1 = 1$ は 10 進数と同じであるが，$1 + 1$ は繰り上がって 10 となる．例として 10 進数で $10 + 3 = 13$ の計算で説明する．2 進数で表すと次のようになる．

$$0000\ 1010 + 0000\ 0011 = 0000\ 1101$$

ここでは計算のために数値に 8〔bits〕の領域を確保している．8〔bits〕は，10進数で 0 ～ 255 の数値を表すことができる．計算の結果として 8〔bits〕で表せる数値以上になってしまう場合があるが，コンピュータ内では確保されていない領域に数値を入れられないため，エラーとなる．この時は事前に 16〔bits〕の領域（10 進数で 0 ～ 65535 の数値）を確保しておかなければならない．C 言語などのプログラム言語では，数値を保存する領域を事前に設定しておく必要がある．

〔2〕減算

コンピュータにとって減算は難しい．そこで減算を加算として計算している．ここでは**補数**というものを使う．補数とは足し合わせた時に桁が 1 つ増える数のことである．2 進数では 0 と 1 を反転して 1 を加えた数となり，簡単に表せる．例えば 10 進数で $10 - 3 = 7$ の計算で説明する．まず 2 進数で表すと次のようになる．

$$0000\ 1010 - 0000\ 0011 = 0000\ 0111$$

引く数である [00000011] の補数は [11111101] となり，次のようになる．

$$0000\ 1010 + 1111\ 1101 = 0000\ 0111$$

ここで注意することは計算結果である．計算結果は [1000 0011 1] となるはずであるが，9 桁目の 1 を無視している．8〔bits〕で表現できる数どうしの減算結果が 8〔bits〕以上になることはないため問題とはならない．また減算の結果としてマイナスになってしまう場合があるが，この時は数値のデータ領域を確保する時に符号付き整数として宣言しておく必要がある．8〔bits〕の符号付き整数を表す方法として，その 8 桁目の 1〔bit〕を符号として扱う方法がある．これ

第 1 章　情報科学基礎

表 1.2　符号付き整数の違い

2 進数表記 8〔bits〕	符号なし整数	符号付き整数		
		8 桁目が符号	127 のオフセット	補数
0000 0000	0	+0	−127	0
0000 0001	1	1	−126	1
⋮	⋮	⋮	⋮	⋮
0111 1111	127	127	0	127
1000 0000	128	−0	1	−128
1000 0001	129	−1	2	−127
⋮	⋮	⋮	⋮	⋮
1111 1110	254	−126	127	−2
1111 1111	255	−127	128	−1

は＋0 と−0 が存在し，数値表現の範囲が狭まってしまう．また，初めから 127 を加算し，0 の位置をオフセットする方法がある．127 から増加分がプラス，減少分がマイナスという表記になる．さらにマイナスを補数として記録する方法もある．この時，8 桁目は補数であるかないかを意味する．**表 1.2** に符号付き整数の比較を示す．

〔3〕**乗算**

　乗算も同様に加算として計算する．しかし，回数分の加算を繰り返すわけではない．ここでは**ビットシフト**というものを使う．ビットシフトは 2 進数で表された数値の桁をずらして，ずらした分の桁に 0 を付属させる．例えば 10 進数で $3 \times 10 = 30$ の計算で説明する．まず 2 進数で表すと次のようになる．

$$0000\ 0011 \times 0000\ 1010 = 0001\ 1110$$

ここで分配法則を考えると，次のように考えることができる．

$$0000\ 0011 \times (0000\ 1000 + 0000\ 0010)$$
$$= 0000\ 0011 \times 0000\ 1000 + 0000\ 0011 \times 0000\ 0010$$
$$= 0001\ 1000 + 0000\ 0110 = 0001\ 1110$$

ここで，$0000\ 0011 \times 0000\ 0010 = 0000\ 0110$ に注目すると，桁を左にずらして，1 桁目に 0 を付属させている．同じく $0000\ 0011 \times 0000\ 1000 = 0001\ 1000$ は 3 桁分を左にずらし，3 桁分 0 を付属させている．これがビットシフトである．ビットシフトによって簡単に加算に変更することができる．

〔4〕**除算**

　除算は大変複雑であるが，補数とビットシフトを組み合わせ，同じく加算として計算する．例えば 10 進数で $15 \div 3 = 5$ の計算で説明する．2 進数で表すと次のようになる．

$$0000\ 1111 \div 0000\ 0011 = 0000\ 0101$$

まず，計算を始める前に商を [0000 0000] と置いておく．

10

> 商：0000 0000

次に，割る数 [0000 0011] をビットシフトさせるが，3 ビット以上シフトさせると割られる数 [0000 1111] より大きくなってしまうため，2 ビットシフトさせるのが上限であるとわかる．割る数を 2 ビットシフトさせたものは [0000 1100] であるので，補数は [1111 0100] となる．これを割られる数 [0000 1111] と加算すると次のようになる．

> 0000 1111 ＋ 1111 0100 ＝ 0000 0011

ここで減算が可能であったので，商の 3 桁目に 1 を置き，ここまでの商は次のようになる．

> 商：0000 0100

次に割る数の 1 ビットシフトは [0000 0110] であるが，先ほどと同様に割られる数のあまり [0000 0011] より大きいので，減算できない．ここで減算できないので，商の 2 桁目は 0 のままである．最後に，ビットシフトしていない割る数 [0000 0011] の補数は [1111 1101] であり，割られる数のあまり [0000 0011] と加算すると次のようになる．

> 0000 0011 ＋ 1111 1101 ＝ 0000 0000

> 商：0000 0101

同様に減算が可能であったので，商の 1 桁目に 1 を置く．減算の結果が 0 となったので，ここで計算が終了する．このように除算を加算として計算できる．

　除算の結果が割り切れない場合は小数を考慮しなければならない．小数を表現するためには，**浮動小数点数**として宣言しておく必要がある．浮動小数点数とは数を表す方式の一つで，例えば 6.0×10^{23} のように表記する方法である．ここで 6.0 を仮数，10 を基数，23 を指数という．2 進数では基数が 2 となる．例えば 10 進数の 10.75 という小数を 2 進数浮動小数点数で表すことにする．まず整数部と小数部で別々に 2 進数に変更すると次のようになる．ここで小数点以下の数値は 2 のマイナスの累乗とする．

> $10 \rightarrow 1010$

> $0.75 = 0.5 + 0.25 = \dfrac{1}{2} + \dfrac{1}{4} = 2^{-1} + 2^{-2} \rightarrow 0.11$

これを合わせ，小数点の位置を左に 3 つ移動すると次のようになる．

> $1010.11 = 1.01011 \times 10^{11}$（10 進数で書くと：$1.34375 \times 2^3 = 10.75$）

コンピュータ内で扱う 2 進数浮動小数点数として表すには，符号部 1〔bit〕，指数部 8〔bits〕，仮数部 23〔bits〕を並べて次のように表す．符号部は，正ならば 0，負ならば 1 となる．指数部にも正負の場合があるため，127 だけオフセットし，符号付き整数としている．この例では小数点を 3 桁動かしたので 3 ＋ 127 ＝ 130，2 進数では [1000 0010] が指数部となる．また，仮数部の最初の 1

は省略して [01011] とし，残りのビットは 0 で埋める．

0|1000 0010|01011000 0000 0000 0000 000

これによって小数を表すことができる．しかし，10 進数で割り切れる数が 2 進数浮動小数点数では循環小数となって割り切れず，2 進数浮動小数点数に変更することで誤差が出てしまうことがある．例えば 10 進数で 0.1 は，2 進数浮動小数点数で表すと 0.000110011001100110011001…となる．

1.3.2 論理演算

　数理論理学の一つである命題論理では，命題の内容が正しい場合を真，誤っている場合を偽とし，複数の命題から全体の真偽を演算によって評価することを**論理演算**という．例えば，「私は人間である」という命題があり，これは真である．次に「人間は死ぬ」という命題があり，これも真である．「私は人間であり，かつ人間は死ぬ」から「私はいずれ死ぬ」という命題も真である．真であることを 1，偽であることを 0 で表した 2 値の真偽を**真理値**といい，命題を結びつける「かつ」「または」などを**論理演算子**という．この 0・1 の情報を入力として，0・1 の出力を得る電気回路を**論理回路**という．論理回路は電圧の高低を 0・1 で表現する論理ゲートによって実装される．代表的な論理演算について，回路記号と共に真理値を示す（**図 1.6**）．

〔1〕NOT 演算（論理否定）

　NOT 演算は命題の真偽を反転させる．論理回路では入力が 0・1 の時に，1・0 と反転して出力する．記号では $\bar{A}$ のように上線で表す．我々の身近にある NOT 回路の例としては冷蔵庫のライトなどがある．冷蔵庫のドアを開けた時にライトが点き，閉めると消える．

〔2〕OR 演算（論理和）

　OR 演算は複数の命題において，いずれかが真である時に結果は真であり，いずれも偽である時だけ結果が偽となる．論理回路では 2 つの入力 A，B がそれ

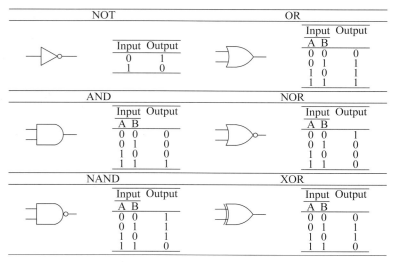

図 1.6　各演算子における論理回路の記号と真理値表

ぞれ 0・1 で与えられた場合，4 つの組合せがあるが，いずれか 1 の時に 1 を出力し，いずれも 0 の時にだけ 0 を出力する．記号では $A + B$ のようにプラスで表す．OR 回路の身近な例としてはバスの降車ボタンがある．バスの中の複数あるボタンを誰かが押せばすべてのランプが点灯する．また OR 演算の出力に NOT 演算を加えたものを NOR 演算という．記号では $\overline{A + B}$ のように全体に上線を引く．こちらの身近な例としては電車の非常停止ボタンなどである．ボタンが押されていない時は通常運転されているが，どれかのボタンが押された時に運転が停止する．

〔3〕AND 演算（論理積）

AND 演算は複数の命題において，すべてが真である時に結果は真であり，いずれかが偽の時には結果が偽となる．論理回路では入力 A，B が 0・1 で与えられた場合，A，B どちらも 1 の時に 1 を出力し，いずれか 0 の時に 0 を出力する．記号では $A \cdot B$ のように中点で表す．AND 回路の身近な例としては駐車場の満車表示などである．車が次々駐車していき，駐車スペースがすべて埋まった時に満車表示が点灯する．また AND 演算の出力に NOT 演算を加えたものを NAND 演算という．記号では $\overline{A \cdot B}$ である．こちらの身近な例としては車のルームランプや半ドアサインなどがある．

〔4〕XOR 演算（排他的論理和：eXclusive OR）

XOR 演算は複数の命題において，そのうちの 1 つの命題だけが真である時に結果は真になり，それ以外の時は結果が偽となる．論理回路では 2 つの入力 A，B が 0・1 で与えられた場合，片方が 1 の時に 1 を出力し，それ以外は 0 を出力する．記号では $A \oplus B$ のように丸の中にプラスを書いたものである．XOR 回路の身近な例は階段の照明などである．階段の照明は 1 階・2 階どちらからでも点けたり，消したりできる．

1.4　コンピュータ

電子計算機，つまり**コンピュータ**は，高速度の計算やデータ処理，情報の記憶・保存・検索を行う装置である．コンピュータの内部では 2 進数を使って情報を扱っている．コンピュータを構成する部品など実体として存在するものをハードウェア，対して，データや情報，プログラムなど実体として存在していないものをソフトウェアと呼ぶ．

1.4.1　コンピュータの種類

コンピュータは能力や用途によって，スーパーコンピュータ，ワークステーション，パーソナルコンピュータなどに分けられる．スーパーコンピュータは複雑で大規模な計算を高速に処理するための超高性能コンピュータである．気象予測や物理シミュレーション，遺伝子解析などで利用されている．ワークステーションは業務に特化したコンピュータで，例えば，3D ボリュームレンダリングを行うワークステーションなどが診療放射線技師の業務でも使われている．パーソナルコンピュータは個人で所有するコンピュータで，パソコンや PC と呼ばれる．デスクトップ型やノートブック型，タブレット型など，個人によって汎

用的な用途に使用される．現在のパソコンは 20 年前のスーパーコンピュータよりも性能が向上している．

1.4.2 五大装置

コンピュータの備える基本的な 5 つの装置として，**制御装置**，**演算装置**，**記憶装置**，**入力装置**，**出力装置**がある．入力装置はコンピュータにデータや命令を入力するための装置である．それらのデータや命令を記憶装置が記憶する．演算装置は命令に従って処理を実行し，その結果に従って制御装置がその他の装置に命令を出す．最終的に出力装置によって結果が表示される．

1.4.3 ハードウェア

〔1〕中央演算処理装置（CPU：Central Processing Unit）

CPU はコンピュータの五大装置における演算装置と制御装置をひとまとまりにした集積回路である．演算装置ではデータ処理に関する様々な演算を行う．また必要なデータをメインメモリから読み出し，処理後の計算結果をまたメインメモリへ書き込む働きをする．制御装置は演算装置も含めて他の装置に指令を出す．**図 1.7** に CPU の写真を示す．CPU は動作中に高熱を発生するため，冷却を必要とする．冷却ファンの故障によって熱暴走などの二次的な障害を起こす場合がある．ヒートシンクは熱伝導率の高い金属の板が複数連なっており，表面積を大きくし，空気に熱を逃がす役割をしている．

〔2〕記憶装置

記憶装置には主記憶装置と補助記憶装置がある．主記憶装置はメインメモリと呼ばれ，CPU が直接読み書きできるものである（**図 1.8**）．データの読み出ししかできない **ROM**（Read Only Memory）とデータの読み出しと書き込みもできる **RAM**（Random Access Memory）がある．ROM はコンピュータ起動時にシステムを初期化し，オペレーティングシステムを呼び出す機能を持つ BIOS（Basic Input Output System）などで利用される．RAM は実行中のプログラムや処理中のデータを保存するために使用される．ROM はデータの保持に電源を

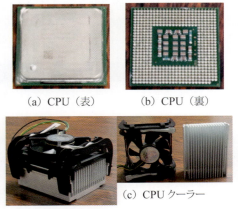

(a) CPU（表）　　(b) CPU（裏）

(c) CPU クーラー

図 1.7　CPU と冷却ファン

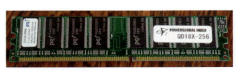

(a) メインメモリ（DRAM）

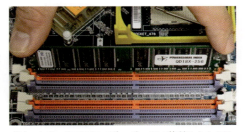

(b) メインメモリをマザーボードに装着したところ

図 1.8　メインメモリ

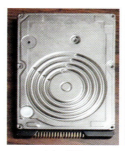
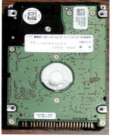

(a) 表面　　　　　(b) 裏面

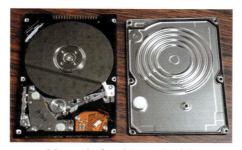

(c) ハードディスクドライブの内部

図 1.9　ハードディスクドライブの構造

必要とせず，RAM はデータの保持に電源が必要であるため，コンピュータの電源を切ると内容が消えてしまう（揮発性メモリと呼ばれる）．

　補助記憶装置はハードディスクドライブ，光ディスクドライブ，フラッシュメモリといったものである．電源を必要とする RAM はプログラムやデータの長期保存に不向きである．そのため補助記憶装置がデータの長期保存やバックアップの用途に使用される．またプログラムやデータを持ち運ぶ用途にも使用される．メディア（データを記録しておく記憶媒体）とドライブ（メディアにデータの読み書きを行う装置）から構成される．

　磁気を利用したものとしてはハードディスクドライブがある．図 1.9 にハードディスクドライブの構造を示す．内部にある円盤部分がメディア，下部の機構がドライブである．磁性体を添付した円盤に，磁気ヘッドが移動することでデータの書き込み，または読み出しを行う．記憶容量としては現在，数百〔GB〕～数〔TB〕の製品が主流である．またデータ保存の信頼性を高めるための方法として，RAID（Redundant Array of Inexpensive Disks）がある．2 台以上のハードディスクドライブを組み合わせて 1 つのハードディスクドライブとして動作させる．RAID は 0 ～ 6 までのレベルがあるが，現在 2，3，4 は使われていない．RAID 0（ストライピング）はデータを分割して複数のハードディスクドライブに記録し，記録速度を向上させるものである．RAID 1（ミラーリング）は複数のハードディスクドライブに同じデータを記録することで，故障してもすぐにデータを復元できるようにしている．RAID 5 は複数のハードディスクドライブにデータを分割して記録するが，さらにデータ復元用のパリティデータを作成し，それも分散して記録するものである．パリティデータとは元のデータから XOR 演算を使って作った復元用のデータである．例えばデータ A[1010 1010]，

第 1 章　情報科学基礎

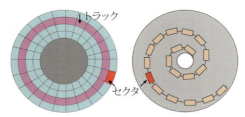

（a）ハードディスクドライブ　（b）光ディスクドライブ

図 1.10　ハードディスクドライブと光学ディスクドライブにおけるセクタ・トラックの違い

表 1.3　補助記憶装置のメディアの記録容量の違い

種類	記憶容量
フロッピーディスク（floppy disk : FD）	1.44 MB
コンパクトディスク（compact disc : CD）	700 MB
デジタルバーサトルディスク（digital versatile disc : DVD）	4.7 GB 〜 17 GB
ブルーレイディスク（blu-ray disc : BD）	25 GB 〜 50 GB
ハードディスクドライブ	数百 GB 〜 数 TB
フラッシュメモリ	数百 MB 〜 数百 GB

データ B[1110 0011] があった場合，これらの XOR は [0100 1001] となり，これがパリティデータである．あるハードディスクドライブが故障し，データ A が消失したとすると，データ B とパリティデータをもう一度 XOR 演算することでデータ A[1010 1010] を復元できるのである．RAID 5 はパリティデータを 1 つ作成し，1 台のハードディスクドライブの故障に対応できるが，RAID 6 はパリティデータを 2 つ作成し，2 台同時のハードディスクドライブの故障に対応できるようにしている．さらに RAID 5 と RAID 1 を組み合わせて，障害への耐性をさらに高めた運用も行われている．

　光ディスクドライブはレーザ光を使用してディスクからデータを読み取ることのできる補助記憶装置である．光ディスクは CD（Compact Disk），DVD（Digital Versatile Disk），BD（Blu-ray Disk）など，音楽や映像で一般的に用いられている．レーザ光を当てた時の反射光の違いで 0・1 のデータを読み出す．ROM としてだけでなく，CD-R（Recordable）または DVD-R，CD-RW（ReWritable）または DVD-RW として，データを書き込み可能または再書き込み可能のものもあり，データ記録用としても使用されている．図 1.10 にハードディスクドライブと光ディスクドライブにおける記録方法の違いを示す．セクタとはデータが 0・1 で記録される部分で，セクタが列になるように並んでいる．この列をトラックと呼び，ハードディスクドライブではトラックは複数あるが，光ディスクドライブでは渦を巻くようにセクタが連なっており，トラックは一つである．このセクタの個数によって記憶容量が決まる．表 1.3 に主な補助記憶装置のメディアの記憶容量の違いを示す．

　半導体を使った補助記憶装置にフラッシュメモリや SSD（Solid State Drive）がある．データ交換用の小容量のものから，ハードディスクドライブに代わる大容量のものも市販されている．メインメモリで使用される半導体メモリは情報の

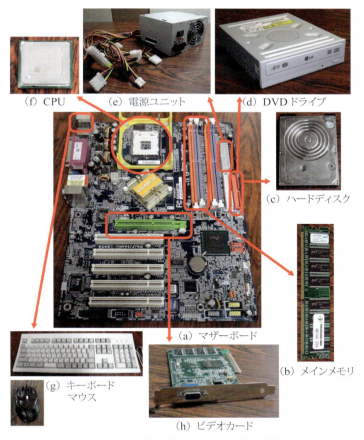

図 1.11　マザーボードと PC 部品の接続

保持に電源を必要とするが，フラッシュメモリは情報の保持に電源を必要としない（不揮発性メモリ）．半導体内の電子を絶縁膜で仕切られた領域に移動させることによって情報の記録を行っている．情報を書きかえる度に，通過する電子によって絶縁膜が劣化するため寿命があり，書き換え回数は数百〜数万回程度である．絶縁膜が劣化すると，書き込み不能または読み出しもできなくなる場合がある．絶縁膜の消耗を軽減するため，分散して記録するような工夫がされているものもある．

〔3〕入力装置と出力装置

　入力装置は人間がコンピュータに対して情報や命令を入力するための周辺機器である．例えばキーボードやマウス，スキャナ，カメラ，バーコードリーダ，マイクなど，種々のものがある．出力装置はコンピュータの処理結果を人間に対して表示するための周辺機器である．CRT（Cathode Ray Tube）ディスプレイや液晶ディスプレイ，プロジェクタ，プリンタ，スピーカなど，種々のものがある．

〔4〕その他のコンピュータの構成装置

　マザーボードは CPU，メインメモリ，ハードディスクドライブなどを接続し，キーボードやディスプレイとの通信や電源供給を確立する基盤である．図 **1.11** は一般的なパーソナルコンピュータのマザーボードとそれらに接続されるパーツを示している．CPU やメインメモリは直接基盤に接続されるがハードディスク

第 1 章　情報科学基礎

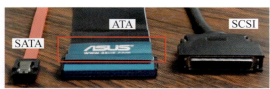

(a) ハードディスクなどをつなぐケーブル

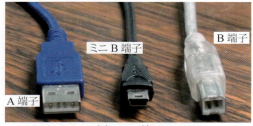

(b) USB 端子

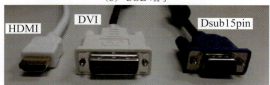

(c) ディスプレイ端子

図 1.12　コンピュータで使われる端子

　ドライブや光ディスクドライブは専用ケーブルによって接続される．古くは SCSI（Small Computer System Interface）や ATA（Advanced Technology Attachment）が使用されていたが，最近は通信速度が高速である SATA（Serial ATA）が一般的である（**図 1.12**(a))．また周辺機器との接続に使用される端子もマザーボードに装備されており，キーボードやマウスで専用的に使用される PS/2 や多くの周辺機器で汎用的に使用される USB（Universal Serial Bus）がある．USB は端子の形状に種類があり，外部メモリなど汎用的に利用される A 端子，プリンタやスキャナなどの周辺機器で使用される B 端子，デジタルカメラなどの小型デバイスで使用されるミニ B 端子などがある（図 1.12(b))．

　電源ユニットは外部からの交流電源から整流平滑を行い，コンピュータ内部のマザーボードや個々のパーツに対して安定直流電源を供給する装置である（図 1.11(e))．

　ビデオカードはディスプレイに対して映像信号を出力する装置である（図 1.11(h))．マザーボードに内蔵されている場合もあるが，高解像度表示や 3D ボリュームレンダリング処理などでは，かなりの CPU リソースを消費するため，画像データ処理を専門に行う GPU（Graphics Processing Unit）とビデオメモリ（VRAM：Video RAM）を分離して装備されることもある．ディスプレイとの接続はアナログ RGB（Dsub15pin）や DVI（Digital Visual Interface），音声信号とデジタル映像信号を合わせた HDMI（High-Definition Multimedia Interface）が使用される（図 1.12(c))．

1.4.4　ソフトウェア

　ソフトウェアはコンピュータを動作させる命令や情報処理の手順を記述したもので，プログラムによって実行される．ソフトウェアは**アプリケーションソフトウェア**と **OS（Operating System）**に大別される．

〔1〕アプリケーションソフトウェア

　アプリケーションソフトウェアはユーザがそれらの目的のために具体的に利用するソフトウェアである．文書作成，表計算，プレゼンテーション，Web ブラウザや音声・ビデオ通信，音声・画像・映像編集などユーザによって，様々な用途を実現させる．

〔2〕OS（Operating System）

　OS はハードウェアとアプリケーションソフトウェア間の情報のやり取りをスムーズにするために，ハードウェアを管理し，アプリケーションソフトウェアにとって使いやすい環境を提供するものである．具体的にハードウェアの管理はCPU が処理を行う順番や時間の管理，メモリ領域の割り当てや解放，周辺装置の制御，コンピュータネットワークのサポート，ファイルシステムの管理，ユーザの管理，ユーザインターフェースの提供，言語環境，電源管理などである．ユーザインターフェースとは，ユーザとコンピュータとの情報のやり取りをするための接点である．ユーザインターフェースには **CUI（Command User Interface）**と **GUI（Graphical User Interface）**がある．CUI はコンピュータに対する命令とコンピュータからの結果を文字列でやり取りを行う．GUI はユーザがマウスなどのポインティングデバイスを利用して，ディスプレイ上のアイコンを操作することでコンピュータに命令を伝える．代表的な OS にMicrosoft Windows，MacOS，UNIX，Linux などがある．

　また OS と特定のハードウェアとの間で制御を行うためのソフトウェアとして，ファームウェア，ドライバ，ミドルウェアなどがある．ファームウェアは，ハードウェアの基本的な制御を行うため，周辺機器やパーツに組み込まれるソフトウェアで，内蔵 ROM などに記録されているものである．ドライバとは，周辺機器やパーツを動作させるためのソフトウェアで，OS 側に置かれ，OS が周辺機器を制御するための橋渡しを行う．ミドルウェアは OS 上で動作し，アプリケーションソフトウェアが OS で提供される以上の機能を使用できるようにするソフトウェアである．

〔3〕プログラム言語

　ソフトウェアはコンピュータを動作させる命令や情報処理の手順を記述したプログラムによって実行される．プログラムはプログラミング言語によって記述され，プログラムを記述することをプログラミングと言う．プログラミング言語は0・1 で記述された機器やコンピュータに近いレベルの**低水準言語**と人間にわかりやすい言語で記述できる**高水準言語**に分類される．

　低水準言語は機械語またはマシン語と呼ばれ 0・1 の 2 進数のみで記述されている．人間にとって理解することは困難であり，開発効率が悪い．そのため人間に近いレベルの高水準言語が生み出された．一般的にプログラミング言語と言うとこちらを指す場合が多い．良く知られた言語として BASIC，C，Java などが

ある．これらの言語は人間にわかりやすくするため，命令が英語に近い形で定義されている．しかし，機械やコンピュータは高水準言語の記述を理解できないため，一旦，機械語に翻訳する必要がある．この機能をもつソフトウェアを**コンパイラ**と言い，この行為を**コンパイル**という．

プログラミング言語によってはコンパイルを必要としない PHP, JavaScript, Ruby と言った言語もある．これらはスクリプト言語と呼ばれ，Web ページなどで利用されている．Web サーバではこれらのプログラムを解釈して，それに沿ったページを出力する機能を持っており，プログラムが書かれたテキストファイルが所定の場所に配置されるだけで，実行される．

またアプリケーションの中で記述することができ，アプリケーションの持つ機能を自動化したり，複数の処理を行わせたりするプログラムとして，マクロがある．代表的なものに Microsoft 社の Office 系ソフトウェアで使用できる VBA（Visual Basic Application）がある．ちなみに，図 1.5 で例示した処理は，DICOM 画像の読み込みから計算および出力まで，Microsoft Excel VBA のみで行ったものである．

〔4〕アルゴリズム

プログラミング言語によって書かれたプログラムのテキストファイルを**ソースプログラム**または**ソースコード**と言う．このソースプログラムがコンパイルされることによって，コンピュータが理解可能な機械語へと翻訳される．ここで，コンピュータにさせる処理の手順のことを**アルゴリズム**と言い，プログラムの設計図のようなものである．

ソーティングアルゴリズムの一つであるバブルソートを例に説明する．ソーティングアルゴリズムとは数値が無造作に並んでいる状態から，数値順に並び替える処理である．バブルソートの考え方は隣り合う 2 つの数値を比較して，大きい順または小さい順に従って 2 つの数値を交換し，すべての組合せでそれを行うことで，順番通りに並べるアルゴリズムである．**図 1.13** にバブルソートの

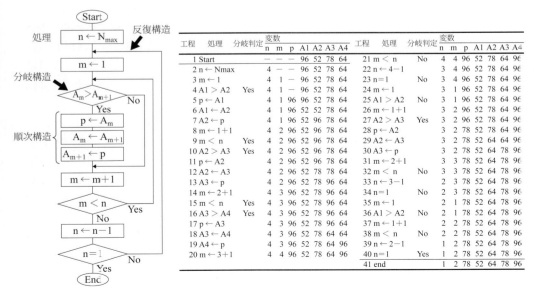

図 1.13　バブルソートのフローチャート

アルゴリズムの流れを図示するフローチャートとプログラムを実行した時の変数の値の変化を示す．例では無造作に並んでいる数値が数列 A[96, 52, 78, 64] として与えられており，数列 A の個数が N_{max}（この例では 4）である．n と m は反復する回数を表すための変数である．p は数列の隣り合った数値を交換する際に，一旦保存しておくために用いる数値の退避場所である．プログラムが進むにつれて A1 〜 A4 の数値が交換され，最後的に昇順の数列 A[52, 64, 78, 96] に並び変わっていることがわかる．

アルゴリズムの基本構造として，**順次構造，反復構造，分岐構造**がある．フローチャート中の四角部分は具体的な処理を表しており，処理が連続している構造が順次構造である．また上から下へ順番に実行される処理が，逆に下から上に戻っている部分が反復構造である．指定された回数分繰り返したり，または条件が合うまで繰り返し続けたりする．ひし形部分は中に条件が書かれており，条件に見合えば Yes，見合わなければ No として分岐する．これが分岐構造である．ここではソーティングアルゴリズムとしてバブルソートを紹介したが，他にもクイックソート，選択ソートなどがある．プログラムの処理結果が同じであっても，アルゴリズムの工夫によって，処理効率（速度）が大きく変わってくる．一般的にクイックソートが高速と言われている．

1.5　コンピュータネットワーク

　一般用語では，ネットとは網・蜘蛛の巣，ネットワークとは網目・人脈・情報網である．ここではコンピュータ同士が通信するネットワークを**コンピュータネットワーク**と言う．コンピュータネットワークではコンピュータ間でのデータ共有や周辺機器の利用，情報の受け渡しを行うことができる．

1.5.1　コンピュータネットワークの構成

〔1〕LAN（Local Area Network）と WAN（Wide Area Network）

　コンピュータネットワークはその規模によって，**LAN（Local Area Network）**と **WAN（Wide Area Network）**に分けられる．LAN は組織や施設内部に限られた小規模のコンピュータネットワークであり，WAN は**インターネット**に代表される広域のコンピュータネットワークである．インターネットは全世界に渡るコンピュータネットワークであるのに対して，組織内の小規模コンピュータネットワークを**イントラネット**と呼ぶ．

〔2〕コンピュータネットワークのハードウェア

　コンピュータ側のコンピュータネットワークに接続するための機器を NIC（Network Interface Card）と言う（**図 1.14**）．NIC は MAC（Media Access Control）アドレスという 6 バイトの固有の番号をもっており，製造時に ROM に記述され，コンピュータネットワークで個を識別するために用いられる．

　コンピュータネットワークを中継し，信号を整形する機器がスイッチングハブである（**図 1.15**(a)）．また WAN と LAN など，異なるコンピュータネットワークの間を中継する機器がルータである（図 1.15(b)）．

　コンピュータやネットワーク機器を物理的に繋ぐものとして，同軸ケーブル，

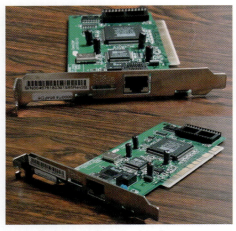

図 1.14 ネットワークインターフェースカード

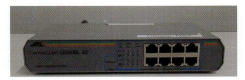

(a) スイッチングハブ

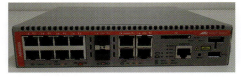

(b) ルータ

図 1.15 スイッチングハブとルータ

ツイストペアケーブル，光ファイバケーブルが用いられる．同軸ケーブルは銅でできた芯線を外部からの電波を遮断するシールドで覆ったケーブルである．ツイストペアケーブルは複数の細い撚り線（ツイスト）を対（ペア）にしたケーブルである．ツイストペアにすることで単なる平行線よりもノイズの影響を受けづらい．光ファイバケーブルは光信号を用いた通信で，光の屈折率の高いコアと屈折率の低いクラッドから構成される．光ファイバは光信号がケーブル内を全反射して通るため，通信速度が速い．

また電波を使用してネットワーク通信を行う仕組みを無線 LAN という．物理的なケーブルを使用せず，ネットワーク上のアクセスポイントに接続することで通信を可能とする．SSID（Service Set Identifier）はアクセスポイントを識別する方法で，アクセスポイントでは SSID の信号を一定時間ごとに発信しており，これを接続端末が受信することでアクセスポイントを識別できる．電波は距離が長くなると減衰したり，拡散したりするため，接続がしにくくなる．また金属は電波を反射し，コンクリートやガラスなどは電波を通過させるため，周囲の状況でも接続のしやすさが変わってくる．電波で通信を行う無線 LAN はだれでも利用できてしまい，不正使用や情報漏洩の恐れがある．このため WEP（Wired Equivalent Privacy），WAP（Wi-Fi Protected Access）などの通信を暗号化する技術を用いている．現在は WAP を拡張した WAP2 が一般的に用いられ，WEP＜WAP＜WAP2 の順にセキュリティが高い．Wi-Fi とは，国際標準規格 IEEE802.11 を使用した無線 LAN 機器の相互接続を保証する証であり，Wi-Fi Alliance という団体によって与えられる．IEEE802.11 には世代があり，IEEE802.11a や IEEE802.11g，IEEE802.11ac などがある．中でも IEEE802.11ac は高速通信が可能で，家電機器からの電波干渉を受けにくい．

〔3〕ネットワークトポロジー

コンピュータネットワークの接続形態を**ネットワークトポロジー**という．**バス型**は 1 本の幹線を共有する形態である（**図 1.16**(a)）．断線が起こった場合，その区間外への通信ができなくなってしまうため，障害に弱い．バス型の始点と終点を結びリング状にしたものが**リング型**である．これは 1 区間の断線で通信が切

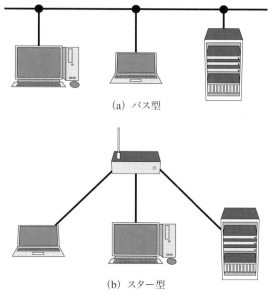

図 1.16　ネットワークトポロジー

れることはないため，バス型よりは障害に強い．**スター型**は中心に接続ポイントを配置し，コンピュータやネットワーク機器が接続ポイントに接続されている形態である（図 1.16(b)）．この接続ポイントにはルータやスイッチングハブが利用される．バス型に比べ断線による障害には強いが，接続ポイントの故障によって，接続されているすべての機器が通信不能になってしまう．スター型とリング型を組み合わせた**階層型**という形態もある．これは大規模なコンピュータネットワークを構成する時に用いられる．

1.5.2　コンピュータネットワークを利用したシステム

〔1〕クライアントサーバシステム

　ユーザがクライアントを通してサーバから提供されるサービスを利用する形態を**クライアントサーバシステム**という（**図 1.17**）．クライアントとはユーザが扱

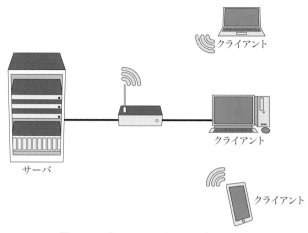

図 1.17　クライアントサーバシステム

う端末コンピュータのことで，サーバは様々なサービスを提供するコンピュータである．例えば，Web，電子メール，ファイル共有などのインターネットサービス，さらに病院情報システムもこの形態である．Web を例にすると，インターネットに接続されている Web サーバが Web ページを保管し，クライアントによる要求に従って Web ページを HTML（Hyper Text Markup Language）形式で提供する．クライアント側では HTML を Web ブラウザで解釈し，Web ページの閲覧が可能となる．

〔2〕P2P（Peer to Peer）

P2P はサーバやクライアントとしての役割分担はなく，コンピュータが相互にサーバとクライアントを担うように働く．代表的なものに Skype がある．Skype は Microsoft 社が提供するインターネット通信サービスで，音声のみならず，リアルタイムにビデオ通信も提供できる．Skype では通信を行うコンピュータ同士が，相互に映像・音声を送信するサーバ，受け取るクライアントの役割を行っている．

〔3〕クラウドコンピューティング

近年，通信速度の高速化に伴い，**クラウドコンピューティング**という形態が登場した．コンピュータネットワークに接続された端末には基本的なシステムだけがあれば良く，データやサービスだけでなく，アプリケーションや OS までもがコンピュータネットワーク上にあり，それを端末がシームレスに利用できる形態である（**図 1.18**）．

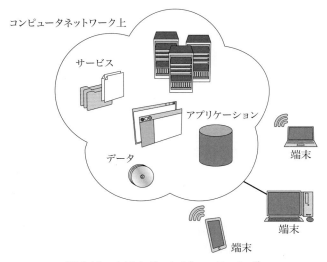

図 1.18　クラウドコンピューティング

1.5.3　通信プロトコル

コンピュータネットワークの通信でやり取りできるデータは単に 0・1 の信号であるので，予め送信側と受信側でルールを決めておく必要がある．これを**通信プロトコル**と言う．機能や役割，システム，アプリケーションにおいて，様々なプロトコルがある．

〔1〕 IP（Internet Protocol）

　IP はコンピュータネットワークにおいて，**IP アドレス**宛に**パケット**を配送するプロトコルである．パケットとは通信するデータをある長さに区切ったものである．IP アドレスとはコンピュータネットワーク上のコンピュータの住所である．IPv4（IP version 4）では 32 bits の長さのデータであり，8 bits ごとに区切られ，[192.168.1.10] のように表記される．IPv6（IP version 6）では 128 bits の長さとなる．IP アドレスはネットワーク部とホスト部から構成されている．ホスト部とは，コンピュータネットワークに所属するコンピュータの個別の番号であり，ネットワーク部はコンピュータネットワークごとの番号である．このネットワーク部とホスト部を分ける仕組みが**サブネットマスク**である．サブネットマスクは IP アドレスと同じ 32 bits の長さを持ったデータである．サブネットマスクが [255.255.255.0] である時，これを 2 進数で表記すると [1111 1111.1111 1111.1111 1111.0000 0000] となるが，この 1 が並んでいる部分と 0 が並んでいる部分でネットワーク部とホスト部が分けられる．この IP アドレスとサブネットマスクを AND 演算することで，ネットワーク部を取り出すことが可能となる．例えば，IP アドレス [192.168.1.10] とサブネットマスク [255.255.255.0] では 2 進数表記で次のように表される．

$$192.168.1.10 \quad \rightarrow 1100\ 0000.1010\ 1000.0000\ 0001.0000\ 1010$$

$$255.255.255.0 \rightarrow 1111\ 1111.1111\ 1111.1111\ 1111.0000\ 0000$$

$$\text{AND} \quad 1100\ 0000.1010\ 1000.0000\ 0001.0000\ 0000$$

AND 演算を計算すると，[192.168.1.0] がネットワーク部として取り出される．ホスト部を取り出す場合はサブネットマスクを NOT 演算してから AND 演算することで取り出すことができる．この例では最大 254 台のネットワーク機器を接続できるが，もしサブネットマスクが [255.255.254.0] であったら，最大 510 台の機器を接続することが可能となる．このようにサブネットマスクで切り分ける位置を変更することで，コンピュータネットワークの規模を変更することができる．またサブネットマスクは 1 と 0 の部分が連続していなければならない．

　コンピュータネットワーク内では IP アドレスは唯一である必要がある．インターネットで利用される世界で唯一のアドレスを**グローバル IP アドレス**と呼ぶ．またイントラネット内で自由に利用できるアドレスを**プライベート IP アドレス**と呼ぶ．IP アドレスには接続するコンピュータ数の規模によってクラスが決められている．**表 1.4** に IP アドレスのクラスを示す．このようなクラス分けは，電話番号における市外局番，市内局番，加入者番号のような仕組みと同じで

表 1.4　IP アドレスのクラス

クラス	IP アドレスの範囲	プライベート IP アドレス
A	0.0.0.0～127.255.255.255	10.0.0.0～10.255.255.255（約 1600 万台）
B	128.0.0.0～191.255.255.255	172.16.0.0～172.31.255.255（約 100 万台）
C	192.0.0.0～223.255.255.255	192.168.0.0～192.168.255.255（約 6 万台）
D	224.0.0.0～239.255.255.255	
E	240.0.0.0～255.255.255.255	

ある．例えば市外局番は，東京のような人口が多い地域では03と短く，北海道網走市では0152と長い．

〔2〕TCP（Transmission Control Protocol）

TCPは通信の信頼性を保証する役割をする．IPとアプリケーションの間でデータを受け渡し，通信相手の応答確認，回線上のエラーチェック，欠損したパケットの再送信などの処理を行う．TCPはチェック処理を行うため処理に時間がかかり，大量のデータ送信では遅延が問題となる．画像データと音声データからなる動画データは大容量であり，これをリアルタイムで配信する動画配信サービスなどでは，信頼性を保証しない代わりに速度を重視したUDP（User Datagram Protocol）がTCPの代わりに使用される．

〔3〕アプリケーションが使用するプロトコル

HTTP（HyperText Transfer Protocol）はWebサービスを利用するため，HTMLで書かれたWebページなどの送受信に用いられるプロトコルである．Webブラウザなどのアプリケーションは，WebサーバにURL（Uniform Resource Locator）を指定してアクセスすると，Webサーバは指定されたページを送り返す．WebブラウザはHTMLを解釈して，Webページとして表示する．HTTPはHTMLの他に画像や音声などの送受信も可能である．また通信の内容を暗号化して送受信するプロトコルとしてHTTPS（HTTP over SSL（Secure Socket Layer））がある．これはインターネットショッピングやインターネットバンキングなどで利用されている．

SMTP（Simple Mail Transfer Protocol）とPOP（Post Office Protocol）は電子メールを送受信するためのプロトコルである．SMTPは電子メールを送信するために使用され，POPは電子メールを受信するのに使用される．電子メールのアプリケーションがメールサーバにSMTPを使って電子メールを送信すると，メールサーバでは受け取った電子メールから宛先を確認し，宛先のメールサーバに対して転送する．宛先の相手がPOPを使って自身の電子メールを確認し，受信できる．

FTP（File Transfer Protocol）はファイルを転送するためのプロトコルである．近年はパスワードの暗号化にセキュリティ上の問題があるため，FTPS（FTP over SSL）やHTTPSなどが使用される．

1.5.4 プロトコルの階層化

コンピュータネットワークの機能をわかりやすくするために，通信プロトコルをレイヤー構造に分割したものが，**TCP/IPモデル**である．下位からネットワークインターフェース層，インターネット層，トランスポート層，アプリケーション層の4階層が，積み上げられるようにモデル化されている（**図1.19**）．

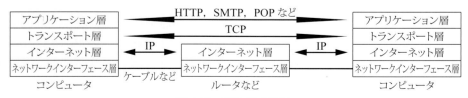

図1.19 TCP/IPモデル

ネットワークインターフェース層には NIC や通信ケーブルなどの物理的なものの規格や仕様が所属している．インターネット層には IP，トランスポート層には TCP が所属し，OS から利用されるプロトコルが所属している．アプリケーション層には HTTP や SMTP・POP などアプリケーションから利用されるプロトコルが所属している．図 1.19 に示すように，コンピュータ同士の通信はルータなどのネットワーク機器を介して物理的に接続されているが，それぞれのレイヤーに属するプロトコルによって通信が確立されている．このように分割しておくことで，共通の部分を複数のアプリケーションやプログラムから利用しやすくし，システム開発をスムーズに行うことが可能になっている．例えば，インターネットで Web ページを閲覧する過程について，階層ごとに考えてみる．まず，HTTP（アプリケーション層で利用されるプロトコル）に従って，データ（ここでは Web ページなど）にヘッダが付加される．このヘッダには，通信日時やサーバ情報などのプロトコルで決められた情報が含まれている．次にこのデータは TCP（トランスポート層で利用されるプロトコル）に従い，分割され，それぞれに TCP ヘッダが付加される（これはセグメントと呼ばれる）．TCP ヘッダには分割されたデータを元通りにしたり，送信エラーをチェックするための情報が含まれている．さらにこのセグメントは，IP（インターネット層）によって，IP ヘッダが付加される（これをパケットと呼ぶ）．IP ヘッダには送信元と送信相手の IP アドレスの情報が含まれている．最後に，これらのパケットに，Ethernet（ネットワークインターフェース層のプロトコル）に従って，Ethernet ヘッダが付加される（これはフレームと呼ばれる）．Ethernet ヘッダには，送信元と送信相手の MAC アドレスが含まれている．このフレームが最終的に物理的な信号（電気信号や光信号など）に変換され，ネットワークに送信される．ルータやハブではデータの内容は確認せず，フレームに付された MAC アドレスやパケットに付された IP アドレスなどの情報に従い，ネットワークを中継する．Web ページを要求したコンピュータでは，受信した信号を TCP に従ってセグメントからデータを復元し，Web ブラウザで表示することによって，Web ページが閲覧できるのである．

　現在は TCP/IP モデルが用いられるが，この元になったものとして OSI 参照モデル（Open System Interconnection reference model）がある．これはプロトコルを 7 層構造で表している．OSI 参照モデルと TCP/IP モデルの対比を示す（**表 1.5**）．第 1 層の物理層と第 2 層のデータリンク層は TCP/IP モデルのネット

表 1.5　OSI 参照モデルと TCP/IP モデルにおける階層の対比

OSI 参照モデル	TCP/IP モデル
第 7 層アプリケーション層 第 6 層プレゼンテーション層 第 5 層セッション層	アプリケーション層
第 4 層トランスポート層	トランスポート層
第 3 層ネットワーク層	インターネット層
第 2 層データリンク層 第 1 層物理層	ネットワークインターフェース層

ワークインターフェース層に相当し，第 3 層のネットワーク層は TCP/IP モデルのインターネット層と同じ役割であり，第 4 層のトランスポート層も共通して同じである．第 5 層のセッション層，第 6 層のプレゼンテーション層，第 7 層のアプリケーション層は TCP/IP モデルのアプリケーション層に相当する．

演習問題

問題 1 赤の玉が 4 つ，青の玉が 3 つ，黒の玉が 2 つ，白の玉が 1 つ入っている箱から，玉を 1 つ取り出す時のエントロピーを計算せよ．ただし，$\log_{10} 2 = 0.3010$，$\log_{10} 3 = 0.4771$，$\log_{10} 5 = 0.6989$ とする．

問題 2 2 進数 [1001 1110] を 10 進数と 16 進数で表せ．

問題 3 次の論理回路において，出力を Q とした時，Q を入力の A，B を用いて表せ．

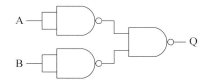

1. $Q = A \cdot B$
2. $Q = A + B$
3. $Q = \overline{A \cdot B}$
4. $Q = \overline{A + B}$
5. $Q = A \oplus B$

問題 4 1,024 枚の DICOM 画像がある．この画像は 1 枚当たり，縦横 512×512 pixel，階調数が 4,096，ヘッダーが 1,024 バイトである．

これらの画像を伝送速度 1 Gbps のネットワークシステムで送信する時，全ての画像を送信するのにかかる時間として最も近いのはどれか．ただし送信エラーは無いこととする．

1. 4.3 秒
2. 4.0 秒
3. 3.7 秒
4. 3.2 秒
5. 3.0 秒

問題 5 次の IP アドレスのホスト部を 10 進数の数値で答えよ．
IP アドレス [192.168.50.30]
サブネットマスク [255.255.252.0]

第 2 章
ディジタル画像

　本章では，医用ディジタル画像を扱うための基礎知識である画素，2 進数や 16 進数の基礎，画像のデータ量，画像ファイルの形式，ディジタル化の基本原理である標本化と量子化，フーリエ変換とその性質，Computed Radiography（CR）や Flat Panel Detector（FPD）を利用した医用画像のディジタル系における画像の作成について説明を行う．

第 2 章　ディジタル画像

　医用画像の分野では，Computed Radiology（CR），Computed Tomography（CT）や Magnetic Resonance Imaging（MRI）のようなディジタル撮影装置を利用して撮影されるディジタル画像と，X 線フィルムに代表されるアナログ画像がある．ディジタルの医用画像信号は X 線や光，磁気共鳴による体内にある水素原子核から発生する電波などのエネルギーをアナログの電気信号に変換し，その信号を**ディジタル化**（Analog-to-Digital conversion：AD 変換）することにより生成される．一方，アナログ画像をコンピュータで解析するためにはディジタル化を行わなければならない．

　本章では，第 1 節において医用ディジタル画像を扱うための基礎知識である画素，画像のデータ量，ファイルフォーマットについて述べ，次に第 2 節においてディジタル化の基本原理である標本化と量子化について理解することを目的とする．また，医用画像処理の分野において様々な場面で利用される**フーリエ変換**について説明を行う．フーリエ変換とは**空間領域**と**空間周波数領域**の 2 つの領域の片方からもう片方へ信号を変換する数学的な操作である．空間領域とは距離の空間であり，それに対し空間周波数領域とは信号がどのような周波数成分を持っているのかを表す空間である．フーリエ変換によって空間領域である医用画像に含まれる成分を空間周波数ごとに分析することが可能になり，画質をより詳細に解析できるようになる．さらに MRI では信号読み取りの間に傾斜磁場を印加し位置の読み取りを行い，k 空間（k-space）と呼ばれる空間周波数領域で信号を取得する．取得された信号はフーリエ変換により実空間の画像として再構成される．このようにフーリエ変換は医用画像の周波数解析のみならず，画像の生成においても重要な役目を担っている．第 3 節においてフーリエ変換の定義，基本的な性質について解説を行う．最後に第 4 節において医用画像のディジタル系における画像の作成について説明を行う．

2.1　画素，画像のデータ量

　パソコンで画像データを扱う際ファイル名の後には拡張子として「.jpg」，「.gif」や「.tif」などが利用されている．拡張子は画像データの形式を表しており，その形式には JPEG，GIF，PNG，TIFF，BMP など様々な形式がある．一方，医用画像では患者や撮影に関する特殊な情報を含むため，**DICOM**（Digital Imaging and COmmunication in Medicine）というファイルフォーマットが使用される．DICOM とは米国放射線学会（American College of Radiology）と北米電子機器工業会（National Electrical Manufacturers Association）が開発した CT や MRI，CR などで撮影した医用画像のフォーマットと，それらの画像を扱う医用画像機器間の通信プロトコルを定義した標準規格のことである．現在，医用画像のデータ配信，画像の保存フォーマットはすべて DICOM 規格で統一されている．まず，医用ディジタル画像を扱うための基礎知識であるビットとバイト，画像ファイル形式，画素について述べる．なお，本節の内容の一部は第 1 章にも述べられているので併せて参照してほしい．

32

2.1.1 ビットとバイト

コンピュータではデータは**ビット**（binary digit：bit）と**バイト**（byte）という単位で取り扱われる．ビットはコンピュータ内部における情報表現の最小単位である．ビットやバイトはデータの記憶容量などを表すときに用いられる．例としてハードディスクや USB（Universal Serial Bus）メモリの記憶容量，携帯電話や携帯音楽プレーヤーの記憶容量，インターネット接続などネットワークのデータ伝送速度などに利用される単位である．

1 ビットでは，"0" と "1" の 2 種類の情報表現が可能である．2 ビットでは，"00"，"01"，"10"，"11" の 4 種類の情報表現が可能であり，n ビットでは 2^n 種類の情報表現が可能となる．1 バイトは 8 ビットであり，256 個の異なる値（整数であれば符号無しで 0 から 255，符号付きで−128 から+127 など）を表すことができる．ビットとバイトの関係を**図 2.1** に示す．1 ビットは前述のように "0" と "1" が格納可能であり，1 バイトはそれが 8 つ集まっているものを示す．8 ビットをひとまとまりとして**オクテット**ということもある．パソコンにおける CPU（Central Processing Unit）や OS（Operating System）の 32 ビットや 64 ビットというのは一度に処理できるデータの幅や量のことを言い，この数値が大きいほど一度に多くの処理を行うことができる．

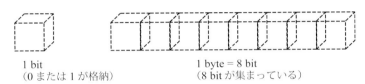

図 2.1　ビットとバイトの関係
　　　　1 バイトは 8 ビットが集まったものである．

2.1.2　2 進数・10 進数・16 進数

コンピュータが理解できるのは 0 と 1 の 2 進数のみであり，すべてのデータは 2 進数に置き換えられて処理されている．普段私たちが使用しているのは 10 進数であり，0 から 9 の 10 種類の数字を使って数値を表している．一方，2 進数では 0 と 1 の 2 つの数字だけで数値を表す．ここで 10 進数における 10 や 2 進数における 2 とは**基数**と呼ばれ，数値を表現する際に位取りの基準となる数のことである．コンピュータは内部で数値を表現する場合，10 進数を 2 進数に変換，2 進数を 10 進数に変換する必要がある．2 進数で "1101" という数は**図 2.2** のように 10 進数に変換して表すことができる．

1101（2 進数）

2^3 の位	2^2 の位	2^1 の位	2^0 の位
1	1	0	1

$1\times2^3 + 1\times2^2 + 0\times2^1 + 1\times2^0 = 1\times8 + 1\times4 + 0\times2 + 1\times1 = 13$（10 進数）

図 2.2　2 進数から 10 進数への変換
　　　　2 進数は 2^0（=1），2^1（=2），2^2（=4），2^3（=8）と位が繰り上がる．

逆に 10 進数を 2 進数に変換する場合，変換したい 10 進数を商が 0 になるまで 2 で割りつづけ商と余りを求めればよい．この方法で求めた余りの部分が 2 進数への変換結果となる（**図 2.3**）．

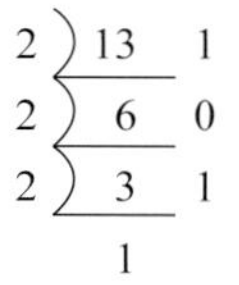

通常プログラミングなどで利用される場合，膨大な桁数になる 2 進数をある程度簡略化するために 16 進数が利用される．16 進数では 16 を**基数**として表した数値として表現される．16 進数の 1 桁は 2 進数の 4 桁に該当するため，16 進数は 2 進数の 4 桁をまとめて 1 桁で表記する．10 進数，2 進数，16 進数のそれぞれの対応を**表 2.1** に示す．

図 2.3　2 進数から 10 進数への変換
左下から "1101" が 10 進数の "13" を表す．

表 2.1　10 進数と 2 進数および 16 進数との比較

10 進法	2 進法	16 進法
0	0000 0000	00
1	0000 0001	01
2	0000 0010	02
3	0000 0011	03
4	0000 0100	04
5	0000 0101	05
6	0000 0110	06
7	0000 0111	07
8	0000 1000	08
9	0000 1001	09
10	0000 1010	0A
11	0000 1011	0B
12	0000 1100	0C
13	0000 1101	0D
14	0000 1110	0E
15	0000 1111	0F
16	0001 0000	10

2.1.3　画像ファイルの構成と画素

コンピュータで扱うデータにおいて様々なファイル形式は「**テキスト・ファイル**」と「**バイナリ・ファイル**」のいずれかに分けることができる．テキスト・ファイルとは，文字コードのみから構成されるファイルのことであり，その一方でテキスト・ファイル以外の種類のファイルは，バイナリ・ファイルと呼ばれる．医用画像には，画像以外の情報が含まれておりヘッダー情報と呼ばれるテキストデータが格納されている．医用画像ファイルフォーマットである DICOM 画像のヘッダーには，検査に関するデータとして検査の種類，検査部位，撮影シーケンスの名前，Field of View（FOV），患者さんのポジション（腹臥位，背

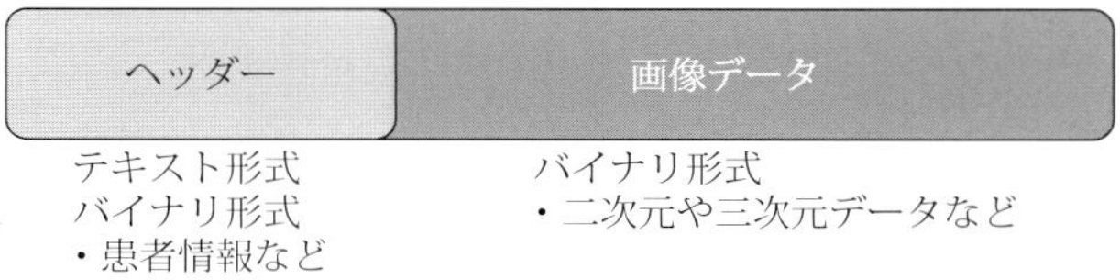

2.1 画素，画像のデータ量

ヘッダー	画像データ

テキスト形式　　　　　　バイナリ形式
バイナリ形式　　　　　　・二次元や三次元データなど
・患者情報など

図 2.4　画像ファイルの基本構成

臥位，側臥位），スライスの厚み，ピクセルデータの間隔，シリーズ数，シリーズナンバーなどが入っている（**図 2.4**）．その一方で画像データはヘッダーの後にバイナリ形式で格納されている．DICOM 規格では仕様が決まっており，その代表的なものに Modality Performed Procedure Step（MPPS）や Modality Worklist Management（MWM）がある．MPPS とは検査装置で実施される検査の内容及び経過情報を放射線情報システム（Radiology Information System：RIS）に伝える仕様のことを言い，MWM はモダリティワークリスト管理を意味し，検査を行う前にモダリティから RIS に問い合わせを行い，ワークリストを取得する操作を管理する仕様のことを言う．

　画像データは**ピクセル**（**pixel**）または**画素**と呼ばれる要素で構成されている．画素はコンピュータで画像を扱うときの色情報の色調や階調を反映した最小単位および最小要素である．二次元ディジタル画像は，画素が規則的に配列されており，画素はサンプリング間隔と測定開口面積（アパーチャ）の大きさおよび形状で規定される．画素の数は，縦×横で表現される場合には，マトリックスサイズと表現する．また医用画像における 3 次元画像は，2 次元スライス画像を 3 次元的に再構成しそれを画像として表示したものである．ボクセル法では，スライス画像の各ピクセルを 3 次元的な**ボクセル**（**voxel**）として扱い，これをスライス画像ごとに積み木のように積み上げることで 3 次元構造が表現される．ボクセルデータをもとにした三次元画像再構築法にはボリュームレンダリング法やサーフェイスレンダリング法など複数の表示法がある．また画像の 3 次元表示のみならず現在では高性能の CT 装置を利用し 1 回転で 1 臓器を撮影することが可能となり，3 次元画像に時間軸を加えることで 4 次元画像を得ることができる．

2.1.4　数値のバイナリ形式

　多バイトのデータをバイト列に変換する方法をバイトオーダまたはエンディアンと呼ぶ．バイトオーダは，格納の順序によって**リトルエンディアン**（**little endian**）と**ビッグエンディアン**（**big endian**）の 2 種類に分類される．リトルエンディアンとは最下位ビットの属するバイトを低位のアドレスへ格納していく方式である．一方，ビッグエンディアンでは最上位ビットの属するバイトを低位のアドレスへ格納していく方式である（**図 2.5** 下図）．通常 DICOM 画像はリトルエンディアンで画像データが格納されているが，画像読み込み時のバイトオーダをビッグエンディアンに設定すると画像の輝度が正常に表示されない（図 2.5 上図）．

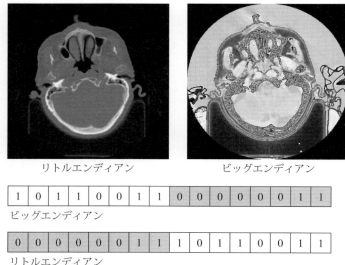

| リトルエンディアン | ビッグエンディアン |

| 1 | 0 | 1 | 1 | 0 | 0 | 1 | 1 | 0 | 0 | 0 | 0 | 0 | 0 | 1 | 1 |

ビッグエンディアン

| 0 | 0 | 0 | 0 | 0 | 0 | 1 | 1 | 1 | 0 | 1 | 1 | 0 | 0 | 1 | 1 |

リトルエンディアン

図 2.5　バイトオーダ

2.2　画像の標本化，量子化，データ量，分解能

　医用画像には CT や MRI のようなディジタル撮影装置を利用して撮影されるディジタル画像と X 線フィルムに代表されるアナログ画像があり，アナログ画像を PC 等で解析するためにはディジタル化が必要となる．ディジタル化の基本原理は，**標本化**と**量子化**で成り立っている．**図 2.6** に示すように最初に原画像信号に対して標本化を行い，その後に量子化を行う．この順番は入れ替えることができない．まず，原画像信号 A をある一定間隔，**サンプリング間隔**と呼ばれる間隔ごとに標本化を行う（図 2.6(b)）．これは信号の横軸方向のディジタル化の操作である．次にその信号値を量子化する（図 2.6(c)）．これは連続値である原信号の信号値である画像の濃度値を整数値である画素値に変換することである．この濃度

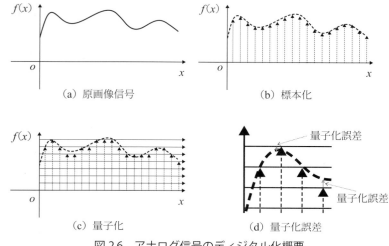

図 2.6　アナログ信号のディジタル化概要

値はある間隔を持った値であり非連続値であるためこの量子化の過程において**量子化誤差**が生じる（図 2.6(d)）．アナログ信号からディジタル信号への変換を行う際この誤差は避けられないものである．また，電気通信やディジタル信号処理におけるアナログ−ディジタル変換過程での量子化で生まれるノイズを**量子化雑音**という．これはアナログ値とディジタル値の量子化誤差によって生じる．画像において標本化は空間分解能を，量子化は濃度分解能を決定する．

2.2.1　画像の標本化

　標本化では，被写体情報をどの程度の細かさでディジタル化するかが重要である．サンプリング間隔を小さくすればより小さい対象画像までディジタル化することができるが，画素数が多くなるためデータ量は増加する．一般的にサンプリング間隔の大きさは，フィルム上でどのくらいの大きさの領域をディジタル画像の 1 画素にしたかというピクセルサイズや画素サイズで表す．このサンプリング間隔は空間周波数としても表現することができ，1 ピクセル 0.2 mm という意味は周期の逆数で計算される 5 cycles/mm と表現されるサンプリング周波数と同じ意味として用いられる．アナログ画像をディジタル化する際には，サンプリング間隔を決める必要があり**標本化定理**と呼ばれる定理が重要となる．原信号をディジタル画像で再現するために原画像がもつ信号の最大周波数の 2 倍以上の周波数で標本化する必要がある．

　標本化定理は以下の式（2.1）で表される．

$$\Delta t \leqq \frac{1}{2f} \tag{2.1}$$

（Δt：標本化間隔，f：原画像が持つ信号の最大周波数）

　上式で等号の成立する周波数を特に**ナイキスト周波数**と呼ぶ．この式からアナログ信号をディジタル化する場合にはサンプリング周波数の半分の周波数までしか再現できないことが言える．

　図 2.7 に例としてサンプリング間隔の異なる胸部 X 線画像を示す．マトリックス数が 300 × 300 から 100 × 100 となるとサンプリング間隔が 3 倍になることを意味する．それぞれの画像において画像中心付近でのラインプロファイルを図 2.7(b) および図 2.7(d) に示す．このプロファイル波形を観察するとサンプリング数が多い図 2.7(a) において高い周波数成分が観察できるが，サンプリング数が少ない図 2.7(c) において高い周波数成分の波形は観察されなくなる．つまりサンプリング間隔によって表現できる画像内の周波数成分が変化することを意味しており，標本化定理を満たすことがより元画像に近いディジタル画像を提供することにつながる．

　次に**図 2.8** に例として正弦波におけるサンプリング間隔の違いによる波形の形状を示す．正弦波をサンプリング間隔 d でサンプルしたものを図 2.8(a) として，サンプリング間隔を 4 倍，10 倍，20 倍としたものを図 2.8(b)，図 2.8(c)，図 2.8(d) にそれぞれ示している．図 2.8(b) においてはサンプル数を少なくしても図 2.8(a) の波形の形状をほぼ表している．しかし，図 2.8(c) と図 2.8(d) とサンプリング間隔が大きくなりサンプル数が少なくなるにつれて，図 2.8(a) の正弦波の形状から変化し，元の正弦波信号にはない成分が現れてくる．このように，サンプ

第 2 章　ディジタル画像

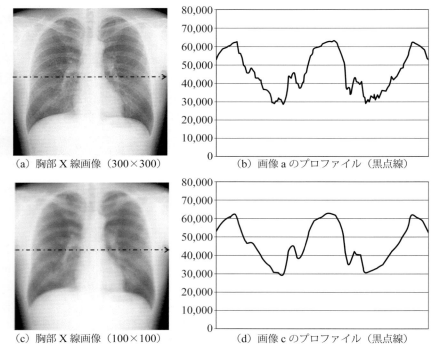

図 2.7　サンプリング周波数の異なる胸部 X 線画像

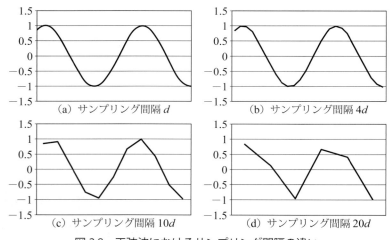

図 2.8　正弦波におけるサンプリング間隔の違い

リング間隔を大きくしていくと元信号にはない歪みが現れてくる．この歪みを折り返し雑音や**エイリアシング**と呼び，統計学や信号処理などの分野において，異なる連続信号が標本化によって区別できなくなることを言う．**図 2.9** に異なるサンプリング間隔での同心円チャート画像を示す．画像における空間的な折り返しひずみであるエイリアシングは，**モアレ**と呼ばれる．

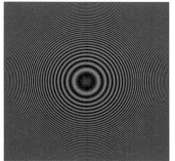 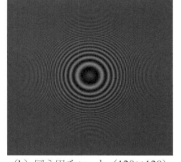

　　（a）同心円チャート（256×256）　　　（b）同心円チャート（128×128）

図 2.9　同心円チャートにおけるモアレの発生

2.2.2　画像の量子化

　量子化操作は，画像の濃度をディジタル化する処理のことを言う．量子化の程度を表す尺度を**量子化レベル数**またはグレイレベル数や階調数という．この量子化レベル数は，量子化の際のビット数に依存し，8 ビットで量子化した場合は 256 階調で量子化される．その際の量子化レベル数は 256 になる．通常，画像において階調数が大きいほど，濃度分解能が良くなる．階調数はある間隔を持ったとびとびの値であり非連続値であるためこの量子化の過程において量子化誤差が生じる．量子化時に発生するアナログ信号とディジタル信号の差である量子化誤差は，量子化レベル数を増加させると小さくなる．逆に量子化レベル数が小さくなると，量子化誤差が増加する．画像においては，量子化レベル数が極端に小さくなると，本来存在しない疑似輪郭が現れる．通常 8 ビット程度の階調数を用いれば人間の目には不自然さはないが，医用画像は量子化レベル数を 10 ビット以上とすることがほとんどである．CT 画像は一般的に 16 ビットで量子化され，実際は 12 ビット程度の範囲の画素値で構成される．**図 2.10** に 256 階調と 16 階調の胸部 CT 画像を示す．16 階調では量子化誤差により疑似輪郭が現れ，かつ，あるべき微細な陰影が消えているのが確認できる．

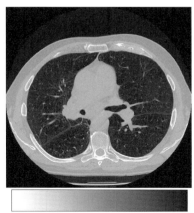 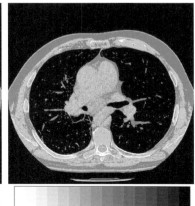

　　　　256 階調　　　　　　　　　　　　16 階調

図 2.10　階調数の異なる胸部 CT 画像

第 2 章　ディジタル画像

2.2.3　画像のデータ量

　医用ディジタル画像のデータ量は医療用画像管理システム（Picture Archiving and Communication System：PACS）への送信や CD，DVD，HD などの外部ディスクへの保存の際に確認をして知っておく必要がある．ディジタル画像のデータ量は，標本化におけるサンプリング間隔と量子化における量子化レベル数で決定される．また一般的にキロ〔k〕$= 10^3$ であるが，データ量を求める際には1,024（2^{10}）を 1 キロバイト〔KB〕として用いる．メガ〔M〕$= 10^6$（$\fallingdotseq 2^{20}$），ギガ〔G〕$= 10^9$（$\fallingdotseq 2^{30}$），テラ〔T〕$= 10^{12}$（$\fallingdotseq 2^{40}$）なども同様に用いられる．例として胸部 X 線撮影で得られた 10 cm × 10 cm のフィルムをディジタル化する際のデータ量を計算する．ディジタル化の条件として，サンプリング間隔0.1 mm（10 cycles/mm），量子化レベル数 1,024（10 ビット）とする．この胸部 X 線画像では縦横とも 10 cm をサンプリング間隔 0.1 mm で標本化するため縦横の画素数はそれぞれ 1,000 画素になる．また量子化レベル数が 10 ビット（1,024）であることから，1 画素が 10 ビットのデータ量を持つ．胸部 X 線画像全体では 1,000 × 1,000 × 10 ビット $= 10 × 10^6$ ビットとなる．10^6（$\fallingdotseq 2^{20}$）は M（メガ）という単位で表現されるため 10 M ビットとなる．しかし実際は，コンピュータではデータの最小単位が 8 ビット $=$ 1 バイトで扱われるので，量子化レベル数が 10 ビットであっても，1 画素は 2 × 8 $=$ 16 ビット必要となる．したがってこの胸部 X 線画像のデータ量は，1,000 × 1,000 × 16 ビット $= 16 × 10^6$ ビット $= 2 × 10^6$（$\fallingdotseq 2 × 2^{20}$）バイトとなり，約 2 メガバイトとなる．

　画像のデータ量が大きいほど情報量が多くなり，そのため保管や画像の転送，画像の保存に対してシステムに負荷がかかる．そのため画像データの実質的な性質を保ちながらデータ量を減少させるデータ圧縮の技術が利用されている．データ圧縮の原理については第 3 章を参照してほしい．

2.3　周期関数とフーリエ変換

　フーリエ変換は空間領域と空間周波数領域の 2 つの領域の片方からもう片方へ信号を変換する数学的な操作である．空間領域とは距離の空間とも説明することができ，それに対し空間周波数領域とは，信号がどのような周波数成分を持っているのかを表す空間である．

2.3.1　空間周波数

　空間周波数とは，空間的な周期をもつ構造の性質である．空間周波数は単位長に含まれる構造の繰り返しの多さを表す．国際単位系では空間周波数はメートルあたりの周期〔cycles/m〕のことである．画像処理分野ではミリメートルあたりの線数〔line-pairs/mm，cycles/mm〕を空間周波数とすることが多い．

2.3.2　周期関数

　一定の間隔あるいは周期ごとに取る値が繰り返す関数を言う．その一方で周期的でない関数は非周期的であると言う．周期関数は振動や波動などの周期性を示

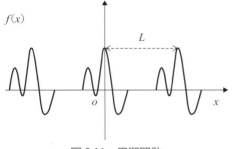
図 2.11　周期関数

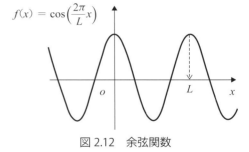
図 2.12　余弦関数

す現象を記述するものとして自然科学の各分野において利用されている．

関数 f が周期的あるいは 0 ではない周期 L を持つとは，x の任意の値に対して

$$f(x) = f(x + L) \tag{2.2}$$

が成立するときに言う．この性質を持つ定数 L のうちで最小の正数が存在するとき，定数 L は基本周期と呼ばれる．幾何学的には周期関数はそのグラフが平行移動対称となるような関数として定義することができる（**図 2.11**）．

また周期関数の最も一般的な例として 2π ラジアンの間隔で値の繰り返す三角関数の一種である正弦関数や余弦関数（**図 2.12**）が挙げられる．余弦関数は任意の x に対して式（2.3）の関係があり，ここで u 〔cycles/mm〕は空間周波数となり周期 L 〔mm〕と式（2.4）の関係がある．

$$f(x) = \cos\left(\frac{2\pi}{L}x\right) = \cos(2\pi u x) \tag{2.3}$$

$$u = \frac{1}{L} \tag{2.4}$$

2.3.3　オイラーの公式

複素数を変数に持つ周期関数として以下の複素指数関数がよく知られている．

$$e^{i\theta} = \cos\theta + i\sin\theta \tag{2.5}$$

ここで e は指数関数，i は虚数単位，$\cos\theta$，$\sin\theta$ はそれぞれ余弦関数および正弦関数である．この関数において実部の余弦関数と虚部の正弦関数のどちらも周期的であるから，この関数は周期的である．この等式は任意の複素数 θ に対して成り立つ等式であるが特に θ が実数である場合がよく使用される．θ が実数のとき θ は複素数 $e^{i\theta}$ がなす複素平面上の偏角（角度 θ の単位はラジアン）に対応する（**図 2.13**）．このような複素指数関数の三角関数による表示は**オイラーの公式**として知られており，複素指数関数を用いることで三角関数は指数関数によって書き表すことができる．オイラーの公式を経由して三角関数を複素指数関数に置き換

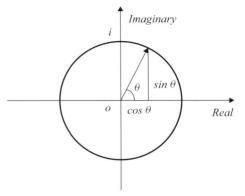
図 2.13　オイラーの公式

第 2 章　ディジタル画像

えることで微分方程式や**フーリエ級数**などの扱いを簡単にすることができる.

2.3.4　周期関数のフーリエ級数展開

フーリエ級数とは複雑な周期関数や周期信号を単純な形の周期性をもつ関数の和によって表す方法である. $-L < x < L$ の範囲内で定義され $2L$ の周期をもつ実関数 $f(x)$ は以下の数式に展開できる.

$$f(x) = \frac{a_0}{2} + \sum_{n=1}^{\infty} \left(a_n \cos \frac{n\pi}{L} x + b_n \sin \frac{n\pi}{L} x \right) \tag{2.6}$$

ここで展開係数およびフーリエ係数 a_0, a_n, b_n は以下の式で与えられる.

$$a_0 = \frac{1}{L} \int_{-L}^{L} f(x) dx \tag{2.7}$$

$$a_n = \frac{1}{L} \int_{-L}^{L} f(x) \cos \frac{n\pi}{L} x dx \tag{2.8}$$

$$b_n = \frac{1}{L} \int_{-L}^{L} f(x) \sin \frac{n\pi}{L} x dx \tag{2.9}$$

ここで上式の a_0, a_n, b_n をそれぞれ証明する. 式（2.6）において両辺を $-L$ から L で積分を行う.

$$\int_{-L}^{L} f(x) dx = \frac{a_0}{2} \int_{-L}^{L} dx + \sum_{n=1}^{\infty} \left(a_n \int_{-L}^{L} \cos \frac{n\pi}{L} x dx + b_n \int_{-L}^{L} \sin \frac{n\pi}{L} x dx \right) \tag{2.10}$$

三角関数の直交関係から以下の積分値はそれぞれ 0 となる.

$$\int_{-L}^{L} \cos \frac{n\pi}{L} x dx = 0 \tag{2.11}$$

$$\int_{-L}^{L} \sin \frac{n\pi}{L} x dx = 0 \tag{2.12}$$

シグマ内が 0 となり, 式（2.10）は以下に変換できる.

$$\int_{-L}^{L} f(x) dx = a_0 L \tag{2.13}$$

$$a_0 = \frac{1}{L} \int_{-L}^{L} f(x) dx \tag{2.14}$$

が得られる. 次に a_n, b_n を求める. 式（2.6）の両辺に $\cos \frac{m\pi}{L} x$ をかけて区間 $-L$ から L で積分する.

$$\int_{-L}^{L} f(x) \cos \frac{m\pi}{L} x dx$$

$$= \frac{a_0}{2} \int_{-L}^{L} \cos \frac{m\pi}{L} x dx$$

$$+ \sum_{n=1}^{\infty} \left(a_n \int_{-L}^{L} \cos \frac{n\pi}{L} x \cos \frac{m\pi}{L} x dx + b_n \int_{-L}^{L} \sin \frac{n\pi}{L} x \cos \frac{m\pi}{L} x dx \right) \tag{2.15}$$

ここで三角関数の直交関係を用いて書き換える.

$$\int_{-L}^{L} \cos \frac{m\pi}{L} x dx = 0 \tag{2.16}$$

$$\int_{-L}^{L} \cos \frac{n\pi}{L} x \cos \frac{m\pi}{L} x dx = L \ (n = m) = 0 \ (n \neq m) \tag{2.17}$$

$$\int_{-L}^{L} \sin \frac{n\pi}{L} x \cos \frac{m\pi}{L} x dx = 0 \tag{2.18}$$

$$\int_{-L}^{L} f(x) \cos \frac{m\pi}{L} x dx = a_n L \tag{2.19}$$

$$a_n = \frac{1}{L} \int_{-L}^{L} f(x) \cos \frac{n\pi}{L} x dx \tag{2.20}$$

が得られた．同様に b_n も以下のように変換できる．

$$b_n = \frac{1}{L} \int_{-L}^{L} f(x) \sin \frac{n\pi}{L} x dx \tag{2.21}$$

以上から式（2.7），式（2.8）および式（2.9）を証明した．

ここでフーリエ級数（式 2.6）をオイラーの公式（式 2.5）を使い以下のような指数関数を使った形に書き換える（式 2.22 と式 2.23）．書き換えることで実数型と複素数型のフーリエ展開は互いに導入可能となる．

$$f(x) = \sum_{n=-\infty}^{\infty} c_n e^{i\frac{n\pi}{L}x} \tag{2.22}$$

$$c_n = \frac{1}{2L} \int_{-L}^{L} f(x) e^{-i\frac{n\pi}{L}x} dx \tag{2.23}$$

以下に実数型のフーリエ級数展開を複素数型に変換する手順を説明する．オイラーの公式（式 2.5）は以下の式で表現できる．

$$e^{ix} = \cos x + i \sin x \tag{2.24}$$

$$e^{-ix} = \cos x - i \sin x \tag{2.25}$$

この両式を足し引きすることで sin，cos がそれぞれ打ち消し合って以下のように複素数表示になる．

$$\cos x = \frac{e^{ix} + e^{-ix}}{2} \tag{2.26}$$

$$\sin x = \frac{e^{ix} - e^{-ix}}{2i} \tag{2.27}$$

ここで任意周期の三角関数 $\sin\left(\frac{\pi}{L}x\right)$，$\cos\left(\frac{\pi}{L}x\right)$ は，

$$\sin \frac{n\pi}{L} x = \frac{e^{i\frac{n\pi}{L}x} - e^{-i\frac{n\pi}{L}x}}{2i} \tag{2.28}$$

$$\cos \frac{n\pi}{L} x = \frac{e^{i\frac{n\pi}{L}x} + e^{-i\frac{n\pi}{L}x}}{2} \tag{2.29}$$

となる．ここで式（2.6）のフーリエ級数展開の式にこれらを代入する．

$$f(x) = \frac{a_0}{2} + \sum_{n=1}^{\infty} \left(a_n \cos \frac{n\pi}{L} x + b_n \sin \frac{n\pi}{L} x \right)$$

$$= \frac{a_0}{2} + \sum_{n=1}^{\infty} \left(a_n \frac{e^{i\frac{n\pi}{L}x} + e^{-i\frac{n\pi}{L}x}}{2} + b_n \frac{e^{i\frac{n\pi}{L}x} - e^{-i\frac{n\pi}{L}x}}{2i} \right) \tag{2.30}$$

となり，この式を以下のように変形する．複素数の基本的な性質で $i^2 = -1$ となる．

$$f(x) = \frac{a_0}{2} + \sum_{n=1}^{\infty} \left(\frac{1}{2}(a_n e^{i\frac{n\pi}{L}x} + a_n e^{-i\frac{n\pi}{L}x}) + \frac{1}{2i}(b_n e^{i\frac{n\pi}{L}x} - b_n e^{-i\frac{n\pi}{L}x}) \right)$$

$$= \frac{a_0}{2} + \sum_{n=1}^{\infty} \left(\frac{1}{2}(a_n e^{i\frac{n\pi}{L}x} + a_n e^{-i\frac{n\pi}{L}x}) - \frac{1}{2}i(b_n e^{i\frac{n\pi}{L}x} - b_n e^{-i\frac{n\pi}{L}x}) \right)$$

$$= \frac{a_0}{2} + \sum_{n=1}^{\infty} \left(\frac{1}{2}(a_n - ib_n)e^{i\frac{n\pi}{L}x} + \frac{1}{2}(a_n + ib_n)e^{-i\frac{n\pi}{L}x} \right) \tag{2.31}$$

次に c_n と d_n を用いて以下のようにまとめる．

$$c_n = \frac{1}{2}(a_n - ib_n), d_n = \frac{1}{2}(a_n + ib_n) \tag{2.32}$$

$$f(x) = \frac{a_0}{2} + \sum_{n=1}^{\infty} \left(c_n e^{i\frac{n\pi}{L}x} + d_n e^{-i\frac{n\pi}{L}x} \right) \tag{2.33}$$

ここで a_n と b_n は以下のフーリエ展開係数を用いる．

$$a_n = \frac{1}{L} \int_{-L}^{L} f(x) \cos \frac{n\pi}{L} x dx \tag{2.34}$$

$$b_n = \frac{1}{L} \int_{-L}^{L} f(x) \sin \frac{n\pi}{L} x dx \tag{2.35}$$

これを直接代入して c_n を以下のように得る．

$$c_n = \frac{1}{2L} \left(\int_{-L}^{L} f(x) \cos \frac{n\pi}{L} x dx - i \int_{-L}^{L} f(x) \sin \frac{n\pi}{L} x dx \right)$$

$$= \frac{1}{2L} \left(\int_{-L}^{L} f(x) \cos \frac{n\pi}{L} x dx - \int_{-L}^{L} if(x) \sin \frac{n\pi}{L} x dx \right)$$

$$= \frac{1}{2L} \int_{-L}^{L} \left(f(x) \cos \frac{n\pi}{L} x - if(x) \sin \frac{n\pi}{L} x \right) dx$$

$$= \frac{1}{2L} \int_{-L}^{L} f(x) \left(\cos \frac{n\pi}{L} x - i \sin \frac{n\pi}{L} x \right) dx \tag{2.36}$$

この式はオイラーの公式を利用することで以下にまとめることができる．

$$c_n = \frac{1}{2L} \int_{-L}^{L} f(x) e^{-i\frac{n\pi}{L}x} dx \tag{2.37}$$

次は d_n について全く同じようにして以下の式が求まる．

$$d_n = \frac{1}{2L} \int_{-L}^{L} f(x) e^{i\frac{n\pi}{L}x} dx \tag{2.38}$$

c_n と d_n が求められた．しかし，この無限級数は n が $1 \to \infty$ で展開されている（式2.33）．したがって n を $-\infty \to \infty$ までに拡張する．c_n と d_n は符号が違うだけであり d_n は c_n の範囲を負の方向に広げたものと解釈できるため以下の式が成り立つ．

$$d_n = c_{-n} \tag{2.39}$$

c_n と d_n を統合することで以下の式が成り立つ．

$$f(x) = \frac{a_0}{2} + \sum_{n=-\infty}^{\infty} c_n e^{i\frac{n\pi}{L}x} \tag{2.40}$$

しかし，ここで $n = 0$ についてはまだ以下の式を満たすか確認が必要となる．先の c_n に $n = 0$ を代入する．

$$c_0 = \frac{1}{2L} \int_{-L}^{L} f(x)dx = \frac{a_0}{2} \tag{2.41}$$

となるため，c_0 をシグマの中に入れても問題ないと言える．したがって $n = 0$ を含む n を $-\infty \to \infty$ において以下の式が成り立つ．

$$f(x) = \sum_{n=-\infty}^{\infty} c_n e^{i\frac{n\pi}{L}x} \tag{2.42}$$

$$c_n = \frac{1}{2L} \int_{-L}^{L} f(x)e^{-i\frac{n\pi}{L}x}dx \tag{2.43}$$

これによりフーリエ級数展開を実数型と複素数型で表現することができた．

2.3.5 フーリエ変換

　フーリエ級数からフーリエ変換への拡張について説明する．まず周期 $2L$ の周期関数から周期を無限に広げる．つまり $L \to \infty$（この表記は $2L \to \infty$ と同じこと）として非周期関数に当てはめる．まず空間周波数を $u = \frac{n}{L}$ と定義し，$L \to \infty$ にすることで u は連続的な変数となる．

$$\frac{n}{L} \to u \tag{2.44}$$

n が連続的な変数 u に置き換わると $\sum$ 記号が使えなくなるため，積分記号 $\int$ に変更する．

$$f(x) = \int_{-\infty}^{\infty} F(u)e^{2\pi iux}du \tag{2.45}$$

$$F(u) = \int_{-\infty}^{\infty} f(x)e^{-2\pi iux}dx \tag{2.46}$$

$$f(x) \leftrightarrow F(u) \tag{2.47}$$

が得られる．このうち上の $F(u)$ を $f(x)$ のフーリエ変換，下の $f(x)$ を $F(u)$ の**フーリエ逆変換**と定義する．フーリエ級数展開を非周期関数に適用するとフーリエ変換はフーリエ係数，フーリエ逆変換はフーリエ級数展開に対応する．つまりフーリエ変換を用いてある関数 $f(x)$ を周波数成分による関数 $F(u)$ に変換し，それは逆変換によって再び元の関数に戻すことが可能となる．

2.3.6 フーリエ変換の性質

〔1〕線形性

　関数 $f(x)$ を α 倍するとそのフーリエ変換は以下のようになる．

$$\alpha f(x) \leftrightarrow \alpha F(u) \tag{2.48}$$

また，2 つの関数のフーリエ変換 $f(x) \leftrightarrow F(u)$，$g(x) \leftrightarrow G(u)$ において，その 1 次結合である $f(x) + g(x)$ のフーリエ変換は以下のようにそれぞれの関数のフーリエ変換の 1 次結合となる．

$$f(x) + g(x) \leftrightarrow F(u) + G(u) \tag{2.49}$$

第 2 章　ディジタル画像

このことを**フーリエ変換の線形性**と言い，フーリエ変換の性質で最も基本的で重要であり，**重ね合わせの原理**とも呼ばれる．以上のことをまとめると以下の式となる．

$$\alpha f(x) + \beta g(x) \leftrightarrow \alpha F(u) + \beta G(u) \tag{2.50}$$

〔2〕対称性

フーリエ変換の基本式である式（2.45）と式（2.46）の x と $-x$ を入れ替える．

$$f(-x) = \int_{-\infty}^{\infty} F(u)e^{-2\pi iux}du \tag{2.51}$$

$$F(u) = \int_{-\infty}^{\infty} f(-x)e^{2\pi iux}dx \tag{2.52}$$

さらに x と u を交換する．

$$f(-u) = \int_{-\infty}^{\infty} F(x)e^{-2\pi iux}dx \tag{2.53}$$

$$F(x) = \int_{-\infty}^{\infty} f(-u)e^{2\pi iux}du \tag{2.54}$$

それぞれの式のフーリエ変換は以下になる．

$$F(x) \leftrightarrow f(-u) \tag{2.55}$$

同様に上記 2 式の u と $-u$ を入れ替え，さらに u と x を交換する．

$$F(-x) \leftrightarrow f(u) \tag{2.56}$$

この関係を**フーリエ変換の対称性**という．つまりフーリエ変換で成り立つことは逆フーリエ変換でも成り立つと言える．

〔3〕平行移動

実領域（時間や空間）で定数 a だけシフトした関数 $f(x+a)$ のフーリエ変換を考える．

$$\int_{-\infty}^{\infty} f(x+a)e^{-2\pi iux}dx = \int_{-\infty}^{\infty} f(y)e^{-2\pi iu(y-a)}dy$$

$$= e^{2\pi iua}\int_{-\infty}^{\infty} f(y)e^{-2\pi iuy}dy$$

$$= e^{2\pi iua}F(u) \tag{2.57}$$

上記より関数 $f(x+a)$ のフーリエ変換は $F(u)$ に e の累乗をかけたものになる．

$$f(x+a) \leftrightarrow e^{2\pi iua}F(u) \tag{2.58}$$

また，フーリエ変換の対称性から以下のことが言える．

$$f(a-u) \leftrightarrow e^{2\pi iua}F(x) \tag{2.59}$$

2.3.7　フーリエ変換の応用

〔1〕矩形波のフーリエ変換

図 2.14 に矩形波を示す．

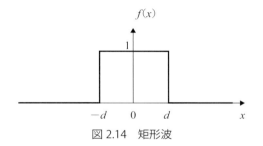

図 2.14 矩形波

$$f(x) = \begin{cases} 1(|x| < d) \\ 0(|x| < d) \end{cases} \tag{2.60}$$

矩形波のフーリエ変換は以下になる．

$$\begin{aligned} F(u) &= \int_{-\infty}^{\infty} f(x)e^{-2\pi iux}dx \\ &= \int_{-\infty}^{\infty} e^{-2\pi iux}dx \\ &= \frac{2d \sin 2\pi ud}{2\pi ud} \\ &= 2d \operatorname{sinc} 2\pi ud \end{aligned} \tag{2.61}$$

ここで式（2.62）のような sinc 関数はカーディナルサインとも呼ばれる．正弦関数をその変数で割って得られることで定義される．つまり矩形波のフーリエ変換は sinc 関数となるため多く利用される．

$$\operatorname{sinc} x = \frac{\sin x}{x} \tag{2.62}$$

〔2〕デルタ関数のフーリエ変換

デルタ関数とは空間の一点にだけ存在する粒子を数式中に表現したいためにディラックによって発明された関数である．デルタ関数 $\delta(x)$ は，$x = 0$ で無限大の値をもち，それ以外は 0 となる．実際は以下の式を満たす時にデルタ関数と定義される（**図 2.15**）．

$$\int_{-\infty}^{\infty} \delta(x)dx = 1 \tag{2.63}$$

$$\int_{-\infty}^{\infty} f(x)\delta(x)dx = f(0) \tag{2.64}$$

デルタ関数のフーリエ変換は以下になる．

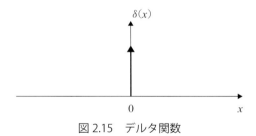

図 2.15 デルタ関数

$$F(u) = \int_{-\infty}^{\infty} \delta(x) e^{-2\pi i u x} dx = e^{-2\pi i u 0} = 1 \quad (2.65)$$

つまりどの u でも常に一定の値を示す白色スペクトルになる．また $\delta(x - x_0)$ のフーリエ変換は次のようになる．

$$\begin{aligned}F(u) &= \int_{-\infty}^{\infty} f(x) e^{-2\pi i u x} d \\ &= \int_{-\infty}^{\infty} \delta(x - x_0) e^{-2\pi i u x} dx \\ &= e^{-2\pi i u x_0}\end{aligned} \quad (2.66)$$

フーリエ変換では振動数が連続に変化することを前提としているため，振動数に有限の幅をもった成分が分布するときは自然な表現ができるが，ある振動数だけに成分が集中するときは**デルタ関数**で表現する必要がある．

2.4 画像作成

　X線は体を透過するときに組織に吸収され減弱され，透過後のX線には吸収に応じた強弱が生じる．この吸収の強弱をフィルムに感光させたり電気信号に変換することで画像化するのがX線検査である．従来はX線を感光する写真感光層がフィルムベースの両面にある特殊な写真フィルムであるレントゲンフィルムを用いて記録を行っていた．この方式ではレントゲンフィルムを前後の蛍光増感スクリーンで挟むことからスクリーン／フィルム系システムと呼ばれ，撮影された画像はシャウカステンと呼ばれる蛍光灯等の発光を備えたディスプレイ機器を用いて観察していた（**図 2.16**）．これに対して現在のディジタルX線画像システムでは高感度のセンサを用いて画像化している．X線をディジタル画像に変換する手法として検出器にフィルムを用いるフィルムディジタル法，イメージインテンシファイアを利用するディジタル透視法，輝尽性蛍光板である**イメージングプレート（Imaging Plate：IP）**を利用する **Computed Radiography（CR）**，センサとして蛍光体，光導電体，アモルファスシリコンなどを使用した**フラットパネル検出器（Flat Panel Detector：FPD）**によるプレートディジタル法がある．現在ではイメージインテンシファイアは動画像対応のフラットパネル検出器

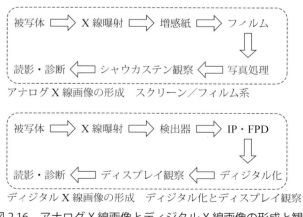

図 2.16　アナログX線画像とディジタルX線画像の形成と観察

に置き換わってきている．撮影された画像は PC の記録媒体に取り込まれ，PC のディスプレイにて観察が可能となる（図 2.16）．現在臨床において広く利用されている代表的なディジタル系は CR システムと FPD システムの 2 種類である．

2.4.1 Computed Radiography（CR）

Computed Radiography（CR）は X 線情報を蓄積することのできる蓄積性蛍光体をポリマーシートに塗布したイメージングプレート（Imaging Plate：IP）を X 線センサとして用いている．**図 2.17** に示すように IP に蓄積された X 線情報はレーザースキャナーから照射される励起光により励起され，蛍光体から輝尽光が発生する．この蓄積性の蛍光体は X 線照射直後に発光が起こるが，この発光が消えた後に発光波長より長波長の光（レーザー光）を照射することにより再度発光する蛍光体を**輝尽性蛍光体**と呼ぶ．輝尽性蛍光体としてヨウ化フッ化バリウム BaFI，臭化セシウム CsBr や臭化フッ化バリウム BaFBr が用いられている．CR の輝尽性蛍光体は一次励起として与えられる X 線エネルギーの情報に応じてその後に与えられる波長 600 〜 800 nm のレーザーを照射することで発光を生じる．この輝尽光を光電子増倍管で増幅し，AD 変換することでディジタル信号へと変換する．一度 X 線を照射された IP は可視光を照射することにより，潜像の消去を行い再度撮影に利用することができる．

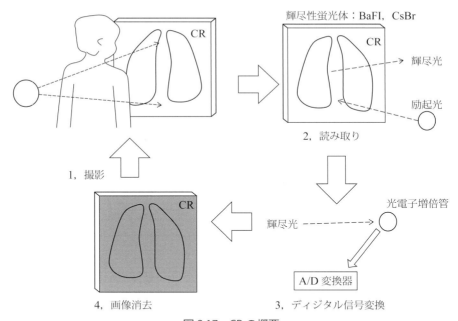

図 2.17　CR の概要

2.4.2 Flat Panel Detector（FPD）

Flat Panel Detector（FPD）とは半導体素子を用いた X 線検出器である．**図 2.18** に示すように FPD は受光面の方式により 2 種類に大別できる．X 線を直接電気信号に変換する大型 CMOS（シーモス）イメージセンサ構造である**直接変**

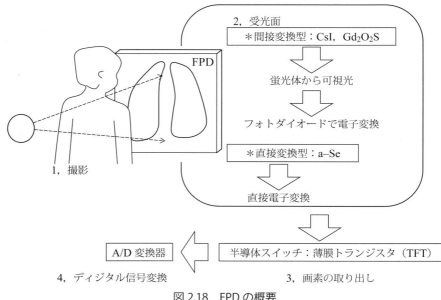

図 2.18　FPD の概要

換方式と硫酸ガドリニウム Gd_2O_2S やヨウ化セシウム CsI などの蛍光体を入射した X 線で励起し，発生した光をフォトダイオードで電荷として取得する**間接変換方式**がある．CMOS とは P 型と N 型の電界効果トランジスタをディジタル回路の論理ゲート等で相補的に利用する回路方式およびそのような電子回路や集積回路のことである．直接変換方式では X 線の検出に適したアモルファスセレン a-Se が使用される．間接変換方式では光の散乱による画像劣化として空間分解能の低下が不可避である．両方式ともに検出部の信号読み出しには**薄膜トランジスタ**（Thin Film Transistor：TFT）アレイが使用される．薄膜トランジスタとは**電界効果トランジスタ**（Field Effect Transistor：FET）の 1 種であり主に**液晶ディスプレイ**（Liquid Crystal Display：LCD）に応用されている．検出された信号は AD 変換器でディジタル信号に変換されてからコンピュータへ転送されて画像が形成される．FPD は基本的に動画と静止画の両方に対応可能であり，関節の動きや呼吸に伴う肺の動きなどの機能撮影も可能となる．またフィルムを使用しないので現像設備や廃液処理等が不要であり，ディジタルデータを転送可能であるので遠隔医療などへの応用も容易である．既存の X 線撮影設備がある場合には X 線照射装置をそのまま流用して撮影用のカセッテのみを FPD に交換すれば使用できる点も装置導入の障壁が低い要因となっている．

演習問題

問題 1 16 進数 ABCD1234 をリトルエンディアンで 4 バイトのメモリに配置した場合，各メモリに格納される数値を答えよ．

問題 2 CT 画像（1 枚）の全ファイルサイズが 528,384 バイトで，ヘッダー情報が 4,096 バイトであるとき画像マトリックスはいくつになるか．縦と横のマトリックスは同じ値とする．

問題 3 サンプリング間隔 50 μm で標本化が行われるときディジタル画像で表現できる最高の空間周波数〔cycles/mm〕はいくつになるか．

問題 4 フーリエ変換で正しいのはどれか．**2 つ選べ**．
1. 奇関数をフーリエ変換すると実数になる．
2. 偶関数をフーリエ変換すると虚数になる．
3. フーリエ変換で得られる周波数成分には虚部と実部がある．
4. 対称性を持たない．
5. 線形変換である．

問題 5 画像のディジタル化について正しいのはどれか．**2 つ選べ**．
1. 標本化数が大きい画像は空間分解能が悪い．
2. 量子化レベル数が大きい画像は濃度分解能が良い．
3. 標本化定理を満足しない間隔で標本化しても画質に影響はない．
4. 画像の最高周波数が 0.5 cycles/mm のとき，標本化間隔は 0.5 mm である．
5. 標本化数が 128，量子化レベル数が 16 ビットの画像のデータ量は 32,768 バイトである．

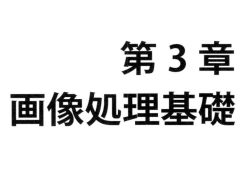

第3章
画像処理基礎

　本章では画像処理の基礎技術についてまとめた．階調処理をはじめとして，空間領域で行う平滑化やエッジ検出など，空間周波数領域で行うフィルタリングなどについて述べる．また，画像から目的とする図形を抽出する2値化処理，ラベリング処理，モルフォロジカル処理について述べる．最後にデータ圧縮の手法として JPEG 圧縮，Wavelet 圧縮について述べる．

3.1 階調処理

図 3.1 は乳房 X 線画像の各領域における画素値とヒストグラムの関係を示す．①の背景（バックグラウンド）の領域は黒色で表現され，画素値が低い．そして②の皮下脂肪，③の乳腺組織＋微小石灰化，④の大胸筋と組織の密度が多くなるにつれて，X 線透過率が小さくなるため，ディジタル画像上では白色で表現され画素値が高くなる．ディジタル画像において表現できる最大画素値から最小画素値の範囲を階調数という．乳房 X 線画像における階調数は，0 から 4,095（12 bits；$2^{12} = 4,096$ 階調）とされることが多く，胸部単純 X 線画像における階調数は 10 bits（1,024 階調）で表現されることが多い．

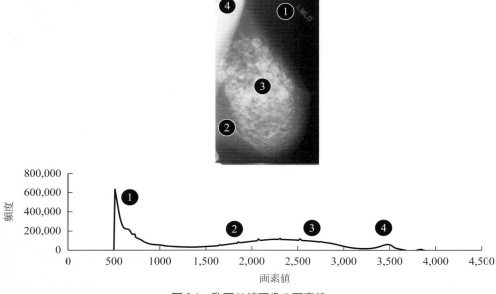

図 3.1　乳房 X 線画像の画素値

3.1.1　線形・非線形の階調処理

階調処理とは，原画像に対して線形または非線形の入出力変換関数を用いて，処理画像の画素値を変換する処理のことである．階調処理のための入出力変換関数はトーンカーブとも呼ばれる．代表的な入出力変換関数のグラフを図 3.2 に示す．線形な入出力変換関数は直線の組み合わせで表され，非線形な入出力変換関数は対数やべき乗などによる曲線で表される．

通常，線形な入出力変換を行うとコントラストが向上する．これは図 3.3 に示すように，原画像で濃淡の差が小さかった濃度域が出力画像では広げられ濃淡の差が大きくなるからである．線形な階調処理による画像例（256 階調画像）とそのヒストグラムを図 3.4 に示す．原画像のヒストグラムでは画素値 a ～ b の範囲内にほぼすべての画素が集中しており，そのため画像全体のコントラストが低くなっているのがわかる．この画像に線形な階調処理を行うと a ～ b の範囲の画素値が 0 ～ 255 の範囲に広げられ，その結果，画像のコントラストが向上する．こ

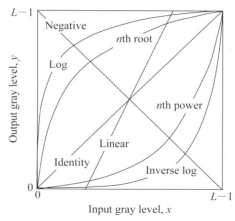

図 3.2　階調処理のための代表的な入出力変換関数（L は階調数）

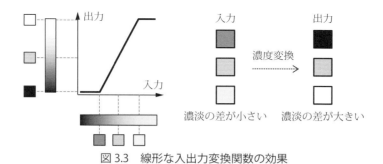

図 3.3　線形な入出力変換関数の効果

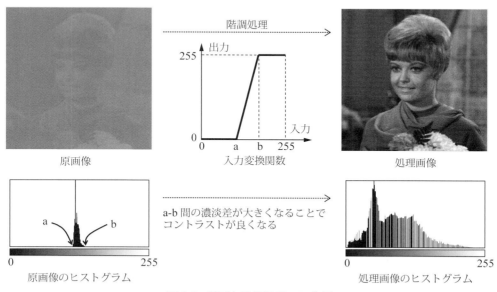

図 3.4　線形な階調処理の画像例

のように線形な階調処理を行うと，ある範囲内のヒストグラムが伸びてその範囲内のコントラストが改善するのである．つまり，すべての画素値を使って一定範

第3章 画像処理基礎

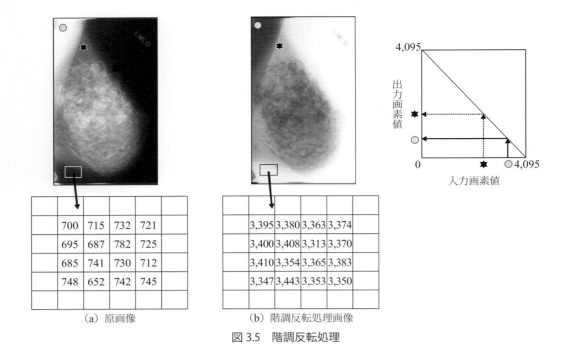

（a）原画像　　　　　　　　（b）階調反転処理画像

図 3.5　階調反転処理

囲の濃度域を表示することによって画像の明暗がわかりやすくなるのである．こうしたヒストグラムを伸ばす処理をヒストグラム伸張化と呼び，コントラストを改善する効果を持つ．線形な入出力変換関数による階調処理はこの処理に当たる．

　階調反転処理も線形変換の一種である．**図 3.5**(a) の原画像に対して白黒反転処理を行った階調反転処理画像を図 3.5(b) に示す．図 3.5(a) における灰色の丸と黒色の星マークにおける入力画素値は，それぞれ線形の入出力変換関数によって，出力画素値に変換され，灰色の丸の大胸筋の領域では，白色から黒色に変換される．また，階調反転処理画像の黒の枠で囲まれた領域における画素値は，最大階調値である 4,095 から原画像の画素値を引き算した値であることがわかる．

　非線形な入出力変換関数は画像の明るさの調節やコントラスト改善に用いられる．**図 3.6** に非線形な階調処理を実施した画像例を示す．入出力変換関数の曲線の形が右下に凸な場合は画像が暗くなり，左上に凸な場合は画像が明るくなる．また S 字形の場合はコントラストが向上する．**図 3.7**(b) に乳房 X 線画像に非線形の階調処理を実施した例を示す．入出力変換関数としてガンマ 2.2 のべき乗関数にて階調処理を行った画像である．低濃度部のコントラストが向上し背景と皮膚面の境界が明瞭となったが，一方では高濃度部のコントラストは低下し乳腺と石灰化の違いを描出することが難しくなっていることがわかる．

3.1.2　ウィンドウイング

　ウィンドウイング（**windowing**）とは，1,024 階調（10 bits）や 4,096 階調（12 bits）のような多くの階調数を持つ医用画像に対して，ある特定の範囲の画素値のみを表示する方法である．ウィンドウイングは線形な入出力変換関数の一つであり，ウィンドウ処理とも呼ばれる．**図 3.8** にウィンドウイングの模式図を示す．ウィンドウ幅（Window Width：WW）は描出したい画素値の範囲を示

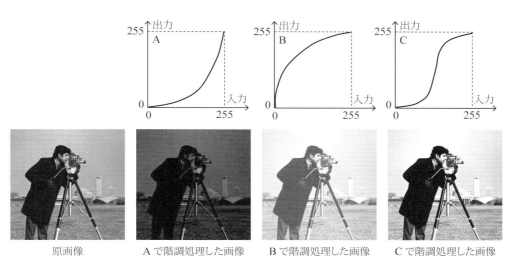

図 3.6　非線形な階調処理の画像例

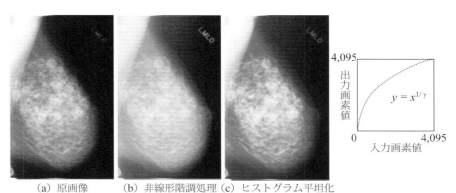

（a）原画像　　（b）非線形階調処理　（c）ヒストグラム平坦化

図 3.7　乳房 X 線画像への非線形な階調処理

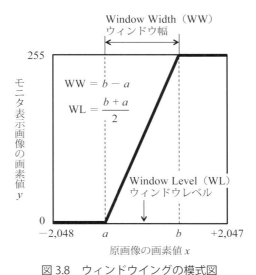

図 3.8　ウィンドウイングの模式図

し，ウィンドウレベル（Window Level：WL）はその画素値の範囲の中心画素値を示す．式（3.1）に示す線形変換で表すことができる．

$$y = \begin{cases} 0 & (x \leq a) \\ \dfrac{x-a}{b-a} \times 255 & (a < x < b) \\ 255 & (x \geq b) \end{cases} \quad (3.1)$$

x は入力画素値，y は変換後の出力画素値である．a と b は，図 3.8 の a と b に対応しそれぞれ原画像における表示したい画素値範囲の下限値と上限値である．**図 3.9** に示す CT 画像の画素値は−1,000 から＋1,000 の範囲に分布しており，この全範囲を観察しようとすると，画像全体のコントラストが低くなってしまう．そのため CT 画像ではウィンドウイングによって階調処理した画像を観察するのが一般的である．図 3.9(a) は WL を 40，WW を 400 に設定した腹部条件の画像，図 3.9(b) は WL を−700，WW を 600 に設定した肺野条件の画像，図 3.9(c) は WL を 0，WW を 600 に設定した縦隔条件の画像である．このように，観察したい領域の画素値にウィンドウレベルを設定し，ウィンドウ幅で観察したい画素値の範囲を設定することで，注目している領域のコントラストが向上し観察が容易になる．一般的にウィンドウ幅を狭めるとコントラストは向上する．つまり，より狭い濃度域に対してコントラストを大きくつけて観察することができる．

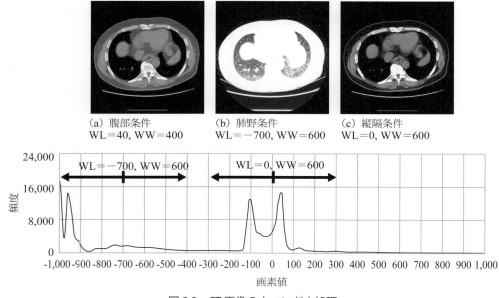

図 3.9　CT 画像のウィンドウ処理

3.1.3　ヒストグラム平坦化

図 3.1 に示す原画像のヒストグラムでは，500 から 800 あたりの画素値の頻度が特に多く，1,000 から 1,500 や 3,000 から 3,300 あたりの頻度は少ない．このようにヒストグラムに偏りがある画像よりもヒストグラムが均等である画像の方が総じて画像全体のコントラストが良いことが知られている．そのため画像全体のコントラストを良くする方法としてヒストグラム平坦化処理が用いられる．ヒストグラム平坦化処理は，すべての画素値を使うこと（ヒストグラム伸張化）

に加えて各画素値における出現頻度のムラをなくすことで画像のコントラストをより高くする処理である．図 3.1 に示す画像のヒストグラム平坦化では，ヒストグラム上の凸凹をなくしヒストグラム上の頻度が均等になるように頻度が多く存在していた 500 から 800 あたりの画素値を頻度の少ない 1,000 から 1,500 あたりの画素値に移動させる．図 3.7(c) はこのようなヒストグラム平坦化処理によって得られた画像である．この画像では，脂肪と乳腺組織が多く存在する領域においてコントラストが向上しているのがわかる．

3.2 空間フィルタ処理

空間フィルタ処理は，ディジタル画像に対して平滑化やエッジ検出，鮮鋭化など様々な目的で使用される画像処理である．線形な空間フィルタ処理は畳み込み積分で表される．畳み込み積分で表せない空間フィルタ処理はすべて非線形である．空間フィルタ処理で用いられる畳み込み積分の一例として，**図3.10** に 1 次元信号に対する畳み込み積分の計算例を示す．オリジナル信号 $f(x)$ に対して，空間フィルタ $h(x)$ を 1 画素ずつ右側に移動させながら畳み込み積分をする．例えば，横軸 $x = -7$ を中心に重み付け（0.2, 0.2, 0.2, 0.2, 0.2）の 5 画素分の空間フィルタと対面する 5 つの画素値をそれぞれ掛け算し，その総和を出力信号とする．同様の計算を $x = 7$ まで順次実行すると図 3.10(b) に示すような出力信号が得られる．ここで，端の $x = -9$，$x = -8$ そして $x = 9$，$x = 8$ は畳み込み積分ができないため，その領域は出力信号として使わない，またはオリジナル信号をそのまま使うようにする．この領域は，空間フィルタのマスクサイズの大きさにより変わる．通常，空間フィルタのマスクサイズは，3 からの奇数で表現され，例えば，空間フィルタのマスクサイズが 1 行 3 列の場合は，オリジナル信号の両端の 1 列分は畳み込み積分を行うことができない．また，図 3.10 のように，空間フィルタのマスクサイズが 1 行 5 列の場合は，オリジナル信号の両端の 2 列分は畳み込み積分を行うことができない．

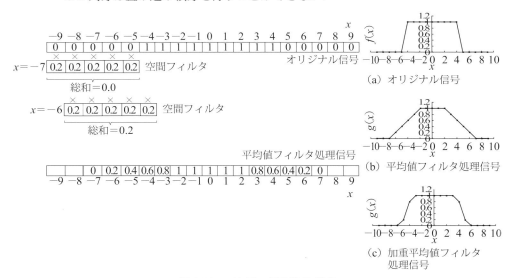

図 3.10　1 次元の畳み込み積分

第3章 画像処理基礎

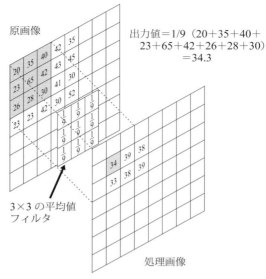

図3.11 2次元の畳み込み積分

　画像は2次元であるため空間フィルタも2次元となる．**図3.11**は原画像と3行3列の平均値フィルタにおける2次元の畳み込み積分を示す．以降，この空間フィルタの3行3列を3×3と表現する．図3.11では，原画像の灰色で示す3×3の関心領域内の画素値と対面する3×3の平均値フィルタの重み付け係数を畳み込み積分することで出力値34.3が得られる．そして小数点以下を切り捨てて処理画像の灰色の画素の画素値とする．2次元画像の畳み込み積分においても，縦方向と横方向の端の領域は，さきほどの1次元の畳み込み積分と同様に，計算ができないため出力値をなしとする，または，原画像の画素値をそのまま使うようにする．

3.2.1 平滑化

　画像を平滑化する空間フィルタとして，**平均値フィルタ**，**加重平均値フィルタ**，**ガウシアンフィルタ**，**メディアンフィルタ**などがある．平滑化処理により，ノイズを減少させることができるが，エッジ成分はボケる．また，この平滑化処理により，画像上の微小な構造物などの高周波数成分を低減することができる．低周波数成分は平滑化の影響を受けることが少ないため，低周波数成分を強調するのに平滑化処理を応用することも可能である．

〔1〕平均値フィルタ

　はじめに，図3.10に示す1次元のオリジナル信号を用いて，平滑化を説明する．図3.10(a)のオリジナル信号の辺縁は角張っている．このオリジナル信号と1次元の平均値フィルタの畳み込み積分を行った結果，図3.10(b)に示すように，平均値フィルタ処理信号では，$x=-2$から$x=-7$にかけて緩やかな傾斜となる．このことより，この1次元の平均値フィルタによって出力信号は平滑化され，オリジナル信号の辺縁をぼかしたことがわかる．**図3.12**は2次元の平均値フィルタを示す．図3.12(a)に示す3×3の平均値フィルタは，縦方向に3列，横方向に3行の合計9個のマス目で構成されており，9個のマス目の重み付け係

$\frac{1}{9}$	$\frac{1}{9}$	$\frac{1}{9}$
$\frac{1}{9}$	$\frac{1}{9}$	$\frac{1}{9}$
$\frac{1}{9}$	$\frac{1}{9}$	$\frac{1}{9}$

(a) 3×3の平均値フィルタ

$\frac{1}{25}$	$\frac{1}{25}$	$\frac{1}{25}$	$\frac{1}{25}$	$\frac{1}{25}$
$\frac{1}{25}$	$\frac{1}{25}$	$\frac{1}{25}$	$\frac{1}{25}$	$\frac{1}{25}$
$\frac{1}{25}$	$\frac{1}{25}$	$\frac{1}{25}$	$\frac{1}{25}$	$\frac{1}{25}$
$\frac{1}{25}$	$\frac{1}{25}$	$\frac{1}{25}$	$\frac{1}{25}$	$\frac{1}{25}$
$\frac{1}{25}$	$\frac{1}{25}$	$\frac{1}{25}$	$\frac{1}{25}$	$\frac{1}{25}$

(b) 5×5の平均値フィルタ

図 3.12　平均値フィルタ

$\frac{1}{16}$	$\frac{2}{16}$	$\frac{1}{16}$
$\frac{2}{16}$	$\frac{4}{16}$	$\frac{2}{16}$
$\frac{1}{16}$	$\frac{2}{16}$	$\frac{1}{16}$

(a) 3×3の加重平均値フィルタ

$\frac{1}{52}$	$\frac{1}{52}$	$\frac{2}{52}$	$\frac{1}{52}$	$\frac{1}{52}$
$\frac{1}{25}$	$\frac{2}{52}$	$\frac{4}{52}$	$\frac{2}{52}$	$\frac{1}{52}$
$\frac{2}{52}$	$\frac{4}{52}$	$\frac{8}{52}$	$\frac{4}{52}$	$\frac{2}{52}$
$\frac{1}{52}$	$\frac{2}{52}$	$\frac{4}{52}$	$\frac{2}{52}$	$\frac{1}{52}$
$\frac{1}{52}$	$\frac{1}{52}$	$\frac{2}{52}$	$\frac{1}{52}$	$\frac{1}{52}$

(b) 5×5の加重平均値フィルタ

図 3.13　加重平均値フィルタ

数の総和は 1.0 となる．図 3.12(b) に示す 5 × 5 の平均値フィルタは，合計 25 個のマス目で構成されており，25 個のマス目の重み付け係数の総和は 1.0 となる．このように，平均値フィルタでは，マス目の総数（マスクサイズ）で割り算することで，マスクサイズ内における原画像の画素値の平均値を算出している．マスクサイズが大きいほど，また，適用回数が多いほど平滑化の程度が大きくなる．なお，平均値フィルタは**移動平均フィルタ**という名称でも知られている．

〔2〕**加重平均値フィルタ**

図 3.13 に加重平均値フィルタを示す．加重平均値フィルタは，中央のマス目に大きい重み付け係数を置き，周囲に向けてなだらかな山なりの分布となるように重み付け係数を配置するフィルタである．マス目の重み付け係数の総和は 1.0 になるようにする．ここで，図 3.10(c) に，1 行 5 列の“0，0.2，0.6，0.2，0”で構成される 1 次元の加重平均値フィルタとオリジナル信号の畳み込み積分によって得られた加重平均値フィルタ処理信号を示す．図 3.10(b) の平均値フィルタ処理信号に比べ，図 3.10(c) の加重平均値フィルタ処理信号では，$x = -3$ から $x = -6$ にかけての辺縁の傾斜が急になっていることがわかる．これは，平均値フィルタに比べ，加重平均値フィルタでは，ボケの程度を抑えることができ穏やかな平滑化を行えることを意味する．つまり，より自然な平滑化画像を得ることができる．

〔3〕**ガウシアンフィルタ**

ガウシアンフィルタは，加重平均値フィルタの一種であり，重み付け係数を式(3.2）のガウス分布に従うように配置したフィルタである．

第 3 章　画像処理基礎

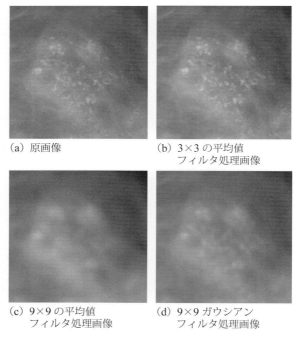

(a) 原画像　　　　　(b) 3×3 の平均値
　　　　　　　　　　　　フィルタ処理画像

(c) 9×9 の平均値　　(d) 9×9 ガウシアン
　　フィルタ処理画像　　フィルタ処理画像

図 3.14　平滑化処理

$$G(x, y) = \frac{1}{2\pi\sigma^2} e^{-\frac{x^2+y^2}{2\sigma^2}} \tag{3.2}$$

$G(x,y)$ は中心座標が $(0,0)$ の 2 次元ガウス関数，σ は分布の標準偏差，π は円周率，x, y はそれぞれガウス分布の x, y 座標を示す．σ の値が小さいほど平滑化の効果は小さくなり，σ の値が大きいほど平滑化の効果は大きくなる．w を正の変数としフィルタのマスクサイズを $(2w + 1) \times (2w + 1)$ とした場合，$\sigma = w/2$ とするのが一つの目安である．

図 3.14 に石灰化のある乳房 X 線画像に対して，3×3 の平均値フィルタ，9×9 の平均値フィルタ，9×9 のガウシアンフィルタで処理した画像をそれぞれ示す．これらの平滑化処理により，原画像上のノイズを減少させることはできるが，石灰化の辺縁部分がボケていることがわかる．また，図 3.14(b), (c) に示すように，平均値フィルタのマスクサイズが大きくなるにつれ，微小石灰化陰影の辺縁部分がより平滑化されている．単純な平均値フィルタと比べて，ガウシアンフィルタはより滑らかで自然な平滑化の効果が期待できる．

〔4〕メディアンフィルタ

非線形の平滑化フィルタの 1 つであるメディアンフィルタは，エッジ成分を保ちながらノイズを低減することができる．図 3.15 に 1 次元信号に対するメディアンフィルタの計算例を示す．オリジナル信号は，$x = -8$ と $x = 8$ にそれぞれ上に凸のスパイク状のノイズがあり，その他の箇所については図 3.10 のオリジナル信号と同じである．例えば，横軸 $x = -7$ を中心にした横軸 $x = -9$ から $x = -5$ までの 5 つのオリジナル信号にメディアンフィルタ処理を実施することを考える．はじめに 5 つの信号を数値の小さい順番に並べ，次にその数値の並びの中で横軸 $x = -7$ にある数値（0）を出力値とする．つまり，中央値（メ

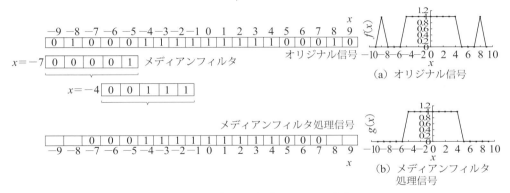

図 3.15　1 次元のメディアンフィルタ

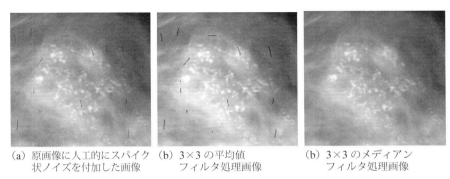

(a) 原画像に人工的にスパイク状ノイズを付加した画像　(b) 3×3 の平均値フィルタ処理画像　(b) 3×3 のメディアンフィルタ処理画像

図 3.16　メディアンフィルタ処理画像

ディアン）を出力値とするのである．同様に，横軸 $x=-4$ を中心とした横軸 $x=-6$ から $x=-2$ までの 5 つのオリジナル信号を数値の小さい順番で並べ，中央値である 1 を出力する．このようなメディアンフィルタ処理を中心画素を変えながら全画素で行う．その結果である図 3.15(b) では，$x=\pm 8$ にあったスパイク状のノイズがなくなり，かつ，$x=-4$ から $x=4$ までの信号は変化していない，つまり，入力信号のエッジ成分を維持していることがわかる．**図 3.16**(a) に原画像に人工的にスパイク状のノイズを付加した乳房 X 線画像を示す．図 3.16(b) に示すように，3×3 の平均値フィルタでは，スパイク状のノイズを除去することはできない．しかし，図 3.16(c) に示すように，3×3 のメディアンフィルタでは，スパイク状のノイズを完全に除去できていることがわかる．このようにメディアンフィルタはごま塩ノイズのようなスパイク状のノイズの除去に有効である．

3.2.2　エッジ検出

　医用画像におけるエッジとは，例えば，正常組織と異常組織の境界部分や各臓器との境界部分を示す．これらの境界部分は高い画素値の領域と低い画素値の領域で構成されており，境目を挟んだ 2 つの領域間の画素値の変化が大きい．こうしたエッジを検出するための空間フィルタとして微分に基づくフィルタが考案されている．

[1] 1次微分フィルタ

1次元で考えた場合，座標 x における微分 Δf は，

$$\Delta f = f(x+1) - f(x-1) \tag{3.3}$$

のように注目画素を挟んだ両隣の画素値の差分で表すことができる．なぜこのように表されるのか簡略に説明する．

一般的に関数 $f(x)$ が微分可能であれば，その微分は

$$f'(x) = \frac{df(x)}{dx} = \lim_{n \to \infty} \frac{f(x+h) - f(x)}{h} \tag{3.4}$$

で表される．この場合 $h \to +0$（右側微分）の場合も，$h \to -0$（左側微分）の場合も，その極限値は等しくなる．一方，ディジタル画像での微分は注目画素と隣接画素との差分で置き換えられるが，通常は隣接画素を右側にとるか，左側にとるかによって差分値が異なる．右側差分は

$$\Delta_R f = \frac{f(x+1) - f(x)}{x+1-x} = f(x+1) - f(x) \tag{3.5}$$

となり，左側差分は

$$\Delta_L f = \frac{f(x) - f(x-1)}{x - (x-1)} = f(x) - f(x-1) \tag{3.6}$$

となる．この右側差分と左側差分の平均をとって2を掛けてやると式（3.3）が得られる．

図3.17に1次元信号に対する1次微分フィルタによる畳み込み積分の計算例を示す．オリジナル信号に対して，空間フィルタを1画素ずつ右側に移動させながら畳み込み積分を行う．例えば，横軸 $x = -8$ を中心に重み付け（-1, 0, 1）の空間フィルタと対面する3つの値どうしを掛け算し，その総和（0）を出力信号とする．同様の計算を各画素に対して行うと，図3.17(b)に示すような出力信号を得ることができる．図3.17(b)の1次微分処理信号では，オリジナル信号の凹凸の変化量が求められ，エッジが検出されているのがわかる．

1次元の1次微分を2次元に拡張したものが**図3.18**に示す **Prewitt フィルタ**である．さらに，この Prewitt フィルタの真ん中の部分に加重をかけたフィルタを **Sobel フィルタ**という（**図3.19**）．これらのフィルタは，横方向と縦方向にそ

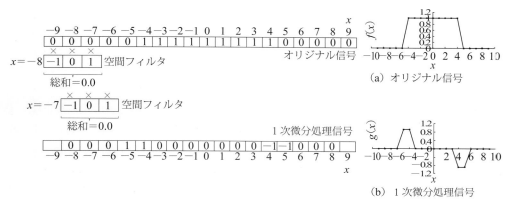

図3.17　1次微分の畳み込み積分

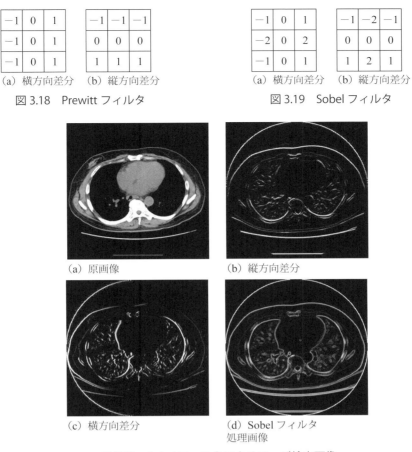

図 3.18 Prewitt フィルタ 図 3.19 Sobel フィルタ

(a) 原画像　(b) 縦方向差分
(c) 横方向差分　(d) Sobel フィルタ処理画像

図 3.20 Sobel フィルタによるエッジ検出画像

れぞれ差分する空間フィルタで構成される．この横方向差分と縦方向差分の空間フィルタと原画像との畳み込み積分により得られた出力値をそれぞれ Δx, Δy とすると，エッジの強さ（G）は，

$$G = \sqrt{(\Delta x)^2 + (\Delta y)^2} \tag{3.7}$$

と求められ，エッジの方向は，

$$\theta = \tan^{-1} \frac{\Delta y}{\Delta x} \tag{3.8}$$

として求めることができる．

図 3.20 に Sobel フィルタによるエッジ検出画像を示す．図 3.19(a) の横方向差分の Sobel フィルタにより，原画像の横方向に対して濃度変化量の大きい肺野と縦郭の辺縁部分などが検出され，図 3.20(c) のように，横方向にエッジが白く検出される．同様に，図 3.19(b) の縦方向差分の Sobel フィルタでは，図 3.20(b) に示すように縦方向に対して濃度変化の大きい辺縁部が検出されていることがわかる．また，縦方向と横方向の微分値を式 (3.7) で合成させることにより，図 3.20(d) の Sobel フィルタ処理画像で示すように，すべての方向のエッジを検出することができる．

〔2〕2次微分フィルタ

エッジ検出のための2次微分フィルタとして**ラプラシアンフィルタ**が有名である．ラプラシアンとは2階微分の作用素であり，2次元の直交座標系では次のように定義される．

$$\nabla^2 = \frac{\partial^2}{\partial x^2} + \frac{\partial^2}{\partial y^2} \tag{3.9}$$

画像は2次元の直交座標系に該当するので画像を表す関数 $f(x, y)$ のラプラシアンは次式で定義される．

$$\nabla^2 f(x, y) = \frac{\partial^2}{\partial x^2} f(x, y) + \frac{\partial^2}{\partial y^2} f(x, y) \tag{3.10}$$

$\frac{\partial^2}{\partial x^2} f(x, y)$ は x 方向の2次微分であり，$\frac{\partial^2}{\partial y^2} f(x, y)$ は y 方向の2次微分である．ラプラシアンフィルタは式（3.10）に基づいた空間フィルタである．画像での2次微分は右側差分（式3.5）と左側差分（式3.6）の減算で表される．したがって，x 方向の2次微分は次のように表される．

$$\begin{aligned}\frac{\partial^2}{\partial x^2} f(x, y) &= [f(x+1, y) - f(x, y)] - [f(x, y) - f(x-1, y)] \\ &= f(x-1, y) - 2f(x, y) + f(x+1, y)\end{aligned} \tag{3.11}$$

同様に y 方向の2次微分は次のように表される．

$$\begin{aligned}\frac{\partial^2}{\partial y^2} f(x, y) &= [f(x, y+1) - f(x, y)] - [f(x, y) - f(x, y-1)] \\ &= f(x, y-1) - 2f(x, y) + f(x, y+1)\end{aligned} \tag{3.12}$$

これらを式（3.10）に代入すると次の式が得られる．

$$\nabla^2 f(x, y) = f(x-1, y) + f(x+1, y) + f(x, y-1) + f(x, y+1) - 4f(x, y) \tag{3.13}$$

この式から，画像における2次微分は注目画素 (x, y) の画素値とその周囲4近傍

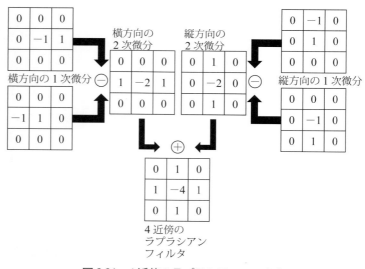

図3.21　4近傍のラプラシアンフィルタ

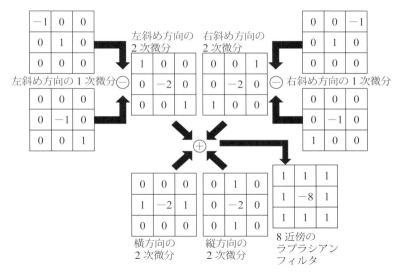

図 3.22 8 近傍のラプラシアンフィルタ

の画素値との差を見ているのである．つまり，$\nabla^2 f(x, y) > 0$ であれば谷底のような勾配，$\nabla^2 f(x, y) < 0$ であれば山頂のような勾配，$\nabla^2 f(x, y) = 0$ であれば平坦であることを意味する．

4 近傍のラプラシアンフィルタの成り立ちを**図 3.21** に示す．横方向の右側差分と左側差分による 1 次微分フィルタ同士を引き算することによって，横方向の 2 次微分フィルタが得られる．同様に，縦方向の右側差分と左側差分による 1 次微分フィルタ同士を引き算することによって，縦方向の 2 次微分フィルタが得られる．そして，これらの横方向と縦方向の 2 次微分フィルタを足し算することによって，4 近傍のラプラシアンフィルタが得られる．斜め方向を加えた 8 近傍のラプラシアンフィルタも同様に得ることができる（**図 3.22**）．ラプラシアンフィルタについては 5 章の 5.2.1 項でも解説しているのでそちらも参照していただきたい．

3.2.3 鮮鋭化

原画像の高周波数成分を強調することで画像を鮮鋭化することができる．主な鮮鋭化処理として**ボケマスク処理**とラプラシアンフィルタによる方法があるが，ボケマスク処理については第 4 章で述べ，ここでは後者についてのみ述べる．

ラプラシアンフィルタによる鮮鋭化処理は次の式で表される．

$$\begin{aligned}
g(x, y) &= f(x, y) - k\nabla^2 f(x, y) \\
&= f(x, y) - k[f(x - 1, y) + f(x + 1, y) + f(x, y - 1) \\
&\quad + f(x, y + 1) - 4f(x, y)] \\
&= (1 + 4k)f(x, y) - kf(x - 1, y) - kf(x + 1, y) \\
&\quad - kf(x, y - 1) - kf(x, y + 1)
\end{aligned} \tag{3.14}$$

$g(x, y)$ は鮮鋭化処理画像，$f(x, y)$ は原画像，$\nabla^2 f(x, y)$ は原画像に対するラプラシアンフィルタ処理画像，k は鮮鋭化の程度を制御する係数である．原理的には

原画像から2次微分画像を減算することで鮮鋭化される（**図3.23**）．$k=1$ のときの鮮鋭化フィルタの成り立ちを**図3.24**に示す．実用ではこの鮮鋭化フィルタを原画像に畳み込めば良い．**図3.25**に乳房X線画像に対する4近傍と8近傍の鮮鋭化フィルタ処理画像を示す．どちらも原画像に比べ，微小石灰化が強調されていることがわかる．また，4近傍の鮮鋭化フィルタに比べ，8近傍の鮮鋭化フィルタのほうがより微小石灰化が強調されていることがわかる．

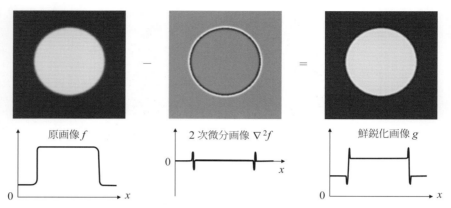

図 3.23　2次微分による鮮鋭化の原理（下段は各画像の濃度プロファイル）

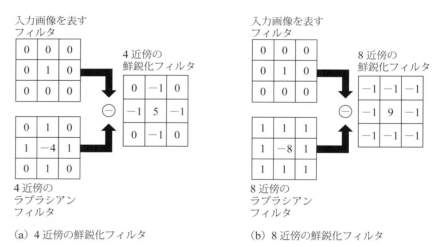

図 3.24　鮮鋭化フィルタ

3.3　空間周波数処理

　図3.26に示すように，線形な空間フィルタ処理では，原画像 $f(x,y)$ と空間フィルタ $h(x,y)$ の畳み込み積分によって空間フィルタ処理画像 $g(x,y)$ を得ることができる．一方，空間周波数フィルタ処理では，原画像 $f(x,y)$ を離散フーリエ変換した空間周波数スペクトル $F(u,v)$ と空間フィルタを離散フーリエ変換した空間周波数スペクトル $H(u,v)$ の掛け算によって空間周波数フィルタ処理画像 $G(u,v)$ を得ることができる．この関係は「2つの関数 $f(x)$, $g(x)$ の畳み込み積分のフーリエ変換は，それぞれの関数のフーリエ変換 $F(u)$, $G(u)$ の積で表される」

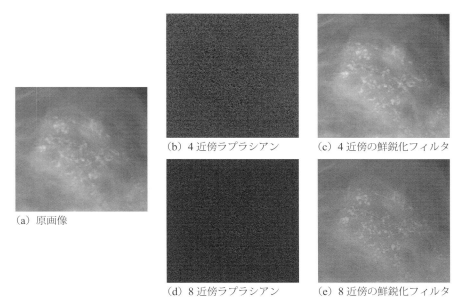

(a) 原画像
(b) 4近傍ラプラシアン
(c) 4近傍の鮮鋭化フィルタ
(d) 8近傍ラプラシアン
(e) 8近傍の鮮鋭化フィルタ

図 3.25 鮮鋭化フィルタ処理画像

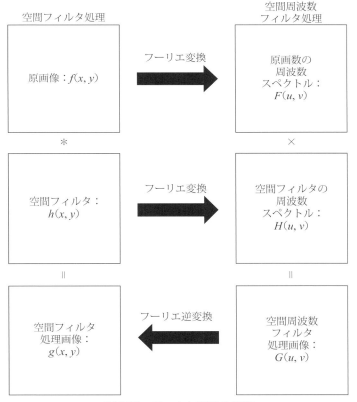

図 3.26 フィルタ処理の概要

という畳み込み積分定理に拠るものである.

空間周波数領域におけるフィルタ処理では,原画像全体に対して離散フーリエ変換を行い,原画像と同じマトリックスサイズの空間周波数スペクトルを求め,

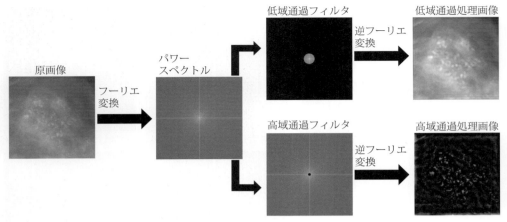

図 3.27 空間周波数フィルタ

例えば，遮断周波数以下，または以上の周波数領域の重み付け係数を 0 とし，その空間周波数スペクトルを逆フーリエ変換することにより，低域通過処理画像，または高域通過処理画像を得ることができる（**図 3.27**）．なお，空間周波数スペクトルを可視化するためにパワースペクトル $|F(u,v)|^2$ が用いられることが多く，本章でもパワースペクトルを画像化して示す．空間周波数スペクトルは，中心部が低周波数成分，周辺部が高周波数成分で構成されている．原画像のマトリックスサイズが 2 のべき乗である場合は，離散フーリエ変換の高速演算アルゴリズムである高速フーリエ変換（Fast Fourier Transform：FFT）を利用することができる．空間周波数スペクトルの空間周波数 0 cycles/mm 近傍（パワースペクトル画像の中心付近）では値が大きいスペクトル成分が多く存在する．また，中心を基準に縦方向，横方向の軸をそれぞれ v 軸，u 軸と呼び，これらの軸上にも値が大きいスペクトル成分が存在していることがわかる．図 3.27 の原画像のサンプリング間隔は 0.05 mm であるため，最大周波数は 10 cycles/mm（= 1/(2 × 0.05)）となる．また，原画像のマトリックスサイズは 512 × 512 pixels であるため，原画像の一辺は 25.6 mm（= 512 × 0.05 mm）となり，空間周波数スペクトルにおける 1 画素が表す u と v の周波数間隔は 0.0391 cycles/mm（= 10/(512 ÷ 2)）となる．

3.3.1 低域通過フィルタ

低域通過フィルタ（**low pass filter**）は，図 3.27 に示すように，空間周波数スペクトルの高周波数成分を除去し，低周波数成分だけを抽出するフィルタである．式（3.15）に示すように，遮断周波数 f_0 より小さい空間周波数領域の重み係数を "1" とし，逆に遮断周波数 f_0 より大きい空間周波数領域の重み係数を "0" とする．

$$H(u,v) = \begin{cases} 1, & \sqrt{u^2 + v^2} \leq f_0 \\ 0, & （その他の場合） \end{cases} \tag{3.15}$$

図 3.27 の低域通過フィルタでは，遮断周波数を 1.25 cycles/mm としている．そのため 1.25 cycles/mm より高い周波数成分が除去され，その結果として，石灰化などの細かい陰影がボケていることがわかる．また，空間周波数スペクトルの u

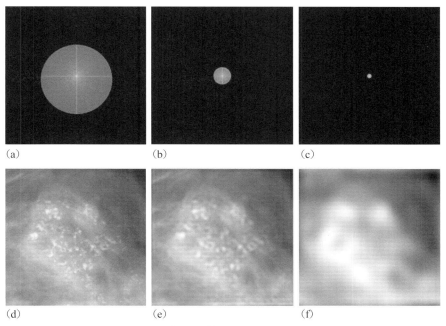

図 3.28　様々な遮断周波数における低域通過フィルタ

軸上と v 軸上の大部分の成分を除去したため，低域通過処理画像上に縦，横方向に縞模様が現れる．図 3.28 に，遮断周波数が（a）5.00 cycles/mm，（b）1.25 cycles/mm，（c）0.31 cycles/mm の低域通過フィルタ処理後の空間周波数スペクトルを示す．同図の（d）から（f）は，（a）から（c）の空間周波数スペクトルを逆フーリエ変換して得た画像である．遮断周波数を小さくするほど，逆フーリエ変換後の画像上の微小石灰化のボケが大きくなっていることがわかる．

3.3.2　高域通過フィルタ

高域通過フィルタ（**high pass filter**）は，図 3.27 に示すように，空間周波数スペクトルの低周波数成分を除去し，高周波数成分だけを抽出するフィルタである．式（3.16）に示すように，遮断周波数 f_0 より大きい空間周波数領域の重み係数を "1" とし，逆に遮断周波数 f_0 より小さい空間周波数領域の重み係数を "0" とする．

$$H(u, v) = \begin{cases} 1, & \sqrt{u^2 + v^2} \geq f_0 \\ 0, & （その他の場合） \end{cases} \tag{3.16}$$

図 3.29 に，遮断周波数が（a）0.04 cycles/mm，（b）0.31 cycles/mm，（c）1.25 cycles/mm の高域通過フィルタ処理後の空間周波数スペクトルを示す．同図の（d）から（f）は，（a）から（c）の空間周波数スペクトルを逆フーリエ変換して得た画像である．遮断周波数が 0.31 cycles/mm の逆フーリエ変換後の処理画像（e）では，様々なサイズの微小石灰化が描出されている．一方，この遮断周波数を大きくすると，（f）に示すように，サイズの小さい微小石灰化のみが描出される．一方，（a）から（c）につれて，より多くの低周波数成分が除去されていくため，特に（e）と（f）では乳腺組織などの濃淡（コントラスト）が失われているのがわかる．

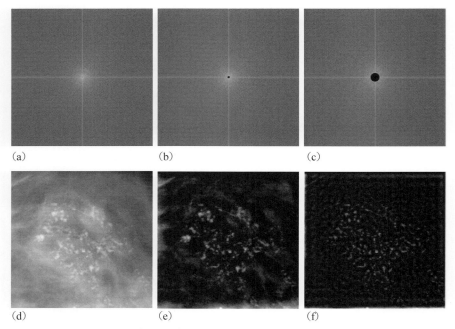

図 3.29　様々な遮断周波数における高域通過フィルタ

3.3.3　帯域通過フィルタ

帯域通過フィルタ（**band pass filter**）は，式（3.17）に示すように，遮断周波数 f_1 と f_2 の間の空間周波数領域の重み係数を"1"とし，それ以外の空間周波数領域の重み係数を"0"とする．

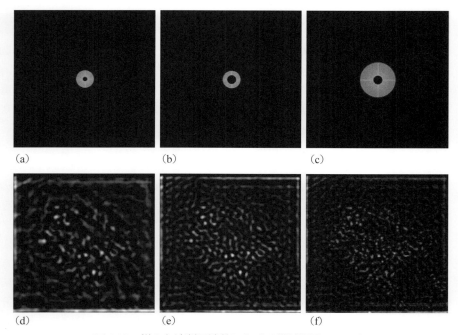

図 3.30　様々な遮断周波数における帯域通過フィルタ

$$H(u, v) = \begin{cases} 1, & f_1 \leq \sqrt{u^2 + v^2} \leq f_2 \\ 0, & (\text{その他の場合}) \end{cases} \tag{3.17}$$

図 3.30 に遮断周波数が（a）f_1：0.31 cycles/mm，f_2：1.25 cycles/mm，（b）f_1：0.63 cycles/mm，f_2：1.25 cycles/mm，（c）f_1：0.63 cycles/mm，f_2：2.50 cycles/mm の帯域通過フィルタ処理後の空間周波数スペクトルを示す．同図の（d）から（f）は，（a）から（c）の空間周波数スペクトルを逆フーリエ変換して得た画像である．このように，石灰化など対象物体のサイズがあらかじめわかっている場合は，その空間周波数の範囲（帯域）を適切に設定することで様々なサイズの対象物体を精度良く描出することができる．

3.4　2 値化処理とラベリング処理

3.4.1　2 値化処理

乳房画像などの医用画像における対象領域（腫瘤状陰影など）を抽出するためには，背景と対象領域を分離する必要がある．分離する手法として 2 値化処理が用いられる．2 値化処理では，原画像に対してあるしきい値を設定し，しきい値以上の画素値は "0" に，しきい値以下の画素値は "1" に置き換える．こうした 2 つの画素値のみで表現される画像を **2 値画像**という．背景と対象領域を精度良く分離するためにはしきい値の設定が重要となる．しきい値を決定する方法として，**固定しきい値法**，**p タイル法**，**モード法**，**微分ヒストグラム法**，**判別分析法**などがある．

〔1〕**固定しきい値法**

固定しきい値法は，しきい値を経験的あるいは実験的に決めてそれを用いる方法である．式（3.18）のように，あるしきい値 T より原画像 $f(x, y)$ の画素値が高い場合は 2 値画像 $g(x, y)$ の画素値を "1" とし，逆に，原画像 $f(x, y)$ の画素値がしきい値 T 以下の低い場合は 2 値画像 $g(x, y)$ の画素値を "0" とする．

$$g(x, y) = \begin{cases} 1, & f(x, y) > T \\ 0, & f(x, y) \leq T \end{cases} \tag{3.18}$$

図 3.31 に乳房 X 線画像を 2 値化した画像例を示す．（c）は原画像（a）に対して，腫瘤状陰影とその周辺の乳腺などの正常組織を区別することを目的に，腫瘤状陰影の画素値の最小値を事前に調べ，原画像全体に対して画素値が 3,035 以上の場合は画素値を "1" とし，逆に 3,035 以下の場合は画素値を "0" とした 2 値画像である．このように経験的に決めた適切なしきい値を設定することによって，正常組織と腫瘤状陰影を区別することができる．ただし，撮影条件などが変われば乳房 X 線画像全体の画素値が変化するため，その都度，しきい値を決め直さなければならない．

〔2〕**p タイル法**

p タイル法は，ヒストグラム上の画素値の高い方から（または低い方から）順番に頻度を積算し，その積算値が全体の画素数に対して $p\%$ となる画素値をしき

第 3 章　画像処理基礎

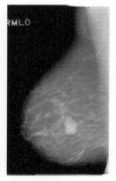
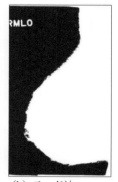
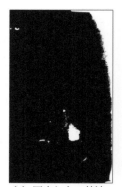

　（a）原画像　　　　　　（b）モード法　　　　　　（c）固定しきい値法
　　　　　　　　　　　　面積：44％　　　　　　　面積：93％
　　　　　　　　　　　　しきい値：1,799　　　　　しきい値：3,035

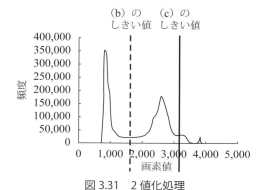

図 3.31　2 値化処理

い値とする方法である．p の値は式（3.19）で表すことができる．N は全画素数，n_i は画素値 i の画素数とする．T は決定されるしきい値である．

$$p = \left(1 - \frac{1}{N} \sum_{i=0}^{T} n_i\right) \times 100 \tag{3.19}$$

　p タイル法の適用要件として，対象領域の画素値が周りの領域の画素値に比べて高く（または低く），かつ，画像全体に対する対象領域の画素数（面積）の割合 p が事前にわかっている必要がある．この手法は，抽出したい対象領域の面積が事前に把握できている場合に有効な方法である．

〔3〕モード法

　図 3.31 に示すように，原画像において抽出したい領域とそれ以外の領域の画素値が大きく異なっている場合，そのヒストグラムには 2 つのピークが表れる．いわゆる双峰性のヒストグラムとなる．通常，一つのピークは背景領域を表し，もう一つのピークは対象領域を表す．したがって，この 2 つのピークの谷間にしきい値を設定することで，背景領域と対象領域を分離し対象領域だけを抽出することができる．ただし，医用画像では明瞭な双峰性のヒストグラムとなるのはめずらしく，2 値化処理前に平滑化処理を施してノイズを少なくするなど，事前の処理過程が重要になる．

〔4〕微分ヒストグラム法

　対象領域と背景領域の境界では画素値の差（微分値）が大きいはずである．このことを利用する方法が微分ヒストグラム法である．画像中の各画素において式

（3.3）の微分値の絶対値を求め，ある画素値に対する微分値をすべて加算することで微分ヒストグラムを作成する．微分ヒストグラムの横軸は画素値，縦軸は微分値の和である．微分ヒストグラムは単峰のグラフとなるので，頂点つまり微分値の和が最大となる画素値をしきい値とする．ただし，実際の画像では，境界の画素値が一定の範囲に納まっていないことが多いため使用の際には注意が必要である．

〔5〕判別分析法

ヒストグラム上において，あるしきい値 T を基準に 2 つのグループに分けることを考える．T を変数とすると，両グループのクラス間分散が最大となる，つまり 2 つクラス間が釣り合っているときの T を判別分析法では求めることができる．ヒストグラムにおいて，しきい値より右側のグループ A としきい値より左側のグループ B における画素数を (N_A, N_B)，画素値の平均を (M_A, M_B)，画素値の分散を (σ_A^2, σ_B^2) とすると，クラス内分散 σ_C^2 は式（3.20）で表される．

$$\sigma_C^2 = \frac{N_A \sigma_A^2 + N_B \sigma_B^2}{N_A + N_B} \tag{3.20}$$

また，画像全体の画素値の平均と分散をそれぞれ M_T，σ_T^2 とするとクラス間分散 σ_D^2 は式（3.21）と表すことができる．

$$\sigma_D^2 = \frac{N_A(M_A - M_T)^2 + N_B(M_B - M_T)^2}{N_A + N_B} = \frac{N_A N_B (M_A - M_B)^2}{(N_A + N_B)^2} \tag{3.21}$$

ここで，全分散 σ_E^2 は，式（3.22）に示すように，クラス内分散とクラス間分散で示すことができる．

$$\sigma_E^2 = \sigma_C^2 + \sigma_D^2 \tag{3.22}$$

全分散 σ_E^2 はしきい値 T に関係なく一定である．そのため，分離度 $\left(\dfrac{\sigma_D^2}{\sigma_C^2} = \dfrac{\sigma_D^2}{\sigma_E^2 - \sigma_D^2}\right)$ が最大，つまりクラス間分散 σ_D^2 が最大となる T を求めることで，しきい値を自動で決定することができる．双峰性のヒストグラムの場合はモード法と類似するしきい値となる．判別分析法の最大の利点は，どのようなヒストグラムでもしきい値を一意に自動で決定できるという点である．そのため頻繁に利用されるが，ただし，決定されたしきい値が対象領域の抽出に常に最適であるとは限らないという点には注意が必要である．

3.4.2 ラベリング処理

2 値化処理により抽出された画素値が 1 の領域（2 値画像上，白色の領域）の面積，周囲長，円形度などの特徴量を算出することを目的に，2 値画像上の画素値が 1 の領域にラベル番号を割り振る**ラベリング**という処理を行う．このラベリング処理により，画素値が 1 である領域を複数の孤立した塊として識別することができる．

ラベリング処理では 4 近傍を参照領域とする場合と 8 近傍を参照領域とする場合がある．4 近傍は，**図 3.32**(a) に示すように，白色で示す中心画素 (i, j) の上下左右の画素で構成される．これに対して，8 近傍は，図 3.32(b) に示すよう

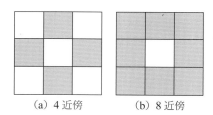

（a）4 近傍　　（b）8 近傍

図 3.32　4 近傍，8 近傍

0	0	0	0	0	0	0	0	0	0
0	1	1	0	0	0	0	0	0	0
0	0	1	1	0	0	0	1	1	0
0	0	0	0	0	1	1	1	1	0
0	0	0	0	0	0	1	1	1	0
0	1	1	1	0	0	0	1	1	0
0	0	1	1	0	0	0	1	1	0
0	0	0	0	0	0	0	0	0	0

（a）2 値画像

0	0	0	0	0	0	0	0	0	0
0	1	1	0	0	0	0	0	0	0
0	0	1	1	0	0	0	1	1	0
0	0	0	0	0	1	1	1	1	0
0	0	0	0	0	0	1	1	1	0
0	1	1	1	0	0	0	1	1	0
0	0	1	1	0	0	0	1	1	0
0	0	0	0	0	0	0	0	0	0

（b）ラベリング処理

	1	1							
		1	1				2	2	
					2	2	2	2	
						2	2	2	
	3	3	3				2	2	
		3	3				2	2	

（c）ラベリング画像

図 3.33　ラベリング

に，中心画素（i,j）に隣接するすべての画素で構成される．

例えば，8 近傍を用いてラベリング処理を行った場合の例を**図 3.33** に示す．初めに，2 値画像の左上から走査を進め，

① 8 近傍の白色の中心画素に画素値“1”が存在したら，その中心画素にラベル番号を振り当て，その周辺の灰色の 8 近傍においても画素値“1”がないか探索する．

② 周辺に画素値“1”が存在した場合は，中心画素をそこに移動させ先ほどと同じラベル番号を振り，さらに 8 近傍において画素値“1”がないか探索する．

③ 8 近傍すべてに画素値“1”がない場合は，探索を打ち切り，新しいラベル番号を用意して走査に戻る．

④ 2 値画像上に新たに画素値“1”が見つかった場合は，③の条件に到るまで①，②を繰り返す．

このように①から④の操作を繰り返すことによって，図 3.33(a) の 2 値画像上で画素値“1“がつながっている（連結している）領域を，図 3.33(c) のラベリング画像で示すように，それぞれ異なるラベル番号で表記することができる．そして，このラベリング画像を用いることによって，ラベル番号 1；4 pixels，ラベル領域 2；13 pixels，ラベル領域 3；5 pixels のようにそれぞれのラベル領域における面積や円形度などを算出することができる．

3.5　モルフォロジカル処理

モルフォロジカル処理は 2 値画像において対象図形を変形させるために用いられる．モルフォロジカル処理には，**拡張処理（Dilation）**と**侵食処理（Erosion）**の 2 通りがあり，この 2 通りを組み合わせた**クロージング処理（Closing）**と**オープニング処理（Opening）**が実用されることが多い．モルフォロジカル処理

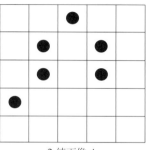

2値画像 A　　　　　　　構造要素 B

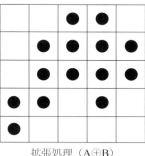
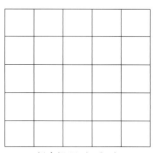

拡張処理（A⊕B）　　　　侵食処理（A⊖B）

図 3.34　拡張処理と侵食処理

は構造要素と呼ばれるオペレータを用いて集合演算（OR 演算または AND 演算）をしながらフィルタリングを行うものである．構造要素は変形の目的に応じてその形状を決める必要がある．例えば，十字形の構造要素がよく用いられるが，これは図 3.32(a) の中心と 4 近傍に "1" が入っている構造を考えれば良い．斜めの近傍には "0" が入っているとする．拡張処理は，こうした構造要素と 2 値画像間でOR 演算をしながらフィルタリングを行う処理である．侵食処理は，構造要素と2 値画像間で AND 演算をしながらフィルタリングを行う処理である．図 3.34 に拡張処理と侵食処理の適用例を示す．図中の黒丸の画素に "1"，それ以外は "0" が入っているとする．拡張処理によって図形はひとまわり大きくなり，侵食処理によって図形はひとまわり小さくなっているのがわかる．クロージング処理は，拡張処理の後にさらに侵食処理を行う処理であり，図形の凹の部分を埋める働きがある．オープニング処理は，侵食処理の後にさらに拡張処理を行う処理であり，図形の凸の部分を取り除く働きがある．クロージング処理の適用例を図 3.35 に，オープニング処理の適用例を図 3.36 に示す．クロージング処理によって凹な穴が埋まっているのがわかる．また，オープニング処理によって孤立点や出っ張っている凸の部分が除去されているのがわかる．乳房 X 線画像の 2 値画像に対して各モルフォロジカル処理を実施した例を図 3.37 に示す．画像中央やや下の大きな塊は腫瘤状陰影である．侵食処理では腫瘤状陰影全体が小さくなり，かつ，腫瘤状陰影内の穴が大きくなったが，付随していた線状パターンは削除できている．拡張処理では，腫瘤状陰影とその周辺領域全体が大きくなり，腫瘤状陰影に元はなかったパターンが追加されている．クロージング処理では，微小なパターンが取り除かれ，かつ，腫瘤状陰影内の穴も埋まっている．オープニング処理では腫瘤状陰影内の穴は埋まっているが，微小なパターンは取り除かれていない．した

第 3 章　画像処理基礎

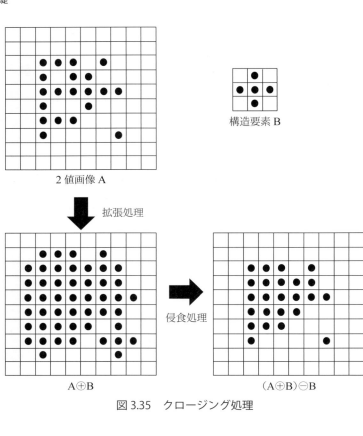

図 3.35　クロージング処理

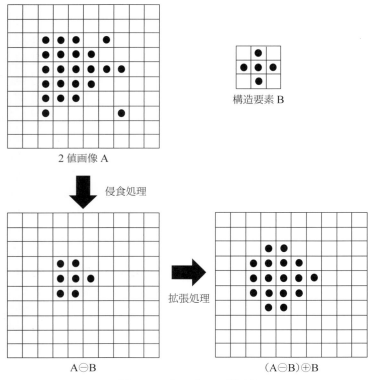

図 3.36　オープニング処理

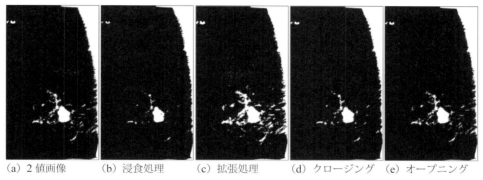

(a) 2値画像　　(b) 浸食処理　　(c) 拡張処理　　(d) クロージング　(e) オープニング

図 3.37　拡張・侵食処理

がって，今回のような腫瘤状陰影の領域を精度良く抽出するためには，クロージング処理が適していることがわかる．

3.6 データ圧縮

3.6.1 画像圧縮

医用画像の保存期間は，医療法 21 条 1 項 14 号，20 条 11 号では，2 年間となっている．そのため少なくとも 2 年間は診療に利用した医用画像を画像保管サーバに保存しておく必要がある．1 枚の画像のデータ量（容量）は，画像のマトリックスサイズ × 濃度分解能で求められる．例えば，1 枚の乳房 X 線画像は 32 Mbyte（3,540 × 4,750 × 2 byte），CT 画像は 0.5 Mbyte（512 × 512 × 2 byte）となる．このように，各モダリティにおける画像発生枚数 × 1 画像あたりの容量を算出し，画像保存サーバに保存できるデータ容量を考慮しなければならない．また，データ量の節約を図り，コストとシステムの負荷を低減させ，データ通信を高速で行う環境を整える必要がある．このうちデータ量の低減に関しては，圧縮前の状態と同じ状態に戻せる**可逆圧縮**技術と圧縮前と同じ状態に戻せない**非可逆圧縮**技術を利用することができる．前者の可逆圧縮は，1/2 から 1/3 程度の圧縮率が限界である反面，圧縮前の画質を完全に再現することができる．可逆圧縮にはランレングス符号化やハフマン符号化などの原理が利用されている．また，後者の非可逆圧縮は，1/10 から 1/100 程度の高い圧縮率が見込めるが，圧縮前の画質を完全に再現することはできない．ただし，非可逆圧縮のアルゴリズムは人の目が感知し難い情報のみを切り捨てるように工夫して設計されている．ディジタル画像のための非可逆圧縮として **JPEG 圧縮**が大いに普及している．医用画像においても，画質が担保されるという条件のもとで，JPEG 圧縮や **Wavelet**（ウェーブレット）**圧縮**が用いられている．

3.6.2 情報量

画像圧縮によって診断に影響を与えるようなことがあってはならない．そこで，医用画像の画質を損ねない画像の圧縮率を求めるために，**情報量**が指標として用いられる．第 1 章で述べたように，情報量は確率的な概念であり，ある階

第 3 章　画像処理基礎

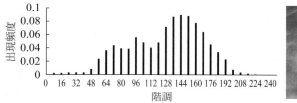
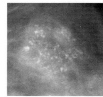

（a）32 階調の再量子化画像における階調ごとの出現頻度

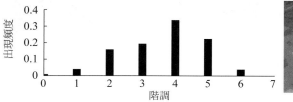
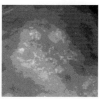

（b）8 階調の再量子化画像における階調ごとの出現頻度

図 3.38　階調数による情報量（エントロピー）

調における出現頻度 P_i における自己情報量は

$$-P_i \times \log_2 P_i \tag{3.23}$$

と示すことができ，平均情報量（エントロピー）は，

$$-\sum P_i \times \log_2 P_i \tag{3.24}$$

と各階調における自己情報量の総和で求めることができる．

　32 階調と 8 階調で再量子化された乳房画像と各階調の出現頻度（ヒストグラム）を**図 3.38** に示す．階調数が大きくなるにつれて，各階調（画素値）における出現頻度が一定になり，逆に，階調数が小さくなるにつれて，ある階調に出現頻度が集中する傾向が高い．図 3.38(b) に示す 8 階調の再量子化画像における画素値 0 での自己情報量は $0.00914 \times \log_2 0.00914 = 0.06191\,\text{bits}$，最も出現頻度の高い画素値 4 での自己情報量は $0.337936 \times \log_2 0.337936 = 0.52892\,\text{bits}$，すべての階調におけるエントロピーは約 2.33 bits となる．また，図 3.38(a) に示す 32 階調の再量子化画像におけるエントロピーは約 5.26 bits となる．エントロピーは出現頻度に偏りがあるほど値が小さくなる．通常，画素値の出現頻度に偏りがあるほど，より高い圧縮率で可逆圧縮を行うことができる．逆にすべての画素値が同じ頻度で出現する画像では高い圧縮率は期待できない．例えば，256 階調（8 bits）画像において，画素値の出現頻度にまったく偏りがない場合を仮定すると，そのときのエントロピーは 8 bits となる．このように出現頻度がすべて等しいときのエントロピーを最大エントロピーと呼ぶ．可逆圧縮においては最大エントロピーと実際のエントロピーとの差が圧縮率に影響するのである．

3.6.3　ランレングス符号化

　ランレングスとは，同じ画素値が連続したもの（ラン）が何個連続しているか（レングス）を示す尺度である．**図 3.39** にランレングス符号化の流れを示す．マトリックスサイズ 8 × 8，8 階調の原画像の左上から矢印の方向に走査し，例え

（a）8階調の原画像

	0	1	2	3	4	5	6	7
0	0	1	1	0	2	0	0	0
1	0	2	2	2	5	5	5	5
2	5	1	1	1	7	7	1	6
3	1	2	2	2	3	4	3	3
4	2	2	3	2	4	4	3	3
5	2	2	2	3	3	6	6	6
6	0	5	5	5	7	7	7	6
7	0	5	5	5	7	7	7	7

（b）通常のランレングス

0	1	2	3	4	5	6	7
1,0	2,1	1,0	1,2	4,0	1,1	3,2	5,5
3,1	2,7	1,1	6,1	1,1	3,2	1,3	4,1
2,3	2,2	1,3	2,1	2,4	2,3	3,2	2,3
3,6	1,0	3,5	3,7	1,6	1,0	3,5	4,7

図 3.39　ランレングス符号化

ば，$(x, y) = (1, 0)$ における画素値 “1” が横方向に 2 つ連続しているので “2, 1” と符号化し，$(x, y) = (0, 5)$ における画素値 “0” が矢印に沿って 4 つ連続しているので “4, 0” と符号化する．このような符号化の作業を行うことにより，図 3.39(b) に示すように，灰色のマトリックスが不要になり，データ量を圧縮できることがわかる．この符号化法は元のデータを完全に再現することができる．

3.6.4 ハフマン符号化

ハフマン符号化は，出現頻度が大きいデータには短い符号を割り当て，出現頻度の小さいデータには長い符号を割り当てることでデータ量を圧縮する技術であり，可逆圧縮の一つである．**図 3.40** にハフマン符号化の流れを示す．この図の出現頻度の元データは図 3.38(b) のヒストグラムである．手順は次の通りである．①出現頻度の大きい順番に並び変える．②出現頻度が小さい 2 つのデータ（灰色）を選択し総和を求める．③上記の①と②の作業を繰り返すことで最終的には，出現頻度 “0.57” と “0.43” が残る．次に，その逆の作業で，出現頻度が大きい “0.57” には符号 “0” を割り当て，出現頻度が小さい “0.43” には符号 “1” を割り当てて分解する．そして，分解した “0.30” と “0.27” のうち，出現頻度が大き

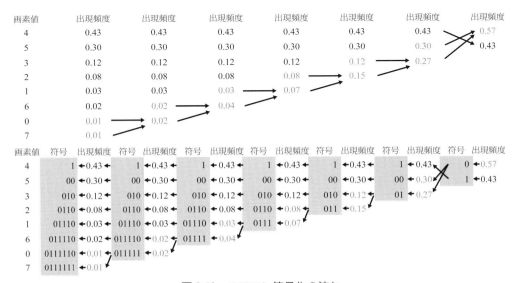

図 3.40　ハフマン符号化の流れ

い "0.30" には符号 "00" を割り当て，"0.27" には符号 "01" を割り当てる．この作業を繰り返すことで，出現確率が最も大きい画素値 4 の "0.43" に最も短い符号 "1" が割り当てられ，逆に，出現頻度が最も小さい画素値 7 の "0.01" に最も長い符号 "0111111" が割り当てられる．この例のハフマン符号化における平均符号長（各出現頻度 × 符号長の総和）は，$0.43 \times 1 + 0.30 \times 2 + 0.12 \times 3 + 0.08 \times 4 + 0.03 \times 5 + 0.02 \times 6 + 0.01 \times 7 + 0.01 \times 7 = 2.12\,\text{bits}$ となる．また，8 階調の量子化画像における量子化ビット数は 3 bits（2^3 階調）である．このことより，このハフマン符号化により，およそ 2.12/3（70.7%）に圧縮できることがわかる．ハフマン符号化は後述の JPEG 圧縮技術の中でランレングス符号化とともに用いられている．

3.6.5　JPEG 圧縮

　JPEG は Joint Photographic Experts Group が開発した画像データ符号化（圧縮）の規格であり，画像フォーマットとしても広く知られている．JPEG で使われている圧縮アルゴリズムは，先述したランレングス符号化とハフマン符号化を組み合わせた可逆圧縮と後述する**離散コサイン変換**（Discrete Cosine Transform：DCT）を用いた非可逆圧縮で構成される．ここでは，非可逆圧縮で用いる離散コサイン変換とその流れについて主に説明する．

　図 3.41 に JPEG 圧縮の模式図を示す．ここではモノクロの医用画像を扱うことを前提で説明を進めるが，カラー画像の場合ははじめに色の変化のデータを削る処理が加わる．そのために RGB 色空間（R：赤色，G：緑色，B：青色）を式（3.25）から式（3.27）を用いてダイナミックレンジを狭くした YC_RC_B 表色系に変換する．

$$Y = 0.299R + 0.587G + 0.114B \tag{3.25}$$

$$C_R = 0.713(R - Y) = 0.500R - 0.419G - 0.081B \tag{3.26}$$

$$C_B = 0.564(B - Y) = -0.169R - 0.331G + 0.500B \tag{3.27}$$

ここで，Y は輝度，C_R と C_B はそれぞれ輝度と赤レベルとの差および輝度と青レベルとの差である．そして，C_R と C_B において縦横 2 × 2 画素を 1 画素に置

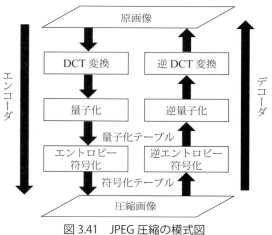

図 3.41　JPEG 圧縮の模式図

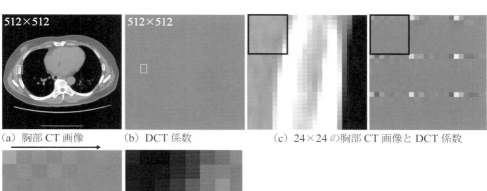

図3.42 DCTと量子化テーブル

き換えるサブサンプリングを行うことで，色差成分の情報量を削る．これは人の目が色差成分の変化には鈍感であることを利用したものである．

JPEGでは実用性を考慮して以降の処理を8×8画素のブロックごとで行う．まず以下の式に示す離散コサイン変換を実施する．

$$F(u,v) = \frac{1}{4}C(u)C(v)\sum_{m=0}^{7}\sum_{n=0}^{7} f(m,n)\cos\left(\frac{(2m+1)u\pi}{16}\right)\cos\left(\frac{(2n+1)v\pi}{16}\right) \quad (3.28)$$

$F(u,v)$は変換後のDCT係数である．$f(m,n)$は原画像（8×8画素のブロック），$C(u)$と$C(v)$は荷重係数である．図3.42に胸部CT画像に対して離散コサイン変換を実施した画像例を示す．図3.42(b)は離散コサイン変換後のDCT係数の画像であり，その一部（白線の枠内）を拡大したものを図3.42(c)に示す．また，図3.42(c)の黒線の枠内（8×8画素のブロック）をさらに拡大したものを図3.42(d)に示す．ここで，図中の矢印は空間周波数領域のu軸とv軸を表し，画像の左上を基準に矢印方向に進むにつれ高周波数となる．

次のステップとして，DCT係数において人の目では感知しにくい高周波数成分を削る処理を行う．これはあらかじめ定めておいた量子化テーブルを用いて行う．図3.42(e)に画像化した量子化テーブルの例を示す．DCT係数を量子化テーブルで割り算することによって，図3.43(a)に示すような量子化されたDCT係数（量子化データ）が得られる．量子化データでは高周波数成分に該当する左下端から右上端にかけて画素値"0"が多く存在する．これはまさに高周波数成分を削り取ったことを意味する．

続けて，量子化データに対して**エントロピー符号化**を行う．エントロピー符号化はデータの出現頻度に着目して符号化を行う方法の総称である．JPEGではランレングス符号化後にハフマン符号化を行う．量子化後のDCT係数では，ブロック内の左上に0より大きい値が集中している．そのため，JPEGではランレングス符号化時の走査方法に工夫がなされている．具体的には図3.43(a)に示す

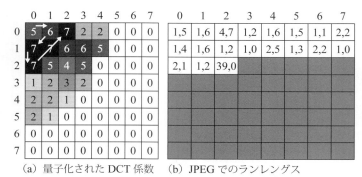

(a) 量子化された DCT 係数　　(b) JPEG でのランレングス

図 3.43　JPEG でのランレングス符号化

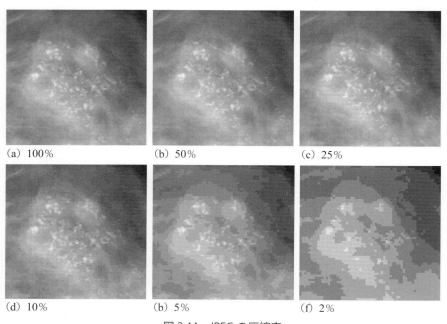

(a) 100%　　(b) 50%　　(c) 25%

(d) 10%　　(b) 5%　　(f) 2%

図 3.44　JPEG の圧縮率

ように，ジグザグに走査することによって符号化の効率を上げている．図 3.43(b) は図 3.43(a) をジグザグ走査して得たランレングスである．高周波数成分側（右下側）に連続して存在する "0" が "39,0" とまとめられていることがわかる．このように量子化後の DCT 係数では，左上からのジグザグ操作の方がランレングス符号化の効率が良いのである．ランレングス符号化の後にはさらに圧縮率を上げるためにハフマン符号化を行う．JPEG のハフマン符号化では高圧縮になるように工夫がなされているが，ここでは詳細は割愛する．

　圧縮した画像を元に戻すには，デコード（復元）作業として，逆エントロピー符号化，逆量子化，そして，逆離散コサイン変換を実施する．式 (3.29) に逆離散コサイン変換の式を示す．

$$f(m,n) = \frac{1}{4}\sum_{u=0}^{7}\sum_{v=0}^{7}C(u)C(v)F(u,v)\cos\left(\frac{(2m+1)u\pi}{16}\right)\cos\left(\frac{(2n+1)v\pi}{16}\right)$$
(3.29)

図 **3.44** に乳房 X 線画像を JPEG 圧縮した画像を示す．圧縮率の違いによって画質が変化していることがわかる．高圧縮率になるにつれて，画像復元時の高周波数成分の間引きが大きくなり，そのため**モスキートノイズ**と言われる画像の劣化ノイズが現れる．この他に JPEG では 8 × 8 画素のブロック単位で処理を行うため，高圧縮になるとブロック間の連続性が失われ，**ブロックノイズ**が現れることが知られている．

3.6.6 ウェーブレット圧縮

ウェーブレット圧縮はウェーブレット変換に基づく圧縮手法であり，JPEG2000 規格で用いられている．ウェーブレット変換はフーリエ変換や離散コサイン変換と異なり，空間情報が部分的に残る．また，JPEG 圧縮に比べてブロックノイズなどが発生しないため，総じて画質の劣化が少ないとされている．

ウェーブレットは小さい波という意味である．ウェーブレット変換は，その小さい波をベースとして伸長や平行移動させた複数の波形を重ね合わせることで，任意の信号波形を表現する変換である．離散コサイン変換ではベースとする波はコサイン波であり，フーリエ変換ではコサイン波とサイン波である．これらの変換と同様に離散ウェーブレット変換を用いることで入力信号を周波数領域で表現することができる．ウェーブレット圧縮は，低周波数成分に信号成分を集めると圧縮効率が良くなること，また人の視覚が感知しにくい高周波数成分は削除しても影響は少ないことを利用した圧縮法である．

図 **3.45**(b) に示すように，はじめに，原画像の横方向に画素値を走査して離散ウェーブレット変換することにより低周波数成分（L）と高周波数成分（H）に 2 分割する．次に，図 3.45(c) に示すように，図 3.45(b) の低周波数成分と高周波数成分それぞれに対して縦方向に走査して離散ウェーブレット変換を行う．これにより横縦共に低周波数成分（LL），横の低周波数成分と縦の高周波数成分（LH），横の高周波数成分と縦の低周波数成分（HL），横縦共に高周波数成分（HH）の 4 つの情報に分割することができる．マトリックスサイズ 512 × 512 画素の原画像（**図 3.46**(a)）に対して離散ウェーブレット変換を行うと，縦方向のエッジ成分が多く存在する特徴成分（図 3.46(b)）と横方向のエッジ成分が多く存在する特徴成分（図 3.46(c)），縦横両方向のエッジ成分が多く存在する特徴成分に分解される（図 3.46(d)）．ここで，図 3.46 に示す画像はすべてマトリックスサイズが原画像の半分の 256 × 256 画素に縮小されている．さらに，図 3.46(a) の LL の画像に対して再度，離散ウェーブレット変換を行うと，さらに 4

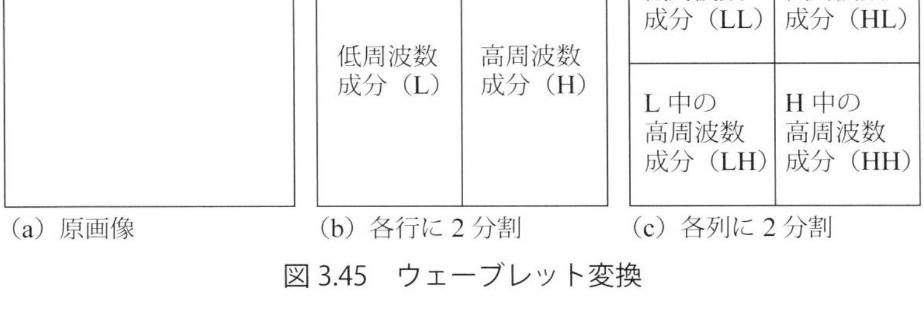

		L 中の 低周波数 成分（LL）	H 中の 低周波数 成分（HL）
	低周波数 成分（L）	高周波数 成分（H）	
		L 中の 高周波数 成分（LH）	H 中の 高周波数 成分（HH）
（a）原画像	（b）各行に 2 分割	（c）各列に 2 分割	

図 3.45 ウェーブレット変換

第 3 章　画像処理基礎

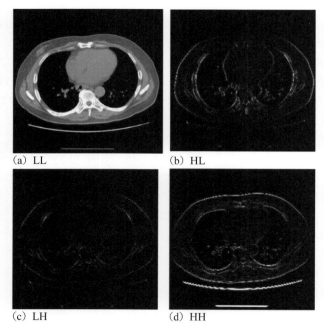

図 3.46　腹部 CT 画像のウェーブレット変換

つの情報に分割することができ，そのマトリックスサイズは，LL の画像サイズの半分である 128 × 128 画素となる．このように離散ウェーブレット変換を繰り返すことにより，原画像における低周波数成分だけを小さなマトリックスサイズで生成することができる．この小さなマトリックスサイズの低周波数成分には原画像における多くの信号成分が含まれている．LH，HL，HH などの高周波数成分に対しては，平均値との差を求め量子化を行うことにより高周波数成分を削る．すると，図 3.43(a) のような零成分を多くもったデータとなるため，エントロピー符号化などによりデータを圧縮することができる．画像の復元は，低周波数成分と圧縮された高周波数成分を用いて逆ウェーブレット変換することで行う．ウェーブレット圧縮は，離散コサイン変換よりも劣化の少ない画像を復元することができるが，圧縮率を上げすぎるとボケが生じることが知られている．また，ウェーブレット圧縮の方が JPEG 圧縮よりも高い圧縮率を実現できるが，計算コストも JPEG 圧縮より高いため，圧縮や復元により長い時間を要する．

演習問題

問題1 3×3の平均値フィルタはどれか．ただし，数字は重み係数を示す．

1.
$\frac{1}{9}$	$\frac{1}{9}$	$\frac{1}{9}$
$\frac{1}{9}$	$\frac{1}{9}$	$\frac{1}{9}$
$\frac{1}{9}$	$\frac{1}{9}$	$\frac{1}{9}$

2.
-1	0	1
-2	0	2
-1	0	1

3.
0	-1	0
-1	5	-1
0	-1	0

4.
-1	-1	-1
0	0	0
1	1	1

5.
-1	-1	-1
-1	9	-1
-1	-1	-1

問題2 1次微分フィルタはどれか．
1. ガウシアンフィルタ
2. ソーベルフィルタ
3. ラプラシアンフィルタ
4. メディアンフィルタ
5. ローパスフィルタ

問題3 JPEG2000で正しいのはどれか．**2つ選べ**
1. Discrete Cosine Transform を用いる．
2. モスキートノイズが生じる．
3. 2次元の離散ウェーブレット変換を用いる．
4. 低周波成分、高周波成分の分解を繰り返す．
5. 可逆圧縮の圧縮率は 1/10 から 1/100 である．

問題4 5×4の画素から構成される画像を示す．3×3のメディアンフィルタで処理した後の黒枠で囲まれた部分の画素値はいくつか．ただし，図の数値は各画素値を示す．

20	35	40	42	35
23	65	42	43	45
26	28	30	41	30
23	23	42	30	52

問題 5　4 階調の再量子化画像における出現頻度を示す．この画像におけるエントロピーはいくつか．

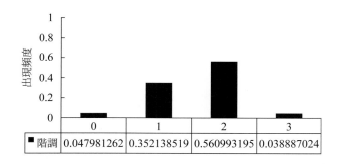

問題 6　正しいのはどれか．**2 つ選べ**．
1. ヒストグラム平坦化処理は階調処理の一つである．
2. モルフォロジカルフィルタは画像濃度を反転させる．
3. sobel フィルタはエッジ検出に用いられる．
4. ラプラシアンフィルタは平滑化フィルタの一種である．
5. 低域通過フィルタは画像を鮮鋭化させる．

問題 7　一般的な医用画像に対してなんらかの 2 値画像を自動で作成できるのはどれか．**2 つ選べ**．
1. 固定しきい値法
2. p タイル法
3. モード法
4. 微分ヒストグラム法
5. 判別分析法

問題 8 図形 A から図形 B を作りたい．どの処理を実施すれば良いか．ただし，図形は 2 値画像であり，黒丸の画素には画素値 1 が，それ以外の画素には画素値 0 が入っているものとする．また，図形 A と B の 7 × 7 画素の外側の画素にはすべて画素値 0 が入っているものとする．構造要素は 3 × 3 画素の十字形とする．

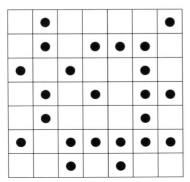
図形 A

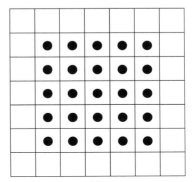
図形 B

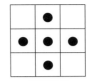
構造要素

1. erosion
2. dilation
3. opening
4. closing
5. labeling

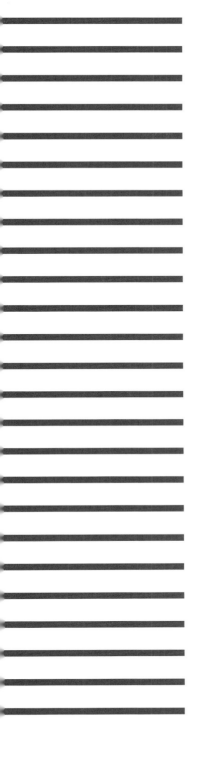

第4章
医用画像処理

　ディジタル医用 X 線画像には様々な画像処理が応用されている．診断用の良質な画像を得るためには画像処理が必要不可欠であると言っても過言ではない．本章ではその一部としてダイナミックレンジ圧縮処理，ボケマスク処理，マルチ周波数処理，画像間演算，三次元画像表示の原理を説明する．また，コンピュータ支援診断についても概説する．

4.1 ダイナミックレンジ圧縮処理

ダイナミックレンジ（**Dynamic Range**：DR）圧縮処理はダイナミックレンジの広い画像を対象に行う非線形の**階調処理**の一種である．医用画像ではX線画像に用いられる場合が多く，撮影範囲にX線吸収が大きな高濃度域と小さな低濃度域が含まれる胸部X線画像やマンモグラフィ，アンギオグラフィなどが主な対象となる．低濃度域と高濃度域の画素値の差が大きすぎる（ダイナミックレンジが広い）ためウィンドウイング処理などの通常の階調処理では撮影範囲全体を適切なコントラストで表示することができない．また一般に低周波数領域は画像診断に必要な情報が少ないが高周波数成分に比べて画素値の差が大きいため低周波数成分のコントラストを選択的に低下させるダイナミックレンジ圧縮処理が適用される．その結果，可視不良な低濃度域（あるいは高濃度域）が選択的に可視できる濃度域に引き上げられ（あるいは引き下げられ）画像全体を適切なコントラストで観察できるようになる．ダイナミックレンジ圧縮処理の式を以下に示す．

$$g(i, j) = f(i, j) + h(f_u(i, j)) \qquad (4.1)$$

ここで$g(i, j)$は出力画像，$f(i, j)$は原画像，$f_u(i, j)$は原画像を平滑化した画像，$h()$は平滑化画像に対する濃度変換関数である．平滑化の程度によって保持したい高周波数成分の範囲とコントラストを調節したい低周波数成分の範囲を決定する．そして濃度変換関数によって低周波数成分のコントラストをどの程度低下させるかを決定する．濃度変換関数の例を**図4.1**に示す．こうした濃度変換は低周波数成分のコントラストを下げてから濃淡反転させる階調処理と一致する．結果的にある範囲内の濃度域にのみ濃度変換が実施され範囲外では原画像の濃度を維持する局所的な階調処理が行われる．ダイナミックレンジ圧縮処理は局所的な濃度域において高周波数成分のコントラストは保持しつつ低周波数成分のコントラストのみを調節する階調処理であるといえる．

図4.2にダイナミックレンジ圧縮処理の画像例を示す．原画像（a）はステップ信号に振幅が小さな高周波の正弦波信号を加算した画像である．ウィンドウ幅が広くすべてのステップを表示できているが高周波の正弦波が観察しづらい．

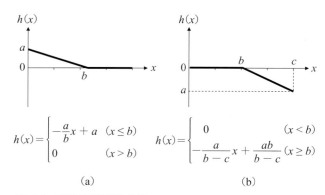

図4.1 濃度変換関数の例
(a) 低濃度部 DR 圧縮用，(b) 高濃度部 DR 圧縮用．

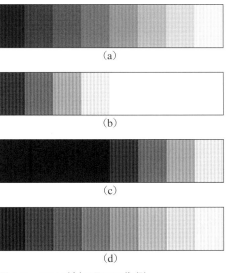

図 4.2　DR 圧縮処理の画像例
　　　（a）原画像，（b）低濃度領域に合わせた階調処理画像，（c）高濃度領域に合わせた階調処理画像，（d）DR 圧縮処理画像．

（b）と（c）はそれぞれ，低濃度と高濃度にウィンドウレベルを合わせた階調処理画像である．高周波の正弦波信号はコントラストが高くなり観察しやすいが，それぞれ白とび，黒つぶれが生じて表示できていないステップがある．（d）はステップ信号のみダイナミックレンジを圧縮しているため狭いウィンドウ幅ですべてのステップを表示することができ，結果として原画像より高周波の正弦波がコントラスト良く表示されている．

図 4.3 にダイナミックレンジ圧縮処理画像とプロファイルの例を示す．（a）は図 4.2 と同じ原画像とそのプロファイルである．（b）は低周波数成分のダイナミックレンジを半分に圧縮した画像とプロファイルである．この時点ではダイナミックレンジ圧縮以外の階調処理は行っていないが，狭いウィンドウ幅で表示すればすべてのステップにおいて高周波の正弦波信号を 2 倍のコントラストで表示できることがわかる．（c）と（d）はそれぞれ低濃度と高濃度のステップに対して選択的にダイナミックレンジ圧縮処理を行った例である．実用化されているシステムでは，撮影対象に応じて（c）と（d）のように非線形の階調処理が用いられる場合が多い．

図 4.4 に胸部 X 線画像に対してダイナミックレンジ圧縮を行った例を示す．（a）の原画像は肺野と縦隔部が含まれる広い**ウィンドウ幅**で表示されている．画像全体が観察できるが，コントラストは低い．（b）は肺野などの低濃度領域に**ウィンドウレベル**を合わせて，狭いウィンドウ幅でコントラストを高く表示した画像である．肺野のコントラストは高いが，縦隔などの高濃度領域は白とびして観察できない．（c）は縦隔などの高濃度領域にウィンドウレベルを合わせて，狭いウィンドウ幅でコントラストを高く表示した画像である．縦隔のコントラストは高いが肺野は黒つぶれして観察できない．（d）は原画像をガウシアンフィル

第4章　医用画像処理

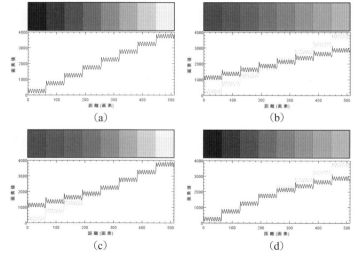

図 4.3　DR 圧縮処理画像とプロファイルカーブの例
（a）原画像，（b）DR を半分に圧縮した画像，（c）低濃度領域に合わせた DR 圧縮画像，（d）高濃度領域に合わせた DR 圧縮画像．

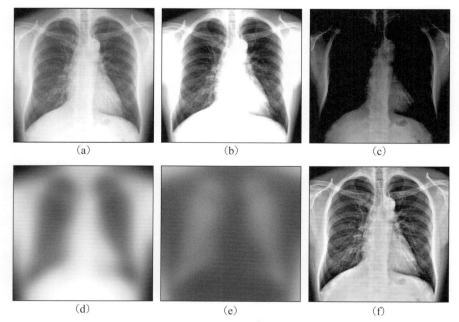

図 4.4　胸部 X 線画像のダイナミックレンジ圧縮処理の例
（a）原画像，（b）低濃度領域（肺野等）に合わせた階調処理画像，（c）高濃度領域（縦隔等）に合わせた階調処理画像，（d）原画像の低周波数成分，（e）濃度変換後の低周波数成分，（f）ダイナミックレンジ圧縮処理画像（（a）と（e）の加算画像）．

タで平滑化した低周波数成分の画像である．（e）は（d）に対してコントラストを低くして濃淡反転を行った濃度変換後の画像である．（f）は（a）の原画像に（e）を加算したダイナミックレンジ圧縮処理画像である．肺野と縦隔の領域を同

時に高いコントラストで表示できていることがわかる．このようにダイナミックレンジ圧縮は，原画像のダイナミックレンジが広い場合に，画像診断に必要な情報を損なうことなく，画像全体を一度に適切なコントラストで表示できる．画像の観察時にウィンドウイングの必要が無いことから，観察者の負担軽減や誤ったウィンドウイング操作に伴う病変の見落しのリスクを減らす効果が期待できる．

4.2 ボケマスク処理

ボケマスクフィルタ（unsharp mask filter）処理は原画像からその平滑化画像を差分して得られた高周波数成分を原画像に加算することで高周波数成分を強調する**鮮鋭化フィルタ**処理である．ボケマスク処理，アンシャープマスキングと呼ばれることも多い．ボケマスクフィルタ処理の式を以下に示す．

$$g(i,j) = f(i,j) + k \times (f(i,j) - f_u(i,j)) \tag{4.2}$$

$g(i,j)$ は出力画像，$f(i,j)$ は原画像，k は高周波数成分の強調係数である．$f_u(i,j)$ は原画像を平滑化した画像で**平均値フィルタ**や**ガウシアンフィルタ**処理画像が用いられる場合が多い．k を変化させることで高周波数成分の強調の度合いを調節し，$f_u(i,j)$ を生成する際の平滑化の程度（平均値フィルタの場合はフィルタサイズ，ガウシアンフィルタの場合は標準偏差 σ の値など）を変えることで強調する空間周波数を選択することができる．**図 4.5** に 1 次元のエッジ信号にボケマスクフィルタ処理を適用した例を示す．エッジのコントラストが増幅されているのがわかる．画像ではこうしたエッジのコントラスト増幅が鮮鋭化をもたらす．

図 4.6 に胸部 X 線画像に対してボケマスクフィルタ処理を実施した画像例を示す．（a）はマトリックスサイズ 512×512 に縮小した原画像，（b）は（a）に対する 9×9 の平均値フィルタ処理画像，（c）は（a）から（b）を差分して強

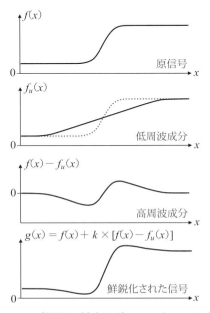

図 4.5　1 次元エッジ信号に対するボケマスクフィルタ処理の効果

第 4 章 医用画像処理

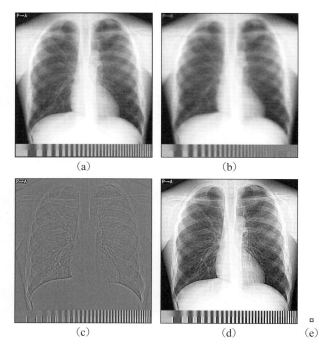

図 4.6 ボケマスクフィルタ処理画像
(a) 原画像，(b) 9 × 9 の平均値フィルタ処理画像，
(c) a − b の差分画像，(d) ボケマスクフィルタ処
理画像，(e) 9 × 9 のフィルタサイズ．

調係数 ($k = 2.0$) を掛けた高周波数成分画像，(d) はボケマスクフィルタ処理画像である．(e) の □ は画像と同じ比率で表示した 9 × 9 のフィルタサイズを示す．鮮鋭化された処理画像では原画像に比べて高周波数成分の血管や肋骨などのエッジ成分が強調されていることが確認できる．また，図 4.6 の胸部 X 線画像の下側に空間周波数を横方向に変化させた余弦波と矩形波の画像に対するボケマスクフィルタ処理結果も合わせて示している．余弦波と矩形波の画像は，それぞれボケマスクフィルタ処理した後に重ねて表示している．そのため胸部 X 線画像と余弦波，余弦波と矩形波の境界には鮮鋭化の効果は表れていない．

図 4.7 に余弦波と矩形波に対するボケマスクフィルタ処理結果のプロファイルを示す．(a) と (c) の原信号は横方向に x 軸の座標が大きくなるほど周波数が高くなっていることがわかる．ボケマスクフィルタ処理後の (b) では高周波数になるほど余弦波の振幅の値が大きくなっていることが確認できる．さらに矩形波の処理結果の (d) では高周波数成分の振幅が増大することに加えてエッジ付近にアンダーシュートとオーバーシュートが発生していることがわかる．撮影条件や装置の特性，体動に伴う不鋭の影響で傾斜が緩やかなエッジにアンダーシュートとオーバーシュートが発生すると傾きが大きくなる効果がある．このようにボケマスクフィルタにはエッジや高周波数成分に対して強調効果があり鮮鋭化手法として有用であるが，パラメータ（k および平滑化の程度）の選び方によって画質が大きく変化するため実用の際には注意が必要である．またボケマスクフィルタにおいて高周波数成分を抽出する際の処理が線形であれば，フィルタ

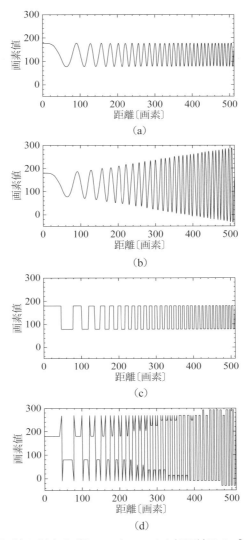

図 4.7　余弦波と矩形波に対するボケマスクフィルタ処理結果のプロファイル
（a）余弦波の原信号，（b）a のボケマスクフィルタ処理結果，
（c）矩形波の原信号，（d）c のボケマスクフィルタ処理結果．

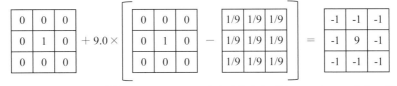

図 4.8　フィルタ間演算によって一つにまとめられたボケマスクフィルタの例

間の演算によってまとめて一度の畳み込み演算で処理を実施することができる．例えば 3×3 の平均値フィルタおよび $k = 9.0$ としたときのボケマスクフィルタ処理は**図 4.8** に示すように一つのフィルタにまとめることができる．このようなボケマスクフィルタ処理は**畳み込み積分定理**によって空間周波数領域で実施することも可能である．

4.3 マルチ周波数処理

ここでは鮮鋭化のための汎用的な多段階の周波数強調処理のことを**マルチ周波数処理**として定義し以下にその原理を述べる．マルチ周波数処理はボケマスクフィルタ処理を応用した**多重解像度処理**である．マルチ周波数処理の式を以下に示す．また式に沿ったマルチ周波数処理の概念図を**図 4.9** に示す．

$$g(i,j) = f(i,j) + \sum_{n=1}^{N} k_n \times (f_u(i,j)_{n-1} - f_u(i,j)_n) \qquad (4.3)$$

$g(i,j)$ は出力画像，$f(i,j)$ は原画像，k は高周波数成分の強調係数である．$f_u(i,j)$ は原画像を平滑化した画像であり n は平滑化の程度に対応する変数とする．n が大きくなるほど平滑化の程度が大きくなる．また $f_u(i,j)_0 = f(i,j)$ とする．マスクサイズ $M \times M$ の平均値フィルタを用いて $f_u(i,j)$ を作成する場合を考えると $M = 2n+1$ の関係が成り立つ．つまり，マスクサイズ $M \times M$ を大きくしながら求めた N 個の平滑化画像 $f_u(i,j)_1, f_u(i,j)_2, \cdots, f_u(i,j)_N$ から帯域の異なる高周波数成分を算出し帯域に応じた強調係数 $k_1, k_2, \cdots, k_n$ を掛けて合算し原画像に加えるのである．マルチ周波数処理では特定の周波数帯域に対する強調操作が可能であり，例えば高周波数のノイズ成分は抑制しつつ血管影などの診断に重要な高周波数の人体構造のみを選択的に強調することも可能である．**ダイナミックレンジ圧縮処理**などの階調処理との組み合わせによりさらに細やかに画質調整を行うことができ CR などの臨床用の X 線画像システムに実用されている．

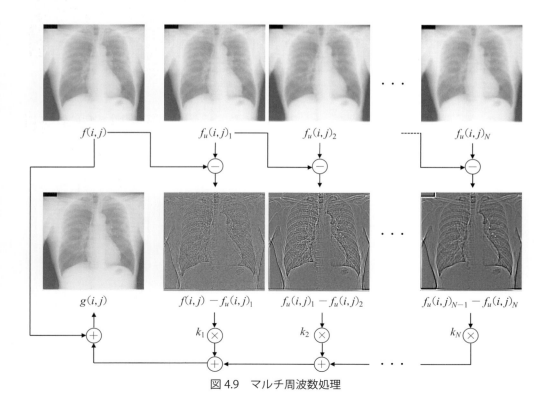

図 4.9　マルチ周波数処理

4.4 画像間演算

　画像間演算とは複数の画像間で対応する同一座標の画素値に対して何らかの演算を行う処理である．画像間演算には算術演算や論理演算が用いられる．**図4.10**に画像間演算の例を示す．減算は画像間の違いを差分として抽出でき加算は平均化と組み合わせることでノイズ低減効果をもたらす．積算は累積加算と考えれば加算と同様に扱える．除算は画像間の違いを割合で表現することができる．論理演算は2値画像をマスク画像として利用することで背景の削除や対象領域の指定などに用いられる．

　医用画像では加算と減算が主に利用されている．加算は短時間の連続画像を**加算平均**することによってノイズ低減に利用されている．減算は**経時差分**（**temporal subtraction**）によって造影剤の流れや時間経過による人体構造の変化成分の観察のために用いられている．またエネルギーの異なるX線で撮影した2枚の画像を減算する**エネルギー差分**（**energy subtraction**）も実用されている．

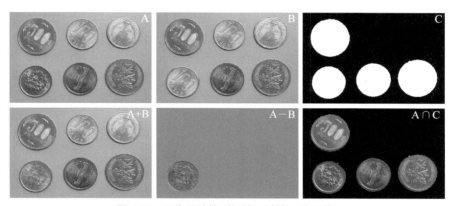

図4.10　画像間演算（加算，減算，論理積）

4.4.1　加算平均

　ディジタルX線画像のノイズの主な原因にはX線量子ノイズ，X線検出器の構造ノイズ，電気系ノイズ，量子化ノイズなどがある．画像化後に後処理によってノイズを減らす方法の一つに画像間の積算処理がある．積算は加算の繰り返しで表すことができるので積算処理はつまりは累積加算処理と同義である．ただし単純に加算するだけでは画素値が大きくなるので加算した画像数で割り算（加算平均）を行うのが一般的である．加算平均処理にはX線量子ノイズや電気ノイズなどのランダムな統計的ノイズを減少させる効果がある．M枚の画像を加算平均すればノイズは$1/\sqrt{M}$倍になる．**図4.11**に一次元信号での加算平均処理によるノイズ低減の概念図を示す．同じ被写体を短時間で連続撮影するとどの画像においても信号（$S_1, S_2, ..., S_M$）の空間的な位置は同じであるため加算平均をしても信号のコントラストは変わらない．一方でノイズ（$N_1, N_2, ..., N_M$）は空間的にランダムであるため画像間で加算平均すると任意の位置におけるノイズのコントラストは打ち消しあって低下し画像枚数が増えるほど0に近づいて

第4章 医用画像処理

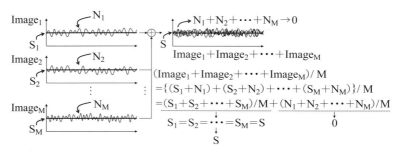

図4.11 加算平均処理によるノイズ低減（S：信号，N：ノイズ）

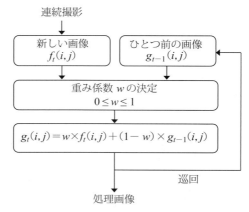

図4.12 リカーシブフィルタ処理の概略

いく．こうした加算平均処理はDSA（Digital Subtraction Angiography）においてマスク画像やライブ画像を作成する際に用いられており**リカーシブフィルタ**（巡回型フィルタ）として実装されている．図4.12にリカーシブフィルタの概略図を示す．

4.4.2 経時差分

経時差分（**時間差分**とも呼ばれる）は時間方向の差分であり時間経過による変化成分を画像間の減算によって抽出する処理である．時間経過が秒以内の短い時間での差分はDSAで実用されている．図4.13にDSAにおける画像間差分の概念図を示す．DSAでは造影剤注入前に撮影した画像をマスク画像として造影剤の注入後に順次撮影されるライブ画像（2〜3 frames/sec）からマスク画像を減算する．つまりX線撮影される骨やそのほかの器官などの余分な像をマスク画像として減算することで造影剤が注入された血管のみを高いコントラストで描出することができる．こうした減算処理は体動や人体構造の経時的変化がほぼ無視できる短時間で連続撮影された画像間で行っているから有用なのである．時間経過が長い画像間で減算処理を行う場合は何らかの補整や位置合わせの技術が必要となる．

時間経過が長い画像間での差分は胸部X線画像の診断に利用されている．例えば数か月前に撮った画像を過去画像とし最近撮った画像を現在画像とすると，現在画像から過去画像をうまく減算できればその経過時間内で変化した成分（病

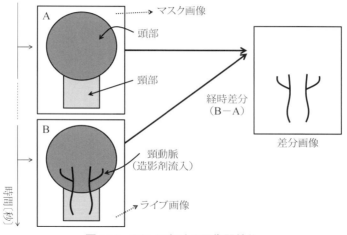

図 4.13　DSA における画像間差分

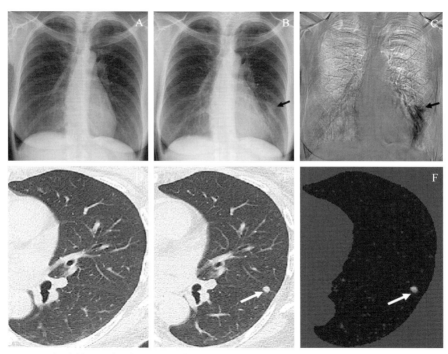

図 4.14　経時差分画像（A, D：過去画像，B, E：現在画像，C, F：差分画像）
（A～C の出典：H. MacMahon and S.G. Armato III, Temporal subtraction chest radiography, EJR 72: 238-243, 2009. D～F の出典：T. Aoki, et al., Temporal subtraction method for lung nodule detection on successive thoracic CT soft-copy images, Radiology 271: 255-261, 2014.）

巣を疑う陰影）のみを効果的に抽出することができるはずである．**図 4.14** に胸部 X 線画像に適用した経時差分の例を示す．差分画像には過去画像にはなかった陰影が明瞭に写し出されているのがわかる．これらの差分画像は単純に現在画像から過去画像を減算して得たのではなく減算の前に過去画像を現在画像に合わせて変形させ位置合わせを行っている．撮影時期が異なると撮影条件，撮影体

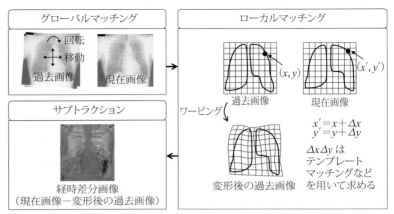

図4.15 時間経過の長い画像間での経時差分処理

位，息止めのタイミングなどが異なることが想定され，単純な画像間の減算処理のみでは偽像（アーチファクト）が多くなり診断に有用な画像を作ることができない．したがって時間経過が長い画像間の減算処理で明瞭な差分画像を作るには画像間の位置合わせを行うマッチング処理が必須となる．マッチング処理では現在画像に合うように過去画像に対して大局的な位置合わせ（**グローバルマッチング**）と局所的な位置合わせ（**ローカルマッチング**）が行われる．**図4.15** にマッチング処理の流れを示す．グローバルマッチングでは過去画像を平行移動と回転によって肺の重心位置などが現在画像に合うようにおおよその位置合わせを行う．この処理は平滑化した低解像度画像で行うのが一般的であり**相互情報量**などを評価尺度として**アフィン変換**などで実行できる．その後のローカルマッチングでは過去画像の肺野の形状を局所的に変形（**ワーピング**）させることで現在画像の肺野の形状に一致させていく．ワーピングには FFD（Free Form Deformation）などの非線形な変換が用いられる．こうした変形処理では変形対象に制御格子を設定しその格子の頂点を移動させることで対象の形状を滑らかに変形させる．格子点の移動量は**テンプレートマッチング**などを用いて現在画像と過去画像の局所領域内の類似度を算出して決定することができる．

4.4.3 エネルギー差分

エネルギー差分は異なるエネルギーのX線で撮影された2枚の画像間で重み係数を掛けて減算を行う処理である．骨を除去した軟部組織画像や逆に軟部組織を除去した骨画像などを作ることができる．異なるエネルギーの画像を取得する方法には **1回曝射法**（one shot method）と **2回曝射法**（two shot method）がある．1回曝射法は2枚のX線検出器で銅板（0.5〜1.0 mm）を挟み1回の曝射でエネルギーの異なる2枚の画像を同時に得て差分する方法である（**図4.16**）．2回曝射法は1回の息止めの間に高電圧（120〜150 kVp）での撮影と低電圧（60〜80 kVp）での撮影を高速に行うことでエネルギーの異なる2枚の画像を得て差分する方法である．

単一（単色）X線スペクトルを仮定してエネルギー差分の原理を説明する．図4.16 に示すように被写体の骨と軟部組織の厚みをそれぞれ x_b と x_t とする．

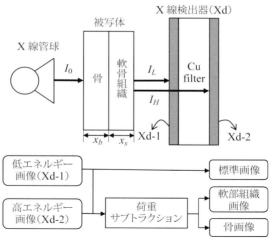

図 4.16 1 回曝射法によるエネルギー差分

線減弱係数は物質固有の値であるが X 線エネルギーに依存して変化する．そこで低エネルギーおよび高エネルギーにおける骨の線減弱係数を μ_{bL} と μ_{bH} とし，同様に軟部組織の線減弱係数を μ_{tL} と μ_{tH} とする．このとき X 線検出器 Xd-1 と Xd-2 に到達する X 線強度は以下の式で表される．

$$I_L = I_0 e^{-(\mu_{bL}x_b + \mu_{tL}x_t)} \tag{4.4}$$

$$I_H = I_0 e^{-(\mu_{bH}x_b + \mu_{tH}x_t)} \tag{4.5}$$

I_0 は入射 X 線強度であり I_L と I_H はそれぞれ Xd-1 と Xd-2 に到達した透過 X 線強度である．I_L と I_H は A/D 変換後に対数変換されるので結局は低エネルギー画像の信号 Q_L と高エネルギー画像の信号 Q_H は以下のようになる．

$$Q_L = -\mu_{bL}x_b - \mu_{tL}x_t + c_L \tag{4.6}$$

$$Q_H = -\mu_{bH}x_b - \mu_{tH}x_t + c_H \tag{4.7}$$

c_L と c_H は定数である．したがってエネルギー差分（$I_H - I_L$）後の画像信号 Q_{sub} は荷重係数 ω_L と ω_H を用いて次のように表される．

$$\begin{aligned}Q_{sub} &= \omega_H Q_H - \omega_L Q_L \\ &= (\omega_L \mu_{bL} - \omega_H \mu_{bH})x_b + (\omega_L \mu_{tL} - \omega_H \mu_{tH})x_t + \omega_H c_H - \omega_L c_L\end{aligned} \tag{4.8}$$

一般に $\mu_{bH}/\mu_{bL} \neq \mu_{tH}/\mu_{tL}$ である．荷重係数を $\omega_L/\omega_H = \mu_{bH}/\mu_{bL}$ を満足するように選べば上式の第 1 項のみが 0 となり骨が除去された軟部組織画像が得られる．同様に $\omega_L/\omega_H = \mu_{tH}/\mu_{tL}$ を満足するように荷重係数を選べば第 2 項のみが 0 となり骨画像が得られる．図 **4.17** にエネルギー差分の原理の具体例を示す．また図 **4.18** にエネルギー差分の画像例を示す．

第4章　医用画像処理

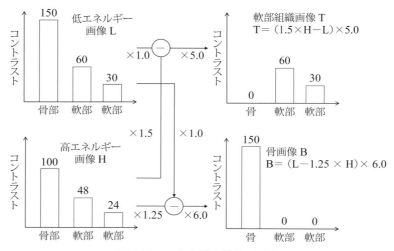

図 4.17　エネルギー差分の原理

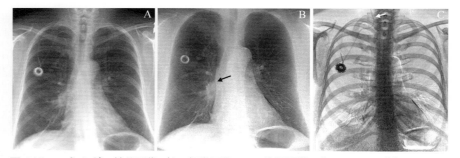

図 4.18　エネルギー差分画像（A：標準画像，B：軟部組織画像，C：骨画像）
（出典：J.E. Kuhlman, et al., Dual-energy subtraction chest radiography: what to look for beyond calcified nodules, RadioGraphics 26: 79-92, 2006.）

4.5　3次元画像表示

4.5.1　3次元画像の投影法

　3次元画像表示のためには3次元座標系で定義された物体（**ボクセル**で構成される3次元ボリュームデータ）を2次元の表示面に画像として表示（投影）する操作が必要である．観察者の視点と物体との間に投影面を置き視線を物体へ伸ばすと投影面と交差する．このような交差点を順次辿っていくと投影面に2次元の図形（投影図）が描かれる．この投影図がすなわちモニタ画面に表示される画像である．投影図を得る方法を大別すると**透視投影**（中心投影）と**平行投影**がある．透視投影は視点を投影面から有限の距離に置いて視線を放射状に伸ばす投影法である（**図 4.19**）．これに対して平行投影は視点を無限遠の距離に置いた投影法である（**図 4.20**）．平行投影では視線は平行線になりその方向を投影方向という．視線上の3次元ボリュームデータをどのように扱うかで投影面上に映し出される画像が変わる．特に投影面上の2次元画像を立体的に見えるようにする処理を**レンダリング**（rendering）と言う．レンダリングでは照明やしきい値

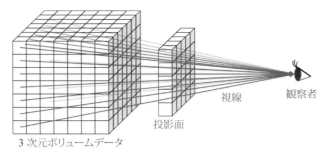

図 4.19　透視投影

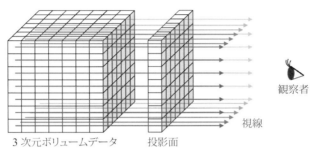

図 4.20　平行投影

（ボクセル値の表示域）などの設定が必要でありこれらの設定に応じて表示される画像の見え方が変わる．以下に医用画像で使われる代表的な 3 次元画像表示法について概説する．

4.5.2　最大値投影法

最大値投影法（Maximum Intensity Projection：**MIP**）は視線上のボクセル値の中で最大値を投影面上の値とする方法である（**図 4.21**）．しきい値を設定する必要がなく微小な血管が描出されやすい．そのため MIP は主に血管の描出に用いられており MRA（Magnetic Resonance Angiography）などでは標準的な観察法の一つになっている．また胆汁や膵液のみを強調して描出し胆道系や膵管の内腔情報を得る MRCP（MR Cholangiopancreatography）でも標準的に用いられている．処理の計算負荷は低くコンピュータの性能に依存して表示速度が大幅に

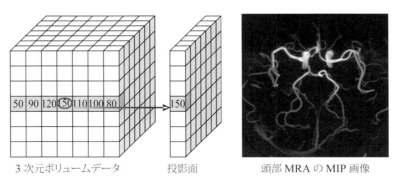

図 4.21　最大値投影法（MIP）
（MIP 画像の出典：医療チームに必要な画像医学の知識と技術
vol.3 MRI 検査，医学映像教育センター）

変動することは少ない．ただし一方向だけの画像では立体感に乏しく血管等が重なった部分ではボクセル値が大きな陰影が手前にあるかのように表示されるなど前後の位置情報が失われるという欠点もある．そのため視点を連続的に変えた複数の投影画像を動画にして観察することも多い．表示するスライスに厚みを持たせた Slab MIP や，高信号の物体との重なりを避けるために関心領域を設定して MIP 表示する Target MIP（または Partial MIP）とよばれる方法もある．さらに前後の位置情報が失われるという MIP 表示の欠点を補うために奥行き方向の距離に応じて手前のボクセルほど大きな重みづけを行った上で最大値を投影する Depth Weighted MIP とよばれる表示法もある．

4.5.3 最小値投影法

最小値投影法（Minimum Intensity Projection：**MinIP**）は視線上のボクセル値の中で最小値を投影面上の値とする方法である（図 **4.22**）．MIP と同様にしきい値処理を行わないが体外の空気の領域を最小値としないように関心領域をあらかじめ適切に選択する必要がある．主に含気構造や胆道系などの液体管状構造の描出に用いられる．

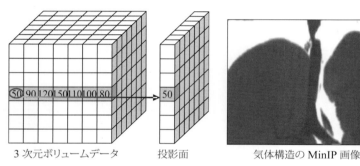

図 4.22 最小値投影法（MinIP）
（MinIP 画像の出典：医療チームに必要な画像医学の知識と技術 vol.2 CT 検査，医学映像教育センター）

4.5.4 加算平均投影法

加算平均投影法（**RaySum**）は視線上のボクセル値の平均値（または総和値）を投影面上の値とする方法である（図 **4.23**）．X 線 CT 画像の RaySum 表示は単純 X 線画像に似た画像となる．大腸に空気を注入して撮影された CT 画像に対して大腸の腸管壁を抽出し RaySum 表示するとバリウムによる注腸検査の二重造影に似た仮想二重造影画像が得られる．

4.5.5 多断面再構成法

多断面再構成法（Multi Planar Reformation/Reconstruction：**MPR**）は 3 次元ボリュームデータ内に任意の断面（2 次元平面）を設置しその断面のボクセル値を投影面上の値とする方法である（図 **4.24**）．例えば CT は一般的に横断面（axial plane）で撮影されるのでその 3 次元ボリュームデータは横断面の複数枚のスライス画像で構成される．MPR によってそこから矢状断面（sagittal plane）

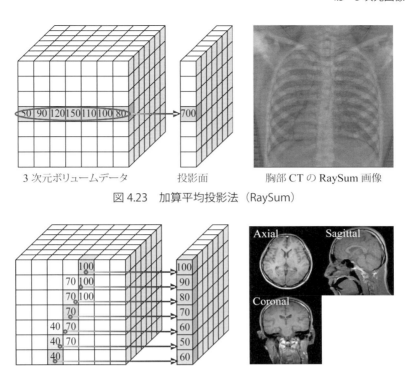

図 4.23 加算平均投影法（RaySum）

図 4.24 多断面再構成法（MPR）

や冠状断面（coronal plane）あるいは任意の傾斜面（oblique plane）の画像を取得することができる．CT や MRI ではデフォルトの表示方法として一般的に利用されている．

4.5.6 曲面再構成法

曲面再構成法（Curved Planar Reformation/Reconstruction：**CPR**）は MPR の応用型として 3 次元ボリュームデータ内に任意の 2 次元曲面を設置しその曲面を 2 次元平面に表示する方法である（**図 4.25**）．心臓 CT 血管撮影（Coronary CTA）において冠動脈の観察によく用いられている．曲がりくねった血管を直線上のまっすぐな血管として表示することができるので冠動脈内の狭窄率や狭窄の長さなどを定量的に評価するのに適している．

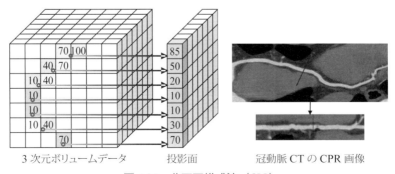

図 4.25 曲面再構成法（CPR）

4.5.7 サーフェイスレンダリング

サーフェイスレンダリング（Shaded Surface Display：SSD／Surface Rendering：SR）はしきい値処理で抽出したボクセル群に対して領域の境界面を求め観察する方向から見た視線上の最初の境界面のみを投影する方法である（**図 4.26**）．コンピュータグラフィックス（Computer Graphics：CG）では物体の境界面は三角形などのポリゴンの集合で表される．立体感をつけるために仮想的に光源を設定し光源と境界面の角度と距離から光の反射率を計算して陰影付けを行う．一般的には観察する方向から見て手前のものは明るく遠くのものは暗くする．CG ではレイトレーシング法（光線追跡法）が代表的なアルゴリズムとして知られている．レイトレーシング法は光線（視線）と物体が最初に交わる交点を求めその点での反射や屈折などを考慮して物体の表面のみを表示する方法である．このように物体の表面のみを表示するのがサーフェイスレンダリングである．計算負荷はこの後で述べるボリュームレンダリングより小さい．立体感の表現力が高いので前後の位置情報が失われることはない．ただし臓器などの立体の内部情報は保持されないので質感の表現力に乏しい．特に近年は大腸 CT 検査（CT colonography）における**仮想内視鏡**（**Virtual Endoscopy：VE**）に利用されている．VE では大腸内部の表面をサーフェイスレンダリングで表示しその内腔をフライスルーで観察しながらポリープなどの検出を行う．

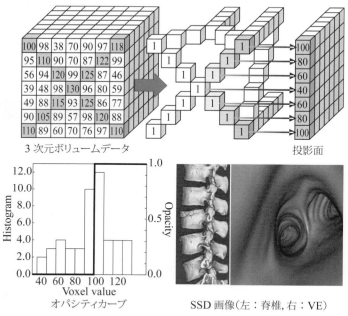

図 4.26　サーフェイスレンダリング（SSD／SR）
（SSD 画像の出典：医療チームに必要な画像医学の知識と技術 vol.2 CT 検査，医学映像教育センター）

4.5.8 ボリュームレンダリング

ボリュームレンダリング（Volume Rendering：VR）は視線上のボクセル値を

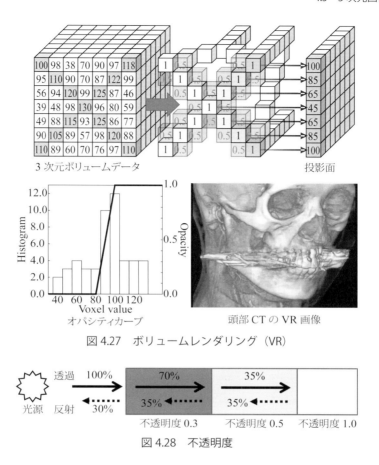

図 4.27 ボリュームレンダリング (VR)

図 4.28 不透明度

積算（**レイキャスティング**）していき半透明度な投影像を生成することで物体の内部情報も投影する方法である（**図 4.27**）．各ボクセル値に対して**不透明度**（opacity）を設定し光の透過と反射を計算して陰影付けを行う（**図 4.28**）．光線の通路上の輝度に不透明度に従った係数を掛ける．通路上でそのつど計算した輝度を加算していき不透明度に従って光線が弱くなりほぼゼロになるまでこの計算を繰り返すことで最終的な輝度が求められる．不透明度は光の透過のしにくさを表す値である．不透明度が低い場合はその物体の情報は弱く反映され光はその奥にまで到達し先の物体の情報も反映される．不透明度が高い場合はその物体の情報は強く反映されるがその奥に光は到達せず先の物体の情報は反映されない．この不透明度を効果的に用いることによって半透明の状態を作り出すことができ重なった部分の奥の物体の状態の描写が可能となる．また必要に応じて色付けを行うことでより実体感を持たせた投影図を作ることができる．どのボクセル値にどの程度の不透明度が設定されているかは**オパシティカーブ**を見ればわかる．サーフェイスレンダリングと比較すると境界面を求める処理が不要であるためより高精度な表示法と言える．形状があいまいなデータでも表現可能であり内部構造も表示できるので物体の全容を把握しやすい．立体感の表現力は非常に優れている．ただし計算負荷はこれまで述べた投影法の中で最も大きい．CT や MRI で取得される様々な人体部位の観察に用いられる．視点を連続的に変えながら（物体を回転させながら）観察されることも多い．

4.6 コンピュータ支援診断

4.6.1 定義と目的

　コンピュータ支援診断（Computer Aided Diagnosis/Detection：**CAD**）は放射線画像をはじめとする医用画像に対してコンピュータで定量的に解析された結果を"第2の意見（コンピュータの意見）"として読影医が利用する「医師による診断」のことである（図 4.29）．自動診断ではなくあくまでもコンピュータに支援された医師の診断であることに注意が必要である．読み方はシーエーディーが伝統的であるが国内ではキャドと呼ばれることも多い．ただしキャドは Computer Aided Design で既に一般的に使われている呼称なのでシーエーディーの方が推奨される．

　CAD に期待されるものは診断の"質"と"生産性"の改善である．質は診断の正確度や再現性を表し，生産性は診断に要する時間の短縮や労力の軽減を示すものである．CAD は病変の存在や位置を特定する存在診断支援と病変の種類や程度を定量化し分類する鑑別診断支援に分けられる．存在診断支援システムを CADe（Computer Aided Detection），鑑別診断支援システムを CADx（Computer Aided Diagnosis）と区別して表記することもある．CADe は病変を疑う位置をマーキングして示し，CADx は良悪性の度合いなどを数値化して示す（図 4.30）．

　CADe にはコンピュータによって病巣陰影を検出しそれを医師に提示することによって見落としを防ぐねらいがある．近年は撮影される医用画像の枚数が大幅に増加しており限られた時間内での大量の画像読影が求められている．特に集団検診で発生する画像のほとんどは正常例である．こうした状況のなかでマンパワー不足は否めず高い有病正診率と無病正診率を確保し続けることは難しい．CADe の活用によってこうした状況の改善が期待される．また発見が難しい症例に対する検出率向上にも期待が寄せられている．CADe の目的は読影負担の軽減，見落としの防止，難しい病変の検出率の向上である．

　CADx には病巣陰影に対する定量的なデータを医師に提示することで客観的な診断を促し診断のバラツキを減少させるねらいがある．定量的なデータは病巣陰影から自動計測した特徴量そのものやあるいはそれらの特徴量を用いて算出した悪性の確率などである．これらを客観的判断の材料として医師が利用するので

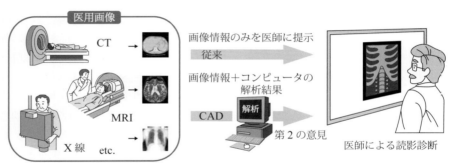

図 4.29　コンピュータ支援診断（CAD）

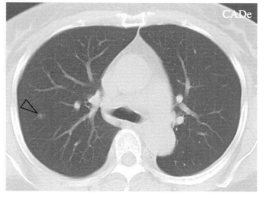
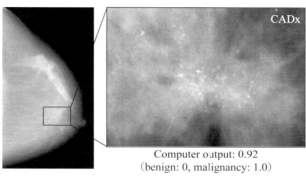

図 4.30　存在診断支援（CADe）と鑑別診断支援（CADx）

ある．特に主観的な判断が難しい症例に対して診断精度の向上が期待できる．また計測した特徴量から類似画像を検索し医師に提示することで病巣の種類や性状の分類支援を行うことも可能である．CADx の目的は質的診断の精度向上，診断のバラツキの減少である．

4.6.2　対象部位とモダリティ

　CAD の対象部位は乳房，胸部，頭部，大腸など多岐にわたる（**表 4.1**）．乳房はマンモグラフィや超音波画像のほかに近年はトモシンセス画像も解析対象としている．検出や鑑別の対象には微小石灰化，腫瘤陰影，構築の乱れがある．1998 年に最初に登場した商用 CAD はマンモグラフィから微小石灰化と腫瘤陰影の検出を行うものであった（**図 4.31**）．胸部は最も古くから取り組まれている部位であり結節状陰影や間質性肺疾患を対象としている．胸部単純 X 線画像は集団検診などで大量に発生するため CAD の意義は非常に大きい．同様に胸部 CT では一つの症例に対して数十～百数十枚の断層像を読影する必要があるためこちらも CAD の意義が大きい．頭部では MRA/MRI における脳動脈瘤と無症候性脳梗塞の検出支援や CT における急性期脳梗塞の検出/鑑別支援が行われきた．また古くから脳実質のボリュームの自動計測も盛んに行われている．結腸では CT におけるポリープを検出し良悪性を鑑別する CAD が開発されている．この他に胃部 X 線画像，心臓 CT，心臓超音波画像，骨シンチグラフィなどを対象とした研究事例もあり，現在も多くの疾患とモダリティに対して精力的に研究開発が進められている．

表 4.1　CAD の対象（研究事例）

部位	検出対象	モダリティ	コンピュータ出力
乳房	微小石灰化	マンモグラフィ	検出，鑑別
	腫瘤陰影	マンモグラフィ，超音波	検出，鑑別
	構築の乱れ	マンモグラフィ	検出，鑑別
胸部	結節状陰影	単純 X 線画像，CT	検出，鑑別
	間質性肺疾患	単純 X 線画像，CT	検出，鑑別
頭部	脳動脈瘤	MRA	検出
	脳梗塞	CT，MRI	検出，鑑別
肝臓	肝細胞がん	CT，MRI	検出，鑑別
	転移性肝腫瘍	CT，MRI	検出，鑑別
結腸	ポリープ	CT	検出，鑑別

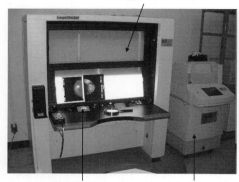
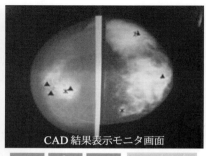
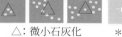

図 4.31　世界初の商用 CAD（ImageChecker）

4.6.3　アルゴリズム

　典型的な CADe のアルゴリズムを**図 4.32** に示す．入力する対象画像は撮影された原画像である．前処理には幾何学的変換（画像の大きさ，回転，歪みの補正など）や階調処理などのほかに対象臓器の領域抽出も含まれる．例えば胸部 CT 画像でノジュール検出を行う場合，まず等方ボクセル化を行ってから対象臓器である肺野領域を抽出する．方法にはしきい値処理による 2 値化を主として**モルフォロジ処理**などが利用される（**図 4.33**）．そして抽出した対象臓器内を探索範囲として病変部の一次候補を検出する．この処理では病変を選択的に強調する空間フィルタやテンプレートマッチングなどが用いられる．テンプレートマッチング法では 3 次元ガウス関数により作成したテンプレートと CT 画像上の任意のボクセルを中心とした 3 次元濃度分布との類似度を相互相関係数によって計算することでノジュールの検出を行う（**図 4.34**）．空間フィルタとしてはリングフィルタとディスクフィルタの最大値の差を出力値とする quoit フィルタなどがある（**図 4.35**）．また 3 次元ボリュームデータより 3 次元曲面形状を求めることでノ

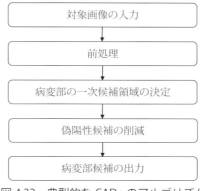

図 4.32　典型的な CADe のアルゴリズム

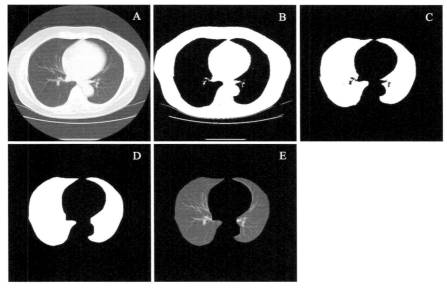

図 4.33　肺野領域の抽出（A：原画像，B：2 値画像，C：ラベリング画像，D：モルフォロジ処理画像，E：肺野画像）

ジュールを検出する方法もある．この方法では 3 次元曲率による曲面の形状指標である shape index を利用して球状に近い形状をもつノジュールと円柱状に近い形状をもつ血管を区別して検出する（**図 4.36**）．一次候補には真のノジュール以外の多くの偽陽性陰影も含まれているために次のステップとして偽陽性候補の削除を行う．この処理では一次候補領域に対して様々な特徴量を求めてそれらの特徴量分析によって偽陽性候補を判別する．特徴量には大きさや形状などの幾何学的特徴量とコントラストやテクスチャなどの濃度分布の特徴量がある．特徴量分析には判別分析法や**人工ニューラルネットワーク**（Artificial Neural Network：ANN），**サポートベクタマシン**（Support Vector Machine：SVM）などの機械学習が用いられ，最終的に残った候補を病変候補として決定する．

　CADx のアルゴリズムは CADe の偽陽性候補の削減処理に似ている．機械学習を使用した方法が多く，例えば良悪性を鑑別する場合，多数の良性画像と悪性画像のデータベースから特徴量を算出し，これらの特徴量を用いてあらかじめ良

第4章　医用画像処理

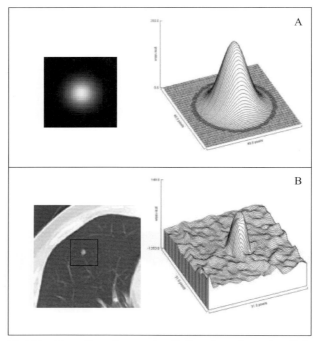

図 4.34　テンプレートマッチング（A：テンプレート画像とその鳥瞰図，B：ノジュール画像とその鳥瞰図）

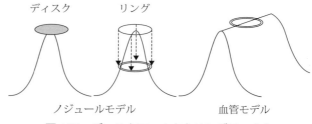

図 4.35　ディスクフィルタとリングフィルタ

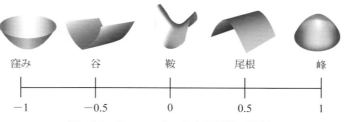

図 4.36　Shape index と表面形状の関係

性と悪性を判別する学習モデルのパラメータを決定しておく．そして未知画像をその学習モデルに入力して良性か悪性かの判別を行う．この過程で悪性の程度を表す確率などの数値情報を得ることができる．近年は特に機械学習の一手法として**深層学習**（deep learning）の発展が目覚ましくCADの開発にも応用されはじめている．深層学習の中でも画像認識の分野では多層型のANNである**畳み込みニューラルネットワーク**（Convolutional Neural Network：CNN）が良好な性能

を示しており CAD にも活用が試みられている．CNN では対象画像から特徴量を求める必要がなく画素値の情報をそのまま入力として学習（pixel-based learning）を行うことができる．一般画像の認識分野では，従来型の特徴量に基づいた学習（feature-based learning）に比べて CNN が非常に優れた判別精度を実現している．このことから CAD への応用が大いに期待され，現在様々な研究が進められている．

演習問題

問題1 原画像にダイナミックレンジ圧縮処理を行った画像はどれか．

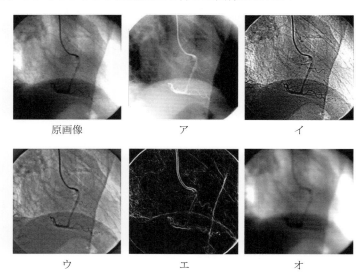

原画像　　　ア　　　イ

ウ　　　エ　　　オ

問題2 次式はボケマスクフィルタ処理を表す式である．$f_u(i, j)$ が表すのはどれか．ただし $f(i, j)$ は原画像，$g(i, j)$ は処理後の画像，k は強調係数である．

$$g(i, j) = f(i, j) + k \times (f(i, j) - f_u(i, j))$$

1. 鮮鋭化画像
2. 平滑化画像
3. 階調処理画像
4. 一次微分画像
5. 二次微分画像

問題3 画像間演算で正しいのはどれか．**2つ選べ**．
1. 加算処理でSN比は向上する．
2. 減算処理はノイズの影響を受けやすい．
3. 除算処理で画像間の類似度を評価できる．
4. リカーシブフィルタは減算処理のノイズ低減効果を利用する．
5. エネルギーサブトラクション処理でランダムノイズは無視できる．

問題4 CTの3次元表示画像を示す．用いられている表示方法は何か．またその根拠を述べよ．

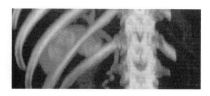

問題 5 CAD で正しいのはどれか. **2 つ選べ**.

1. 画質評価が主たる目的である.
2. 放射線治療計画の支援システムである.
3. 遠隔地の検診では自動確定診断に用いられる.
4. マンモグラフィの微小石灰化検出支援に有効である.
5. コンピュータの解析結果を第 2 の意見として診断の参考に用いる.

第II編
医用画像処理応用

第5章
画像処理応用

　本章では，画像処理の応用技術について説明する．医用画像の画質改善を行うための方法として，エッジの情報を損なわずにノイズ成分を平滑化するエッジ保存型平滑化フィルタがある．また，画像に含まれるエッジ情報は臓器や骨格などの形状を把握するための重要な情報であり，エッジを強調・検出するフィルタ手法が開発されている．ここではエッジ保存型平滑化フィルタとエッジ検出フィルタの原理や特徴について説明する．

5.1 エッジ保存型平滑化フィルタ

第3章にて説明した平滑化処理の多くは，画像の注目画素近傍領域の平均値を求めることで，ノイズによる変動成分を目立たなくする．ところがそれと同時に画像の重要な成分であるエッジ（輪郭）の情報も劣化し不鮮明になるデメリットもある．そこでエッジを保存しながらノイズによる影響を軽減する方法として様々な**エッジ保存型平滑化フィルタ**が開発され，医用画像にも応用されている．ここでは，そのエッジ保存型平滑化の考え方と代表的なフィルタ処理の原理や特徴について説明する．

5.1.1 エッジ保存型平滑化の考え方

1枚の画像の中の画素値は，エッジ部分周辺で変化が大きく，それ以外の領域（平坦部）では変化が少ない．エッジ保存型平滑化フィルタはこの性質を利用し，画像に含まれるノイズ成分を平滑化することで画質改善を行う（**図5.1**）．エッジ保存型平滑化フィルタは単純平滑化フィルタと異なり，画素ごとにフィルタ処理のパラメータや処理対象になる画素を変化させる．

フィルタの設計の際には，画像に含まれるノイズ成分が画像の信号成分の振幅よりも小さいと仮定することが多い．その仮定のもと，処理対象画素の周辺あるいは全体から，処理対象画素に近い値を持つ画素をピックアップしてきて平均化などを行っている．そうすることで，エッジを保存しながら画素値の変化が少ない部分のノイズを軽減することができる．

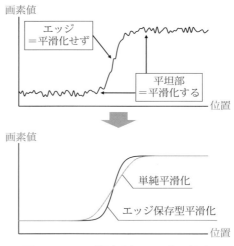

図 5.1 エッジ保存型フィルタの概念

5.1.2 k-最近傍平滑化フィルタ

画像の局所領域内では画素値が比較的近い画素が存在する．画素値が近いものだけを使って平滑化すれば，エッジなどの画素値の変化が大きい場所でエッジの欠落を防止することができる．**k-最近傍平滑化フィルタ**（***k*-nearest neighbor averaging filter**）はそのアイデアに基づき，画像の局所領域内にて，注目画素

の画素値に近い値をもつ k 個の画素（k は任意の定数）を探し出し，それらの平均値を出力する．k の値が適切である場合，画素値が注目画素と大きく異なる画素は平滑化の対象に含まれないため，エッジの劣化を抑えた平滑化を行う効果が得られる．

5.1.3 サブ局所領域平滑化フィルタ

画像のある局所領域に注目すると，そこはエッジか平坦な部分かのどちらかである．そこで，エッジであればエッジに沿って平滑化する，平坦な部分であれば均一な平滑化を行えば，エッジを損なわずにノイズを軽減することができる．

ここで紹介する手法は，画像の局所領域を複数の方向が異なるサブ局所領域に分割し，平滑化するフィルタである．このフィルタに類似するものは多数あるが，その一例として**サブ局所領域平滑化フィルタ**という手法を紹介する．このフィルタでは，図 **5.2** に示す 9 種類のサブ局所領域を設定する．9 つの領域にて中央は注目画素であり，塗りつぶした画素が方向性を有するサブ局所領域となる．そして，(a)〜(i) の塗りつぶした領域にて画素値の標準偏差を算出し，最も標準偏差が小さいサブ局所領域が選択される．実際の平滑化処理は選ばれたサブ局所領域内の平均値を出力することで行われる．画像の平滑化処理を特定の方向のみに限定して行うことで，エッジ成分の劣化を極力避けながら，ノイズ成分の抑制を行うことができる．

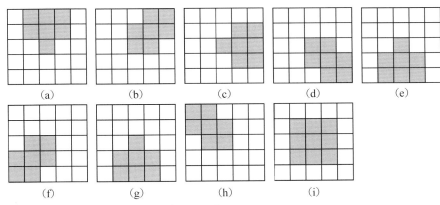

図 5.2　サブ局所領域
塗りつぶした領域が選択された画素．

5.1.4 バイラテラルフィルタ

画像を平滑化しノイズによる影響を軽減するフィルタとして 3.2.1 項にて紹介した**ガウシアンフィルタ**（**Gaussian filter**）がある．ガウシアンフィルタは加重平均フィルタの一種であり，重み付け係数をガウス関数で表したものである．すなわち，フィルタ処理の際に注目画素からの距離が離れた画素ほど平滑化の重み係数を小さくするように設計されている．このフィルタ処理によってノイズを軽減できるが，エッジなどの重要な画像情報も失われる問題がある．**バイラテラルフィルタ**（**Bilateral filter**）はガウシアンフィルタに対し，エッジの損失が少なくなるように改良されたエッジ保存型のフィルタである．

画像において，対象物のエッジ部分周辺では画素値の変化は大きくなる．この変化が大きい部分にて加重平均を求めるとエッジの変化が滑らかになり，画像にボケが生じる．ここで，注目画素と周辺画素の画素値の差を求め，差が大きい画素は加重平均に利用せず，差が小さい画素は加重平均を行うようにすれば画質の劣化を最小限に抑えることができる．バイラテラルフィルタはこの発想に基づいて開発されたものであり，式（5.1）に示すようなフィルタ処理が行われる．

$$g(i,j) = \frac{\sum_{k=-N_K}^{N_K}\sum_{l=-N_L}^{N_L} f(i+k,j+l) \exp\left(-\frac{k^2+l^2}{2\sigma_1^2}\right)\exp\left(-\frac{\{f(i+k,j+l)-f(i,j)\}^2}{2\sigma_2^2}\right)}{\sum_{k=-N_K}^{N_K}\sum_{l=-N_L}^{N_L} \exp\left(-\frac{k^2+l^2}{2\sigma_1^2}\right)\exp\left(-\frac{\{f(i+k,j+l)-f(i,j)\}^2}{2\sigma_2^2}\right)}$$

(5.1)

ここで，$f(i,j)$ は入力画像，$g(i,j)$ は出力画像，N_K，N_L はそれぞれ水平，垂直方向の荷重係数の個数である．σ_1 はガウシアンフィルタと同様に，重み係数として使用されるガウス関数の空間的な広がりを表すパラメータであり，これが大きいほど注目画素から離れた画素に対しても加重平均が適用される．σ_2 は，注目画素と周辺画素の画素値の差に対するパラメータであり，σ_2 を大きくするほど，注目画素と画素値の差が大きい周辺画素に対しても加重平均が適用されるようになる．ガウシアンフィルタは注目画素からの距離だけを利用して加重平均の度合いが定められたが，バイラテラルフィルタは画素値の差に関する情報もプラスし，2種類の情報を利用したフィルタになっていることから，"バイラテラル（bi-lateral）" と名付けられた．図 5.3 に，バイラテラルフィルタで使用する重み係数が制御される様子を 1 次元で表したものを示す．処理対象の周辺において信号値の変化が少ない場合はガウス関数が重み係数として適用され，変化の大きい部分は重み係数が小さくなっていることがわかる．

図 5.4 はバイラテラルフィルタの処理結果である．ノイズを含むマトリックスサイズ 256 × 256 画素，階調数 256 の入力画像（a）に対して，（b）はガウシアンフィルタ（$\sigma = 3$），（c）はバイラテラルフィルタ（$\sigma_1 = 3$, $\sigma_2 = 75$）を 1 回，（d）は（c）と同じ条件でバイラテラルフィルタを 3 回反復適用した画像である．ガウシアンフィルタの処理結果では，ノイズによるざらつきは軽減されているもののエッジ成分も損なわれている．一方，バイラテラルフィルタ処理画像

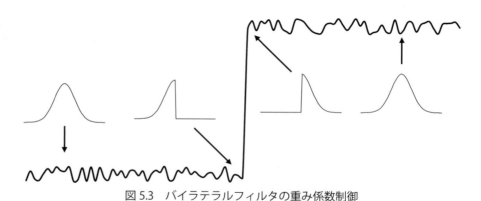

図 5.3　バイラテラルフィルタの重み係数制御

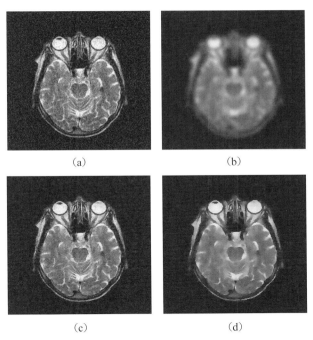

図 5.4 バイラテラルフィルタ処理例
(a) 原画像, (b) ガウシアンフィルタ処理画像 ($\sigma = 3$), (c) バイラテラルフィルタ処理画像 ($\sigma_1 = 3$, $\sigma_2 = 75$, 1 回のみ適用), (d) バイラテラルフィルタ処理画像 ($\sigma_1 = 3$, $\sigma_2 = 75$, 3 回反復して適用).

では,エッジを保存したままノイズによるざらつきが押さえられており,医用画像の画質改善にも有効であることがわかる.一方,フィルタ処理を 3 回反復実行した画像では,ノイズによるざらつきがほとんど無くなっているものの,画素値の細かな変化も同時に失われており,画素値が均一化されている.それによって人工的な印象を受ける画像になるため画質改善には向かないが,臓器認識などの画像認識を行う際の前処理として利用されている.

5.1.5 ノンローカルミーンフィルタ

画像の局所領域内には似た画素値をもつものが多く含まれるため,近傍領域から注目画素と近い性質を有する画素を選択し,平均化処理するフィルタが多い.ここで,局所領域内だけでなく画像全体で考えた場合,局所領域のパターンと良く似たパターンをもつ領域も多く存在する.**ノンローカルミーンフィルタ** (**non-local mean filter**) は,画像の様々な領域に対して注目画素付近との類似度を算出し,類似性の高い領域を用いて画素値の平均化を行うことによりノイズを低減するフィルタである.以下にフィルタ処理の原理について説明する.なお,本節では式を簡略化するため,画像の画素値および座標系をベクトルで表現することにする.

画像の注目画素の位置ベクトルを $\vec{r}$ としたとき,入力画像 $u(\vec{r})$ に対するノンローカルミーンフィルタの出力画像 $v(\vec{r})$ は,以下の式にて表される.

$$v(\vec{r}) = \sum_{\vec{s} \in I} w(\vec{r}, \vec{s}) u(\vec{s}) \tag{5.2}$$

ここで，Iは画像全体の集合を表し，$\vec{s}$は画像I内の任意の位置を表す位置ベクトルである．画像の注目画素$\vec{r}$に対する重み係数$w(\vec{r},\vec{s})$は，$\vec{r}$と$\vec{s}$周辺の画素値を表すベクトル$\vec{N(r)}$，$\vec{N(s)}$のユークリッド距離$d = \|\vec{N(r)} - \vec{N(s)}\|$を用いて次式のように表される．

$$w(\vec{r}, \vec{s}) = \frac{1}{z(\vec{r})} \exp\left(-\frac{d^2}{\sigma^2}\right) \tag{5.3}$$

式中のσは平滑度合いを表すパラメータである．また，$z(\vec{r})$は次式に示すように，ユークリッド距離に基づき決定した重みを正規化するためのものである．

$$z(\vec{r}) = \sum_{\vec{s} \in I} \exp\left(-\frac{d^2}{\sigma^2}\right) \tag{5.4}$$

画像の注目画素と各画素周辺の局所領域で類似度dを算出し，類似度に基づき局所領域をどの程度フィルタ処理に利用するかを定めた重み係数$w(\vec{r},\vec{s})$を算出する．図 5.5 において，注目画素$\vec{r}$周辺のパターンと画素$\vec{s_1}$周辺のパターンは良く似ているため$w(\vec{r},\vec{s_1})$は大きくなり，画素$\vec{s_2}$周辺のパターンとは似ていないため，$w(\vec{r},\vec{s_2})$は小さくなるようになっている．

$w(\vec{r},\vec{s})$は変数に注目画素$\vec{r}$をもっており，画素ごとに特性が変化するようになっている．また，$w(\vec{r},\vec{s})$のマトリックスサイズは入力画像と同じサイズであることが多い．一般的な平滑化フィルタは注目画素周辺のみを用いたローカルな平滑化処理（local mean filter）であるのに対し，この処理は画像全体を使用して平滑化処理が行われるため，ノンローカルミーンフィルタと呼ばれている．

図 5.6 にノンローカルミーンフィルタを適用した例を示す．入力画像は，図 5.4 と同じ画像を利用している．フィルタ処理結果より，画像中のエッジを保存しながらノイズを抑制できていることがわかる．また，前項のバイラテラルフィルタよりも不自然な印象を受けず良好な画質が得られている．画像全体の類似するパターンを用いて平滑化していることから，同じようなパターンが画像内に多数存在する場合に高いノイズ低減効果が見込める手法である．

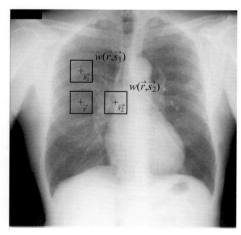

図 5.5　ノンローカルミーンフィルタの重み係数
（出典：日本放射線技術学会胸部 X 線画像データベース）

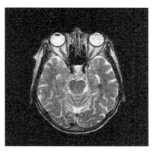

(a) 入力画像

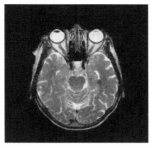

(b) σ=15

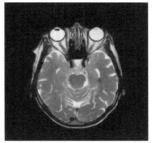

(c) σ=25

図 5.6　ノンローカルミーンフィルタ処理例

5.2　エッジ検出フィルタ

　画像に含まれるエッジ成分は画像内に写し出された物体の輪郭や物体内の状態が変化する境界部分などに多く含まれており，画像を認知する上で非常に重要な情報である．本節ではそのエッジを強調したり検出したりするフィルタについて説明する．エッジ検出は医用画像認識処理において，主に臓器や病変部の認識に用いられる．エッジ検出・強調に関する基本的な処理は第 3 章にて説明されているが，ここでは医用画像の認識処理において臓器輪郭を抽出するとき等に使用するエッジ検出フィルタについて説明する．

5.2.1　ラプラシアンフィルタによるエッジ検出

　画像の画素値が大きく変化する場所がエッジとして知覚され，その付近には画素値の変曲点が存在する（**図 5.7**）．変曲点は画素値の分布を 2 階微分し，その符号が変化する点（ゼロクロス点）を求めることによって得ることができる．

　画像の 2 階微分は，次式のように画像の画素値を水平・垂直方向に 2 階微分したものの和が用いられ，これは**ラプラシアン（Laplacian）**と呼ばれている．

$$\nabla^2 f(x, y) = \frac{\partial}{\partial x^2}f(x, y) + \frac{\partial}{\partial y^2}f(x, y) \tag{5.5}$$

　ラプラシアンにより画像を 2 階微分する処理をラプラシアンフィルタと呼ぶ．画像のエッジ検出を行う場合，入力画像に対してラプラシアンフィルタを適用し，その出力画素値がゼロになっており，かつその周辺の符号が反転している画素（ゼロクロス点）をエッジ位置とする．**図 5.8** に 256 × 256 画素の MR 画像に対してラプラシアンフィルタを適用した画像と，処理画像からゼロクロス点を

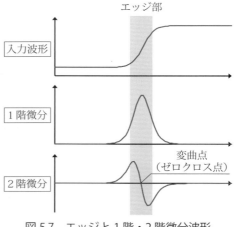

図 5.7 エッジと 1 階・2 階微分波形

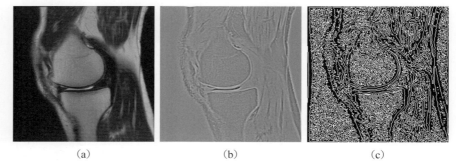

図 5.8 ラプラシアンフィルタによるエッジ検出
(a) 入力画像, (b) ラプラシアンフィルタ処理画像, (c) エッジ検出画像 (ゼロクロス点).

求めて得たエッジ検出画像を示す．同図（c）では画像内の輪郭が検出されているが，細かい画素値の変化成分もエッジとして多数検出されている．

5.2.2 LoG フィルタ

ラプラシアンフィルタは画像の 2 階微分によりエッジを検出しているが，ノイズなどの画素値の細かな変動の影響を受けやすい．ここで，あらかじめ入力画像を平滑化し，細かな変動を抑えておいた上でラプラシアンフィルタを適用すれば大局的なエッジのみを検出することができると考えられる．このアイデアに基づいて考案されたものが **LoG フィルタ（Laplacian of Gaussian filter）** である．LoG フィルタはガウシアンフィルタとラプラシアンフィルタを組み合わせた荷重係数によって畳み込み積分を行うフィルタであり，荷重係数は次式のように定義される．この関数は**図 5.9** に示すような形状となる．

$$w_{LoG} = \frac{x^2 + y^2 - 2\sigma^2}{2\pi\sigma^6} \exp\left(-\frac{x^2 + y^2}{2\sigma^2}\right) \tag{5.6}$$

図 5.10 に，256×256 画素の入力画像に対して $\sigma = 3$ と $\sigma = 9$ にて LoG フィルタを適用した画像と，フィルタ処理画像のゼロクロス点を算出して得た

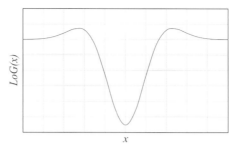

図 5.9　LoG フィルタの形状

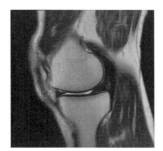

(a) 入力画像

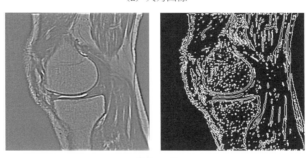

(b) $\sigma=3$

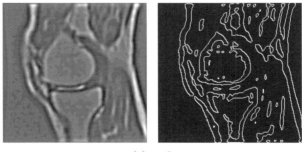

(c) $\sigma=9$

図 5.10　LoG フィルタ処理例
　　　　(b), (c) は左が LoG フィルタ適用画像, 右が
　　　　エッジ (ゼロクロス点) 検出画像.

エッジ検出画像を示す．σ が大きいほど画像内の大局的な構造が得られていることがわかる．

5.2.3 DoGフィルタ

LoGの処理を行う代わりに，標準偏差σを変化させてガウシアンフィルタ処理を行い，その差分によってエッジ成分を検出することができる．このような処理を **DoGフィルタ**（**Difference of Gaussian filter**）と呼ぶ．

図**5.11**のように画像に対して，σを$\sigma_0, 2\sigma_0, \cdots$と変化させながらガウシアンフィルタを適用し，隣り合う条件のフィルタ処理画像の差分を算出すると，物体の大局的形状から詳細形状まで段階的に異なるスケールで表現されたエッジ像が得られる．このようなエッジ像を用いた処理は**スケールスペース**（**scale space**）と呼ばれ，画像内の物体の形状解析や物体認識処理に応用されている．なお，脊椎動物の視覚野の反応がDoGで近似できることが知られており，DoGによるエッジ検出処理は人間の視覚に近く理に叶った処理であるといえる．

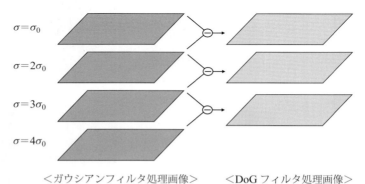

＜ガウシアンフィルタ処理画像＞　　＜DoGフィルタ処理画像＞

図5.11　DoGフィルタ処理

5.2.4 キャニーフィルタ

現在，画像認識の分野でエッジ検出を行う際に広く利用されている**キャニーフィルタ**（**Canny filter**）を紹介する．キャニーは，画像中のエッジを正しく検出されたかどうかの判断基準を以下のように定めた．

① エッジ以外の点や線を誤って検出しないこと．
② エッジとして検出した点や線が，真のエッジ付近にあること．
③ 1か所のエッジから1か所のエッジ検出結果が正確に得られること．

その上で，キャニーはこれらの基準を満足するエッジ検出を行うための方法を検討し，それをガウス関数の微分で近似的に表すことで容易にエッジ検出を行える方法を開発した．具体的には以下の手順でエッジ検出を行う．

STEP 1. 入力画像に対して標準偏差σのガウシアンフィルタを適用し，平滑化する．それにより，ノイズの影響を緩和することができる．
STEP 2. 平滑化した画像に対して，水平方向および垂直方向に微分を行い，エッジの方向と強度を算出する．
STEP 3. エッジ強度の極大点を検出する．具体的には，エッジ強度が大きい画

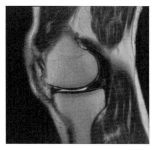

(a) 入力画像

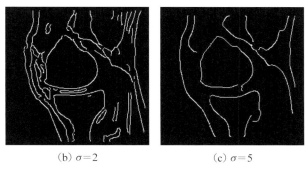

(b) σ=2　　　　　　　　(c) σ=5

図 5.12　キャニーフィルタによるエッジ検出処理例

素にて，エッジ方向に垂直な画素を調べ，極大値を有する画素を求める．極大点をエッジ位置とし，その位置のみにエッジ強度を与える．

STEP 4. エッジ強度画像に対してヒステリシス特性をもたせた2値化処理を行う．LT，HT（HT>LT）という2つの2値化しきい値を定義し，エッジ強度がHTより大きいものはエッジ，LTよりも低いものは非エッジとする．また，エッジ強度がLTとHTの間の値を有する場合は，極大点周辺のエッジを調べ，強度の大きいエッジが周辺に存在する場合にはHTより低くてもエッジとみなす．

図 5.12 に 256 × 256 画素の MR 画像に対してキャニーフィルタを適用しエッジ検出した結果を示す．σ の大小によって，大まかなエッジを検出するか，細かなエッジ成分を検出するか制御することができる．キャニーフィルタの処理結果は，荷重係数の畳み込み積分によりエッジ検出した結果（ソーベルフィルタ，プレウィットフィルタ，ラプラシアンフィルタ）に比べノイズの影響を受けず，安定したエッジ検出がなされている．

5.2.5　ガボールフィルタ

ガボールフィルタ（Gabor filter）は脳の視覚系の情報処理にヒントを得て開発されたエッジ検出フィルタである．視覚情報を最初に処理する脳の領域は第一視覚野と呼ばれ，そこでは物体の輪郭の向きや幅などが検出されていると考えられている．第一視覚野に含まれる神経細胞には，特定の位置に線が存在するときにだけ反応する単純型細胞と，位置によらず線に反応する複雑型細胞がある．ガボールフィルタは単純型細胞と同様のはたらきを行うことができるフィルタであ

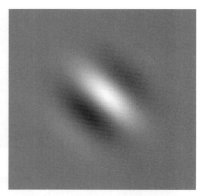

図 5.13　ガボールフィルタ関数

り，特定の向きや幅のエッジを検出することができる．

2次元画像に対して適用できる2次元**ガボールフィルタ関数**は式（5.7）のようにガウス関数とコサイン関数の積の形で定義される．関数の値を画素値で表したものを**図 5.13**に示す．このフィルタ関数と入力画像を式（5.8）に示すように畳み込み積分することでエッジ検出画像が得られる．

$$g_\theta(x, y) = \exp\left(-\frac{x'^2 + \gamma^2 y'^2}{2\sigma^2}\right) \cos\left(2\pi \frac{x'}{\lambda}\right) \tag{5.7}$$

$$h_\theta(x, y) = f(x, y) \otimes g_\theta(x, y) \tag{5.8}$$

ガボールフィルタ関数は異方性の形状をとっており，式中の σ はガウス関数の標準偏差を示しており，長軸方向の長さを決定するパラメータである．γ はガボール関数の空間的な縦横比を指定するものである．また，λ は波長を示し，フィルタ関数の短軸方向の幅を調整するパラメータである．さらに，xy 平面にて θ で与えた角度だけフィルタ関数 $g_\theta(x, y)$ を回転させるため，$x' = x\cos\theta + y\sin\theta$, $y' = -x\sin\theta + y\cos\theta$ とする．

図 5.14 はガボールフィルタの処理例である．θ を変化させることで画像中から検出するエッジの方向を変化することがわかる．θ の他に σ や λ，γ などのパラメータを変化させると，検出するエッジの細かさも制御することができる．

ガボールフィルタは様々な分野でエッジやラインパターンの検出に利用されているが，医用画像処理においては，画像中の血管の太さや方向を検出するような処理に応用されている．

また，1画素毎に式（5.7）の θ を変化させながらガボールフィルタ処理を行い，畳み込み積分 $h_\theta(x, y)$ が最も大きくなる値を採用するように処理を変更することで様々な方向のエッジを検出できるようになる．さらに畳み込み積分の最大値をとる θ が把握できるため，エッジの方向に関する情報も得ることができる．式（5.9）は各画素にてガボールフィルタがどれだけ一致したかを表す強度画像を算出する式であり，式（5.10）はガボールフィルタが最も良く一致したときの角度を算出するための式である．

$$I(x, y) = \max_\theta [h_\theta(x, y)] \tag{5.9}$$

$$A(x, y) = \arg\max_\theta [h_\theta(x, y)] \tag{5.10}$$

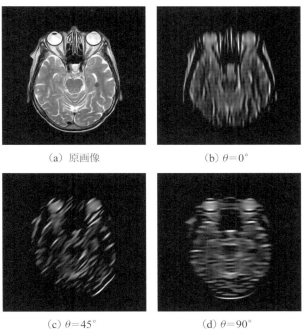

(a) 原画像　　　　　　(b) $\theta=0°$

(c) $\theta=45°$　　　　　(d) $\theta=90°$

図 5.14　ガボールフィルタ処理例

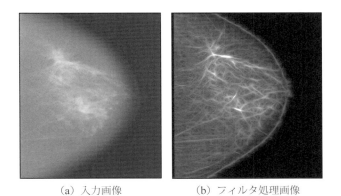

(a) 入力画像　　　　　(b) フィルタ処理画像

図 5.15　ガボールフィルタによるマンモグラムの乳腺構造強調処理

マンモグラムに対してこの方法を適用した結果を**図 5.15** に示す．同図（b）はガボールフィルタの強度画像を示している．処理された画像を見ると，マンモグラム内の構造を入力画像よりも明瞭に描出させることができている．

第 5 章　画像処理応用

演習問題

問題 1　次のうち，エッジ検出フィルタを **2 つ選べ**．
1. メディアンフィルタ
2. キャニーフィルタ
3. アンシャープマスクフィルタ
4. LoG〈Laplacian of Gaussian〉フィルタ
5. ノンローカルミーンフィルタ

問題 2　次のうち，平滑化フィルタを **2 つ選べ**．
1. ソーベルフィルタ
2. ガボールフィルタ
3. バイラテラルフィルタ
4. ラプラシアンフィルタ
5. k-最近傍平滑化フィルタ

問題 3　単純平滑化フィルタと，本章で説明したエッジ保存型平滑化フィルタの違いについて述べよ．

問題 4　任意の画像に対してガウスノイズとスパイク状ノイズを付加し，バイラテラルフィルタ，メディアンフィルタ，ガウシアンフィルタを用いてノイズ除去を試みよ．また，それらの結果に基づき，2 種類のノイズに対して有効なフィルタはどれか検討せよ．

問題 5　任意の画像に対して本章で説明したエッジ検出フィルタを適用し，得られたエッジの特徴から，それぞれの利点と欠点について考察せよ．

第 6 章
画像認識

　画像認識は，自動車の自動運転やコンピュータ支援診断システムで用いられている技術である．画像認識は，(1) 画像に写っている物体や病変の画像特徴を定量化する技術と，(2) 画像特徴から物体や病変を識別する技術に大別される．また，近年では，上記の2つの技術をひとつにまとめた畳み込みニューラルネットワークが注目されている．本章では，画像特徴量と機械学習およびRを用いた実装について述べる．

第 6 章 画像認識

　画像認識とは，画像に何が写っているのかをコンピュータに理解させる技術である．例えば，医用画像の異常陰影を検出するコンピュータ支援診断システムには画像認識技術が使われている．一般に，画像認識技術は，①対象物の画像特徴を抽出する**特徴抽出**と，②抽出した画像特徴量を用いて対象物とそれ以外を分類する**識別処理**に分けられる．乳房 X 線写真から石灰化陰影を検出する処理を例に考えてみよう．**図 6.1** に示すように，石灰化陰影は，小さくて，円形で，白い病変である．このような石灰化陰影を特徴づける，大きさ，形状，画素値などの画像特徴を抽出する処理が「特徴抽出」である．このとき，抽出した画像特徴の値を横に並べてベクトル表現したもの $x = (x_1, \cdots, x_d)$ を**特徴ベクトル**と呼び，特徴ベクトルによって張られる空間を**特徴量空間**と呼ぶ．特徴ベクトルを用いて，入力された候補が石灰化陰影かそれ以外のクラスに分類するための規則を決定する処理が「識別処理」である．図 6.1 に示すように，もし，石灰化陰影とそれ以外を明確に区別する画像特徴量が見つかれば，簡単な識別規則（例では，直線の識別境界の上下で分類が可能）を用いてそれらを容易に分類することができる．したがって，医用画像に含まれる異常陰影を検出する処理の成否を決める鍵は特徴抽出にあるとも言える．以下では，様々な画像の特徴抽出の処理について述べる．

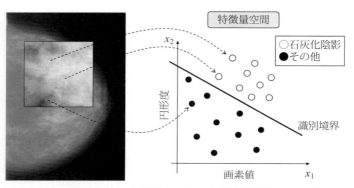

図 6.1　石灰化陰影を検出するための画像認識処理の手順

6.1　画像特徴量

6.1.1　ヒストグラム特徴量

　画像を構成する画素値に着目した特徴量が**ヒストグラム特徴量**である．この画像特徴量は，1 つの画素の値に関する統計量であるため，**1 次統計量**とも呼ばれる．ヒストグラムとは，横軸に画素値（階級値）を，縦軸にその度数を柱状グラフで表したものである（**図 6.2**）．ヒストグラムを用いれば，画像の画素値の分布の特徴を読み取り，その構造を直感的に捉えることができる．ヒストグラム特徴量は，①代表値と②散布度という 2 つの概念に大別される．①代表値とは，画素値の分布の特性をただ一つの数値で代表させるものであり，平均値，中央値，最小値，最大値などがある．②散布度とは，画素値の散らばり具合を表すも

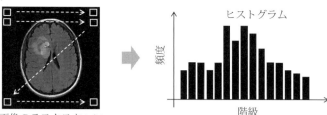

画素値がそのまま与えられている場合　画素値が度数分布で与えられている場合

図 6.2　データの型（画素値と度数分布のデータ）

ので，分散，標準偏差，変動係数，歪度，尖度などがある．これらのヒストグラム特徴量を求める際に，データが画素値として与えられている場合と，データが度数分布で与えられている場合の 2 通りがある．そこで以下では，代表的な特徴量に関して，画素値のデータと度数分布のデータの 2 通りの計算方法について述べる．

〔1〕平均値

すべての画素値 x_i の和を画像の大きさ N で割ったものを**平均値**（mean）$\bar{x}$ という．平均値は，ヒストグラムの型が左右対称でない場合や 2 峰性になっている場合には，代表値として用いることは適切ではないので注意を要する．

【画素値】
$$\bar{x} = \frac{x_1 + x_2 + \cdots + x_N}{N} = \frac{1}{N}\sum_{i=1}^{N} x_i$$

【度数分布】
$$\bar{x} = \frac{m_1 f_1 + m_2 f_2 + \cdots + m_n f_n}{N} = \frac{1}{N}\sum_{i=1}^{n} m_i f_i$$

〔2〕分散

各画素値と平均値との差の 2 乗和を画像の大きさ N で割ったものを**分散**（variance）といい，S^2 で表す．

【画素値】
$$S^2 = \frac{(x_1 - \bar{x})^2 + (x_2 - \bar{x})^2 + \cdots + (x_N - \bar{x})^2}{N} = \frac{1}{N}\sum_{i=1}^{N}(x_i - \bar{x})^2$$

【度数分布】
$$S^2 = \frac{(m_1 - \bar{x})^2 f_1 + (m_2 - \bar{x})^2 f_2 + \cdots + (m_n - \bar{x})^2 f_n}{N} = \frac{1}{N}\sum_{i=1}^{n}(m_i - \bar{x})^2 f_i$$

ここで，分散 S^2 の平方根 $S = \sqrt{S^2}$ を**標準偏差**という．

〔3〕歪度

歪度（skewness）とは，ヒストグラムの形が左右対称になっているかを表す特徴量であり，以下のように定義される．

【画素値】
$$\frac{(x_1-\bar{x})^3+(x_2-\bar{x})^3+\cdots+(x_N-\bar{x})^3}{NS^3}$$

【度数分布】
$$\frac{(m_1-\bar{x})^3 f_1+(m_2-\bar{x})^3 f_2+\cdots+(m_n-\bar{x})^3 f_n}{NS^3}$$

歪度の値が負のときは右に広がりを持つヒストグラム，正のときは左に広がりを持つヒストグラムとなる．また歪度の値がゼロに近いときは，左右対称なヒストグラムになる．

〔4〕尖度

尖度（kurtosis）とは，ヒストグラムの形のとがりぐあいを表す特徴量である．

【画素値】
$$\frac{(x_1-\bar{x})^4+(x_2-\bar{x})^4+\cdots+(x_N-\bar{x})^4}{NS^4}-3$$

【度数分布】
$$\frac{(m_1-\bar{x})^4 f_1+(m_2-\bar{x})^4 f_2+\cdots+(m_n-\bar{x})^4 f_n}{NS^4}-3$$

尖度の値が負のときは平坦なヒストグラムとなり，正のときは尖ったヒストグラムになる．

〔5〕医用画像のヒストグラム特徴量

ヒストグラム特徴量は簡単な画像特徴量であるが，医用画像の解析では画素値が意味を持つことがあるために，しばしば有用な画像特徴量になる．例えば，CT 画像の画素値は HU（Hounsfield Unit）値を表す．つまり，水は画素値が 0，空気は $-1{,}000$，脂肪領域は 0 よりも低い画素値であり，骨や歯は高い画素値を示す．**図 6.3** は，びまん性肺疾患の異常陰影パターン分類にヒストグラム特徴量を用いた例である．すりガラス状陰影とコンソリデーションは，正常と比較して画素値の平均値が高い．逆に，気腫性変化は正常と比較して平均値が低い．一方，蜂窩影は正常と比較して画素値のバラツキが大きい．このように，ヒストグラム特徴量のみを用いても，多くの陰影のパターン分類が可能である．自然画像では，写真の画素値は照明条件に左右されるため，ヒストグラム特徴量は有用でない場合が多い．しかし，医用画像では定量値として画像が形成されている場合も多く，ヒストグラム特徴量が活用できる．

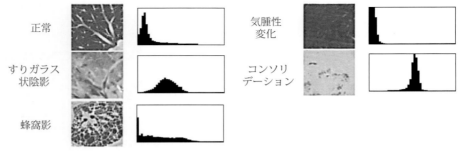

図 6.3　ヒストグラム特徴量を用いたびまん性肺疾患の分類

6.1.2　テクスチャ特徴量

テクスチャとは，画素値の 2 次元的な変化のパターンを表すものであり，**2 次統計量**とも呼ばれる．1 次統計量と 2 次統計量の違いを**図 6.4** で説明する．画像

A と画像 B のヒストグラムは同じになるため，画素値の平均値などの 1 次統計量では 2 つの画像を区別することはできない．これに対して 2 次統計量は，画像のある 2 つの画素に着目してそれらの画素値の変化を特徴量として扱う．例えば，画像 A のある画素に注目した場合，注目画素の左右の画素の値はほとんど同じであるが，画像 B では左右の画素の値はすべて異なる．このように，2 つの画素間の画素値の変化を定量化したものが**テクスチャ特徴量**である．

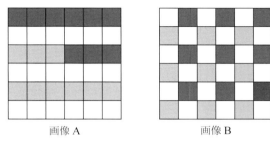

図 6.4　ヒストグラムが同じになる 2 つの画像

テクスチャ特徴量を定量化するための代表的な手法として**濃度共起行列**がある．濃度共起行列は次のようにして求める．任意の位置 (x, y) から角度 θ の方向に r 画素離れた位置を $(x + a, y + b)$ とする．このとき，(x, y) と $(x + a, y + b)$ の画素値がそれぞれ f_1 と f_2 であったとする．角度 θ の対称性を考慮して，$\theta = 0°, 45°, 90°, 135°$ とし，簡単化のために $r = 1$ とすれば，$(a, b) = \{(1, 0), (1, 1), (0, 1), (-1, 1)\}$ となる．このとき，(a, b) の各条件で，すべての画素での (f_1, f_2) の頻度を求めることによって濃度共起行列が作成できる．濃度共起行列の作成手順を**図 6.5** で説明する．例えば，$(a, b) = (1, 0)$ の条件のときは，(x, y) と $(x + 1, y)$ の画素値 f_1 と f_2 の関係を考えれば良い．図の例では，画像の任意の位

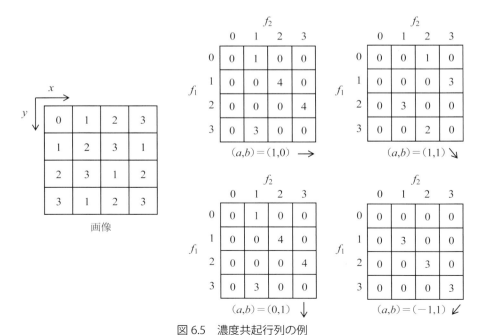

図 6.5　濃度共起行列の例

置 (x, y) から右に 1 画素進んだ位置 $(x+1, y)$ の画素値の関係が $f_1 = 0$ と $f_2 = 1$ になる箇所は 1 つしかないから，その頻度は 1 になる．同様に，$f_1 = 1$ と $f_2 = 2$ になる箇所は 4 つあるから，その頻度は 4 になる．この操作を続けることによって，(a, b) の各条件での濃度共起行列を作成することができる．

図から理解できるように，画像が n 階調のとき，濃度共起行列は $n \times n$ 行列となるが，実際の処理では，濃度共起行列のサイズが大きくなると下記のテクスチャ特徴量の計算時間がかかるため，16 階調程度に濃度階調変換をしてから濃度共起行列を作成する場合が多い．また，説明のために図では濃度共起行列の値を頻度で表したが，テクスチャ特徴量の計算では確率 $p(f_1, f_2)$ を表すものとして，$\sum_{f_1} \sum_{f_2} p(f_1, f_2) = 1$ となるように総和で割った値を用いる．

このような濃度共起行列から求める代表的なテクスチャ特徴量を以下に 4 つ挙げる．図 6.5 からも理解できるように，濃度共起行列は，角度 θ と移動量 r の組合せの数だけ作成できるから，それぞれの濃度共起行列から算出されるテクスチャ特徴量もその組合せの数だけ多くなる．

$$\text{エネルギー：} \sum_{f_1} \sum_{f_2} p(f_1, f_2)^2$$

$$\text{慣性：} \sum_{f_1} \sum_{f_2} (f_1 - f_2)^2 p(f_1, f_2)$$

$$\text{エントロピー：} - \sum_{f_1} \sum_{f_2} p(f_1, f_2) \log p(f_1, f_2)$$

$$\text{相関：} \frac{\sum_{f_1} \sum_{f_2} f_1 \cdot f_2 \cdot p(f_1, f_2) - \mu_x \mu_y}{\sigma_x \sigma_y}$$

ただし，$\mu_x = \sum_{f_1} \{f_1 \cdot \sum_{f_2} p(f_1, f_2)\}$，$\mu_y = \sum_{f_2} \{f_2 \cdot \sum_{f_1} p(f_1, f_2)\}$，$\sigma_x^2 = \sum_{f_1} (f_1 - \mu_x)^2 \cdot \sum_{f_2} p(f_1, f_2)$，$\sigma_y^2 = \sum_{f_2} (f_2 - \mu_y)^2 \cdot \sum_{f_1} p(f_1, f_2)$ である．エネルギーは，濃度共起行列のある要素に値が集まった場合に高くなり，テクスチャが一様性であることを示す．慣性は，主対角線からどれくらい離れて分布しているかを表すものであり，濃度の変化が激しくコントラストが強い場合に大きな値をとる．エントロピーは，画像が不揃いで不規則であることを表す．相関は，角度方向に方向性を持つテクスチャの場合に高い値をとる．濃度共起行列から計算されるテクスチャ特徴量は他にも多くあるが，詳細は他書に譲る．

6.1.3　SIFT 特徴量

大きさ，形状，濃度，テクスチャなどの伝統的な画像特徴量ではなく，画像は局所的な特徴量の集合とみなして局所特徴量から画像認識を行う新しいアプローチが提案されている．ここで説明する **SIFT**（Scale Invariant Feature Transform）や次節で説明する **HOG**（Histograms of Oriented Gradient）は，局所特徴量の代表的なものである．医用画像の解析では，患者の過去画像と現在画像の差を求めたい場合がある．現在画像と過去画像では患者のポジショニングが異なるから，拡大・縮小，回転，平行移動を行い，位置を合わせなければならな

い．画像の位置合わせを行う場合には，画像間の対応点を求めて回転や移動量を計算する必要がある（**図 6.6**）．このような対応点を求めるためには，画像の中の特徴的な点の候補を複数決定して，各候補点の画素値や微分値などから特徴量を算出し，有用な対応点であるかの判定を行う必要がある．SIFT は，画像の特徴点の検出とその点の局所特徴量の記述を行う手法であり，画像の回転や拡大・縮小などのスケール変化，さらに濃度の変化にも頑健な局所特徴量を計算することができる．SIFT 特徴量の抽出は，①特徴点の検出と②局所特徴量の記述の 2 つのステップによって構成される．以下に各ステップの処理について述べる．

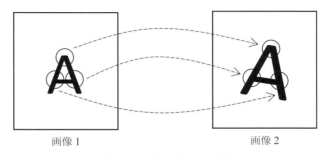

図 6.6　画像の対応点の例

〔1〕**特徴点の検出**

SIFT 処理では特徴点のことを**キーポイント**と呼ぶ．SIFT では DoG (Difference of Gaussian) 処理を行い，スケールスペースにおける極値探索を行うことでキーポイントの位置とスケールを決定する．SIFT において DoG 画像は，LoG (Laplacian of Gaussian) 画像の近似画像を求めるために利用されていることから，まず，ラプラシアンの性質について述べる．高校数学で「3 次関数や 4 次関数のグラフの概形を書け」という問題を解くとき，関数の 1 次微分と 2 次微分を求めてグラフの概形を求めたことを懐かしく思う読者もいるだろう．2 次微分とは，関数の傾きの変化率を表すものであって，上に凸か，下に凸か，変化の転換点である変曲点か，などの情報を得ることができた．ラプラシアンで表される画像の 2 次微分情報は，画像のエッジやコーナーなど特徴的な点を検出するのに有用である．しかし，2 次微分であるためにノイズの影響を強く受ける．そこで，ガウス関数によって平滑化処理を行い，それでも消えないエッジやコーナーは画像を構成するのに重要な構成要素であると判断する．スケールスペースとは，ガウス関数の σ を増加させながら平滑化を加えた画像を縦に並べた空間のことであり，それぞれの画像の 2 次微分画像の極値を利用することによって，キーポイントの位置を決定するのが SIFT における特徴点検出のアイデアである．

入力画像 $I(u,v)$ にガウス関数 $G(x,y,\sigma)$ を畳み込むことによって得られる平滑化画像 $L(u,v,\sigma)$ を

$$L(u,v,\sigma) = G(x,y,\sigma) * I(u,v)$$

ただし，$G(x,y,\sigma) = \dfrac{1}{2\pi\sigma^2} \exp\left(-\dfrac{x^2+y^2}{2\sigma^2}\right)$

で定義しよう．このとき，DoG 画像 $D(u,v,\sigma)$ は

$$D(u,v,\sigma) = (G(x,y,k\sigma) - G(x,y,\sigma)) * I(u,v) = L(u,v,k\sigma) - L(u,v,\sigma)$$

となる．つまり，スケールスペースでの 2 つの画像の差が DoG 画像である．LoG 画像の計算にはコストが掛かる問題があるため，LoG 画像の近似である DoG 画像によって代用する．DoG 画像は差分によって計算できるため，高速に処理を行うことができる．DoG 画像によるキーポイントの検出は，スケールの異なる 3 枚の DoG 画像を上下に並べたスケールスペースで行う．DoG 画像の注目画素とその 26 近傍を比較し，極値を探索してキーポイントの候補にする．この操作を σ の小さい DoG 画像から行い，より大きな σ の DoG 画像で極値が検出されれば，キーポイントの候補に追加する．しかし実際には，このようにして検出されたキーポイントには，削除できなかったノイズなども含まれるため，DoG 画像の出力値が小さい（コントラストが小さい）候補や，候補点での主曲率が安定していない（輪郭がはっきりしていない）候補を削除する処理を追加することによって安定したキーポイントの絞り込みが行われる．図 6.7(a) に決定されたキーポイントの例を示す．円の中心がキーポイントであり，円の大きさはキーポイントが検出されたスケール（σ）を表す．

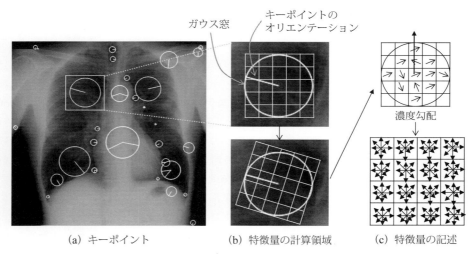

(a) キーポイント　　(b) 特徴量の計算領域　　(c) 特徴量の記述

図 6.7　キーポイントと特徴量の記述

〔2〕局所特徴量の記述

キーポイントから濃度の勾配方向のヒストグラムに基づいた特徴量を求めることによって，回転に不変な画像特徴を求めることができる．キーポイントを検出した平滑化画像 $L(u,v)$ から濃度の勾配強度 $m(u,v)$ と勾配方向 $\theta(u,v)$ をそれぞれ求める．

$$m(u,v) = \sqrt{f_u(u,v)^2 + f_v(u,v)^2}$$

$$\theta(u,v) = \tan^{-1} \frac{f_v(u,v)}{f_u(u,v)}$$

ただし，$f_u(u,v) = L(u+1,v) - L(u-1,v)$，$f_v(u,v) = L(u,v+1) - L(u,v-1)$ である．次に，勾配強度と勾配方向を用いて，重み付き方向ヒストグラムを作成

する.

$$h_{\theta'} = \sum_x \sum_y w(x,y) \cdot \delta[\theta', \theta(x,y)]$$

$$w(x,y) = G(x,y,\sigma) \cdot m(x,y)$$

h_θ は，全方向を 45 度ずつ 8 方向に量子化したヒストグラムなどが用いられる．この際，デルタ関数は，勾配方向 $\theta(x,y)$ が 8 方向に量子化した方向 θ' のいずれかに含まれるときに 1 を返す．また，$w(x,y)$ はある局所領域の画素 (x,y) の重みであり，キーポイントのスケールのガウス関数 $G(x,y,\sigma)$ と勾配強度 $m(x,y)$ によって決定される．この重みによって，キーポイントに近い特徴量がより強く反映される．最終的な特徴量は，キーポイントの周辺領域の勾配情報を用いて算出する．キーポイントが持つスケールに基づいて周辺領域を設定し（図 6.7(b)），1 辺を 4 ブロックとする合計 16 ブロックの矩形に分割する．各矩形領域で 45 度ずつの計 8 方向の勾配方向ヒストグラムを作成した場合には，$(4 \times 4) \times 8 = 128$ 次元の特徴量が算出される（図 6.7(c)）．このように，キーポイントが持つ方向に座標軸を合わせた領域で SIFT 特徴量を計算するため，回転に不変な特徴量を算出することができる．また，128 次元の特徴量をその大きさの総和で正規化するため，濃度変化の影響も少ない特徴量になっている．

6.1.4 HOG 特徴量

濃度勾配を利用した他の特徴量として，HOG がある．HOG は，SIFT と同じように局所領域における濃度の勾配方向ヒストグラムを用いたものであるが，SIFT が特徴点で特徴量を記述するのに対して，HOG では局所領域（例えば，15×15 画素の領域）で特徴量の記述を行う点が異なる．HOG 特徴量を計算するには，SIFT と同様に入力画像 $I(u,v)$ から濃度勾配を計算し，勾配強度 $m(u,v)$ と勾配方向 $\theta(u,v)$ から濃度の勾配方向ヒストグラムを作成する．

$$m(u,v) = \sqrt{f_u(u,v)^2 + f_v(u,v)^2}$$

$$\theta(u,v) = \tan^{-1} \frac{f_v(u,v)}{f_u(u,v)}$$

HOG では，例えば，5×5 画素の局所領域を 1 セルとしてその領域内で濃度の勾配方向ヒストグラムを作成する（**図 6.8**）．また，例えば，0 度から 180 度までを 20 度の間隔で分割することによって，合計 9 方向で勾配方向ヒストグラムを作成したとしよう．これらのセルはブロックにまとめられる．ここでは，3×3 セルを 1 ブロックとしてまとめて特徴量の正規化を行う．つまり，1 ブロックの特徴量は $(3 \times 3) \times 9 = 81$ 次元となる．この 1 ブロックをフィルタの畳み込み演算の要領で 1 セルずつ移動しながら，それぞれの場所で特徴量の計算と正規化を行う．このようにして計算された HOG 特徴量は，SIFT のように回転やスケール変化に不変ではないが，局所領域における幾何学的変化と濃度変化に不変という特徴を持つ．したがって，例えば，MR 画像における脳腫瘍の検出など，医用画像のある局所領域だけに特徴的な情報を持つものがあり，その場所を大まかに検出したいといった処理には，HOG 特徴量が有用であると言える．

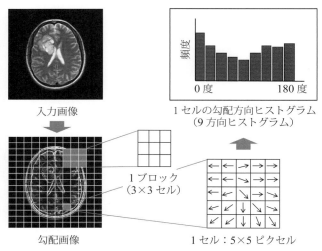

図 6.8　HOG 特徴量の計算手順

6.2　機械学習

　大量のデータから，推定，分類，予測，データ間の関連性の抽出などを行う技術に，**機械学習**がある．画像認識で用いられる機械学習は，前節で述べた様々な画像特徴量を用いて，異常陰影とその他の正常構造，がんの良性と悪性などを分類する識別規則の構成法を提供する．この場合の入力は，特徴ベクトルであり，出力はクラス（病変，正常構造，悪性，良性など）になる．識別規則は，特徴ベクトル x からクラス y への写像を $y = f(x)$ といった関数で表現することになるが，識別規則の決定は，入力特徴ベクトルとそのクラスを対にしたデータセットである学習データセットを用いて行われる．学習データセットで作成した識別規則は，学習データセットとは異なるテストデータセットを用いて評価するのが一般的である．そこで，まず，学習データセットとテストデータセットの作り方について述べる．

6.2.1　学習とテストのデータセットの作り方

　データセットを 2 つに分割して，一方を学習データセットに，もう一方をテストデータセットとして利用する方法を**ホールドアウト法**（holdout）という．しかし，医用画像の解析では，多くのデータを収集することは困難な場合が多いため，有限のデータセットを学習データセットとテストデータセットに分割するホールドアウト法では，学習とテストのデータセットの数が極端に少なくなり正しい評価ができないことも多い．このようなホールドアウト法の欠点を補う方法として，**交差確認法**（cross validation）が提案されている（**図 6.9**）．交差確認法では，データセットを m 個のグループに分割し，$m - 1$ 個のグループのデータセットで学習を行い，取り除いた 1 個のグループのデータセットでテストを行う．これを m 回繰り返すことで，すべてのデータのテスト結果を得る手法である．さらに，交差確認法の分割を極限まで進めたものを **1 つ抜き法**（leave-one-out）と呼ぶ．この方法では，データセットから 1 つ取り除いた残りのデータを

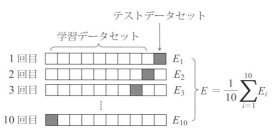

図 6.9　10 分割の交差確認法による学習とテスト

学習データセットとして使用し，取り除いた 1 つのデータをテストする操作をデータの個数回行う．この 1 つ抜き法は，データ数が少ない研究の初期段階で良く利用される．

このようにして作成した学習データセットを用いて識別規則（識別器とも呼ばれる）を構成し，テストデータセットを用いてその評価を行う．識別器には，線形判別法，ニューラルネットワーク，サポートベクターマシンなどが代表的である．以下に，これらの手法を概説し，R による実装方法について述べる．

6.2.2　線形判別法

線形判別法は，線形識別関数 $f(x) = w^T x + b$ によって，特徴量空間に分布するデータを 2 つのクラスに分類する方法である（**図 6.10**）．ここで，$x = (x_1, \cdots, x_d)$ は入力特徴ベクトル，$w = (w_1, \cdots, w_d)^T$ は係数ベクトル，b はバイアス項である．係数ベクトルは直線の傾きを決める項であり，バイアス項は直線の位置を決める項である．この線形識別関数は，データの次元が d のとき，$d-1$ 次元の超平面となる．つまり，線形判別法とは，2 つのクラスからなる入力特徴ベクトルが与えられた場合に，2 つのクラスをある基準で分類する直線（超平面）の係数ベクトル w とバイアス b を求める方法である．

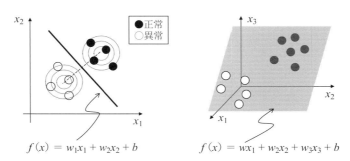

図 6.10　線形判別法による識別境界

クラスを分離する係数ベクトルの決め方にはいくつかの方法があるが，ここでは，フィッシャーの基準を用いるものについて述べる．2 つのクラスの学習データを x_1，x_2 とし，その個数を N_1，N_2 とする．このとき，それぞれのクラスの平均ベクトルを次のように表す．

$$\mu_1 = \frac{1}{N_1} \sum x_1 \qquad \mu_2 = \frac{1}{N_2} \sum x_2$$

線形識別関数を $y = w^T x$ として，平均ベクトルを $m_k = w^T \mu_k$ の関係式を用いて

線形識別関数に写像すれば，線形識別関数上の2つのクラスの平均値の差は次式になる．

$$m_1 - m_2 = w^T(\boldsymbol{\mu_1} - \boldsymbol{\mu_2})$$

この2つのクラスの平均の差のことを**クラス間変動**という．もう一つの変動に**クラス内変動**がある．これは，線形識別関数で写像された1次元空間での各クラスのデータの変動を表したものであり，それぞれ次式で与えられる．

$$S_1^2 = \sum(\boldsymbol{y_1} - m_1)^2 \qquad S_2^2 = \sum(\boldsymbol{y_2} - m_2)^2$$

このとき，全クラス内変動は$S_1^2 + S_2^2$となる．**フィッシャーの基準**による線形識別関数の係数ベクトルの決定は，

$$J(\boldsymbol{w}) = \frac{(m_1 - m_2)^2}{S_1^2 + S_2^2}$$

の値が最大になるように，$\boldsymbol{w}$を決定することで行われる．この式の意味するところを**図6.11**で視覚的に説明する．図に示すように，クラス間変動（m_1とm_2の差）が大きければ，2つのクラスは離れることになるから，クラス間変動は大きい方が良い．一方，個々の分布の広がりを表すクラス内変動は小さい方が2つのクラスの分離は良くなるから，クラス内変動は小さい方が良い．つまり，フィッシャーの基準は，クラス間変動が大きくクラス内変動が小さいという条件を満たす線形判別関数の軸の向きを見つける手法であると解釈できる．

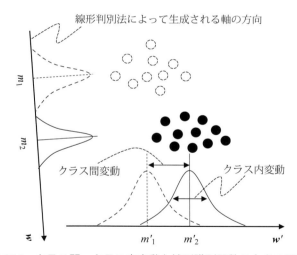

図6.11　クラス間・クラス内変動と線形識別関数の向きの関係

Rによる線形判別法の実装について説明する．画像特徴量の抽出はC言語などで記載した画像処理プログラムで行い，それ以降の識別処理をRで行う例について説明する．具体的には，①画像処理プログラムで画像特徴量の値を計算し，②その値をCSV形式で保存してRでそのファイルを読込み，線形判別法を適用する2段階のステップになる．ここでは，**表6.1**に示すような，クラスが2群（異常：P，正常：N）で画像特徴量が2つのデータがステップ①で得られたと仮定する．Rによる線形判別法の演習のためには，表6.1のデータをExcelで作成し，

カンマ区切りの CSV 形式で input.csv として保存したものを用いれば良い.

R のパッケージ MASS には，線形判別法の関数 lda がある．lda(class~.) のように記載して利用する．コンマ（.）は，すべての画像特徴量を用いるという意味である．もし，画像特徴量を選択して線形判別法を適用したい場合には，lda(class~feature1) のようにして用いれば良い.

表 6.1　入力データ（画像特徴量）

class	feature1	feature2
P	9.1	54.5
P	8.2	53.5
P	9.7	45.3
N	5.7	31.8
N	2.5	33.2
N	8.9	48.2

線形判別法

```
# input.csv のデータを読込む（ヘッダあり，カンマ区切り）
> InData <- read.csv("input.csv", header=TRUE, sep=",")
# 読込んだデータを表示する
> InData
  class feature1 feature2
1     P      9.1     54.5
2     P      8.2     53.5
3     P      9.7     45.3
4     N      5.7     31.8
5     N      2.5     33.2
6     N      8.9     48.2
# library(MASS) の読込み
> library(MASS)
# 線形判別法を実行し結果を Output に出力する
> Output <- lda(class~.,data=InData)
# 線形識別関数の係数ベクトルを求める
> Output$scaling
               LD1
feature1 0.1103123
feature2 0.1116074
# 線形識別関数のバイアス項 b を求める（注意：この値は-b が出力される）
# apply 関数を使用して各列の平均を求める
> apply(Output$means%*%Output$scaling,2,mean)
     LD1
5.768026
# 学習データに対する線形識別関数の出力（判別得点）を求める
# 正の値なら P，負の値なら N と識別される
> predict(Output)$x
          LD1
1  1.3184216
2  1.1075330
3  0.3578205
4 -1.5901292
5 -1.7868782
6  0.5932322
# 結果を CSV 形式でファイル output.csv に出力する
> write.csv(predict(Output)$x,"output.csv")
```

　学習データセットから決定した線形識別関数の係数ベクトルとバイアス項の値を用いれば，テストデータセットに対する判別得点も求めることができる．このときの線形識別関数は上記の計算結果から次式となる.

$$y = 0.1103123x_1 + 0.1116074x_2 - 5.768026$$

また，関数 lda には，1 つ抜き法のための引数 CV があり，

lda(class~., data=InData, CV=TRUE)

で 1 つ抜き法による学習とテストを行うことができる．さらに，上記のプログラムを，LDA.R としてファイルに保存すれば，コマンドプロンプトから Rscript.exe LDA.R として実行することができるため，C 言語から system("Rscript.exe LDA.R") として呼び出すことにより，画像処理と識別処理をひとつのプログラムとしてまとめることも可能である．

さて，線形識別関数は，特徴量空間に分布する 2 つのクラスを分類するための超平面を構成するが，この識別境界は平面であるために，2 つのクラスが特徴量空間で**線形分離不可能**な場合には，2 つのクラスを正確に分類することができない（図 **6.12**）．これに対して，次に述べるニューラルネットワークは，人間の脳が行う情報処理をモデル化したものであり，非線形な識別境界を作成することができるため，線形分離不可能な問題に対しても 2 つのクラスを正確に分類することができる．

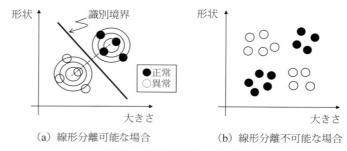

図 6.12　線形分離不可能な問題

6.2.3 ニューラルネットワーク

ニューラルネットワークのモデルには，階層型ネットワークと相互結合型ネットワークがあるが，ここでは，画像認識で良く使われる階層型ネットワークについて述べる．図 **6.13**(a) に，代表的な 3 層構造のニューラルネットワークの例を示す．左から入力層，中間層（隠れ層），出力層とそれぞれ呼ぶ．各層はニューロン（神経細胞）の情報処理をモデル化したユニットによって構成され，各層間はそれぞれのニューロン間のシナプス結合の強さを表す重みが与えられている．ニューロンは他のニューロンから刺激を受けると，細胞体の電位が次第に上がっていき，一定の閾値を越えると発火して次のニューロンに刺激を出力する．このときの発火を制御する関数を**活性化関数** $h(a)$ と呼ぶ（図 6.13(b)）．

ニューラルネットワークにおける信号の伝達を見ていこう．図 6.13(b) は，図 6.13(a) の灰色部分を抜き出したものである．図は，ニューロン x_1 と x_2 から信号が入力され，ニューロン y で出力する値の計算方法を示したものである．ここで

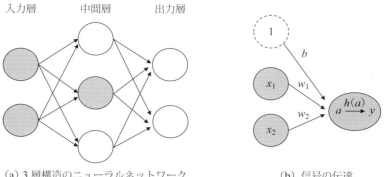

(a) 3層構造のニューラルネットワーク　　(b) 信号の伝達

図 6.13　ニューラルネットワークと信号伝達のモデル

行われる計算は，

$$y = h(w_1 x_1 + w_2 x_2 + b)$$

$$h(a) = \begin{cases} 0 & (a \leq 0) \\ 1 & (a > 0) \end{cases}$$

である．ここで，b はバイアスである．w_1 と w_2 は，それぞれの信号の重みで入力信号の重要度を表す．また，$h(a)$ は活性化関数であり，ニューロンがどのように発火するのかを決定するものである．上式で定義した $h(a)$ は**ステップ関数**であるが，ニューラルネットワークで伝統的に用いられてきた活性化関数として**シグモイド関数**がある．

$$h(a) = \frac{1}{1 + \exp(-a)} = \frac{\tanh\left(\dfrac{a}{2}\right) + 1}{2}$$

シグモイド関数は，ステップ関数と比較して，入力値に対する出力値が滑らかに変化する点が特徴的である（**図 6.14**）．この滑らかさは，ニューラルネットワークの表現力を高めるために重要な要素のひとつであるが，最近では **ReLU** (Rectified Linear Unit) 関数が活性化関数にしばしば用いられる．ReLU 関数は次式で定義される．

$$h(a) = \begin{cases} 0 & (a \leq 0) \\ a & (a > 0) \end{cases}$$

ReLU 関数は，単純で滑らかな関数であり，実装が容易で学習時間を短縮する効果もある．

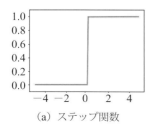
(a) ステップ関数

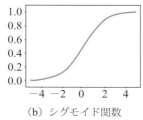
(b) シグモイド関数

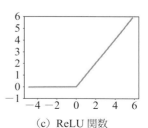
(c) ReLU 関数

図 6.14　活性化関数

第6章　画像認識

　ニューラルネットワークの最終的な出力値は，出力層の活性化関数によって決定される．そのため，出力層の活性化関数には，回帰問題では恒等関数が，分類問題では**ソフトマックス関数**が使われることが一般的である．恒等関数は入力値をそのまま出力する関数であり，ニューラルネットワークの出力値は連続値になる．一方，ソフトマックス関数は，

$$y_k = \frac{\exp(a_k)}{\displaystyle\sum_{i=1}^{n} \exp(a_i)}$$

で定義される．ソフトマックス関数の出力値の総和は 1 になることが特徴的である．例えば，1 番目のノードの出力値と 2 番目のノードの出力値が，それぞれ 0.2 と 0.8 であったとする．このとき，1 番目の出力ラベルである可能性が 20%，2 番目の出力ラベルである可能性が 80% であると解釈できる．このような特性から，ソフトマックス関数は分類問題に対して頻繁に用いられる．ニューラルネットワークの重みパラメータが決まれば，入力データに対する出力値を求めることができる．これらの重みパラメータは人が手作業で決めるのではなく，学習データから最適な重みパラメータの値を自動的に決定する．このことをニューラルネットワークの学習と呼ぶ．ニューラルネットワークの学習では，学習データとの誤差としての損失関数を定義し，その値が小さくなるように重みパラメータが決定される．重みパラメータの更新には誤差逆伝播法が用いられるが，ここではその詳細は述べない．

　R によるニューラルネットワークの実装について説明する．演習のためには，まず，学習データとテストデータを用意する必要がある．iris（アヤメの花）は，R に組み込まれている標準データセットのひとつであり，演習で用いることができる．アヤメの種類によって，がく，花びらの長さや幅が異なる．R で > head(iris) と入力すれば，データセットの最初の 6 行を見ることができる．データセットは，Sepal.Length（がくの長さ），Sepal.Width（がくの幅），Petal.Length（花びらの長さ），Petal.Width（花びらの幅），Species（アヤメの種類）によって構成されている．アヤメの種類は 3 種類（Setosa，Versicolor，Virginica）で 50 件ずつ計 150 個のデータがある．この iris を用いて，学習とテ

学習データとテストデータの作成

```
# iris データの中身の表示
> head(iris)
  Sepal.Length Sepal.Width Petal.Length Petal.Width Species
1          5.1         3.5          1.4         0.2  setosa
2          4.9         3.0          1.4         0.2  setosa
3          4.7         3.2          1.3         0.2  setosa
4          4.6         3.1          1.5         0.2  setosa
5          5.0         3.6          1.4         0.2  setosa
6          5.4         3.9          1.7         0.4  setosa
# 学習データ（iris.train）とテストデータ（iris.test）の作成
> even.n <- 2*(1:75)              # 偶数番号の生成
> odd.n <- 2*(1:75)-1            # 奇数番号の生成
> iris.train <- iris[even.n,]   # 偶数番目のデータを取り出す
> iris.test <- iris[odd.n,]     # 奇数番目のデータを取り出す
```

ストのデータセットを作成する.

Rには，3層構造のニューラルネットワークのパッケージ nnet がある．nnet を用いて学習を行い，関数 predict を用いてテストを行う．nnet 関数の引数の意味は，> ??nnet と入力することで確認できる．size は中間層のユニット数であり，decay は重み減衰のパラメータである．iris.test[,-5] でテストデータセットの5列目を削除することができる．また，table 関数を用いればクロス表を作成して分類結果を表示することができる．下記の例では，25個の Setosa をすべて正しく認識できたこと，1つの Versicolor を誤って Virginica と認識したことがわかる．

```
ニューラルネットワーク

# library(nnet) の読込み
> library(nnet)
# ニューラルネットワークの学習
> iris.nnet <- nnet(Species~.,size=3,decay=0.1,data=iris.train)
# ニューラルネットワークのテスト
> iris.nnetp <- predict(iris.nnet,iris.test[,-5],type="class")
# 結果をクロス表で表示（縦軸は Truth，横軸はニューラルネットワークの結果）
> table(iris.test[,5], iris.nnetp)
           setosa versicolor virginica
  setosa      25         0         0
  versicolor   0        24         1
  virginica    0         0        25
```

6.2.4 サポートベクターマシン

線形判別法やニューラルネットワークでは，すべての学習データを用いて学習を行うため，学習データにはずれ点が含まれていた場合には，識別境界の位置がはずれ点の影響を受け，はずれ点の方に移動する（**図6.15(a)**）．このような識別境界では，未学習データの判別が失敗する可能性が高い．そこで，**サポートベクターマシン**では，学習データから他のクラスと近い位置に存在するいくつかの学習データ（**サポートベクター**と呼ぶ）を選択し，選択した学習データを完全に識別する超平面の中で2つのクラスの「真ん中」を通る識別境界を作成する（図6.15(b)）ことによって，未学習データの判別性能が良くなるように**汎化能力**を高める戦略をとる．このような識別境界が，具体的にどのような式で表されるのかを以下で説明しよう．$t_i = \{-1, +1\}$ を学習データのクラスとし，線形識別関数を $w^T x_i + b$ で表すとする．図6.15(b) の場合，線形識別関数は，

$$t_i = +1 \text{ のとき} \quad w^T x_i + b \geq +1$$
$$t_i = -1 \text{ のとき} \quad w^T x_i + b \leq -1$$

となるが，これらの式は次式のようにまとめることができる．

$$t_i(w^T x_i + b) \geq 1$$

このとき，$t_i(w^T x_i + b) = 1$ の線（$w^T x_i + b = 1$ と $w^T x_i + b = -1$）は，識別境界をサポートしているように見えるが，この線上にある学習データがサポートベ

クターである．このサポートベクターと識別境界の距離は，距離の公式より，

$$\frac{|w^T x_i + b|}{\|w\|}$$

によって与えられるが，このとき分子は 1 であることから，サポートベクターと識別境界の距離は，$1/\|w\|$ となる．つまり，サポートベクターマシンの識別境界は，学習データのクラスを完全に分離するものの中から，サポートベクターと識別境界の距離が最大になるもの（**マージン最大化**）を選ぶ問題であり，次のように定式化される．

$$\min_{w} \|w\|^2$$

制約条件　$t_i(w^T x_i + b) \geq 1$

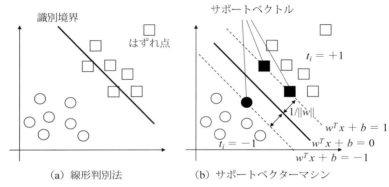

図 6.15　線形判別法とサポートベクターマシンの識別境界

上式の解は，線形分離可能な問題に対しては求まるが，**図 6.16** のように，線形分離不可能な場合には解を求めることができない．そこで，**ソフトマージン**と呼ぶテクニックを用いて制約条件を緩める．まず，スラック変数 $\xi_i (\xi_i > 0, i = 1, \cdots, n)$ を導入して

$$t_i(w^T x_i + b) \geq 1 - \xi_i$$

$$\begin{cases} \xi_i = 0 & \text{マージン内で正しく識別できる} \\ 0 < \xi_i \leq 1 & \text{マージン境界を越えるが正しく識別できる} \\ \xi_i > 1 & \text{マージン境界を越えて誤識別される} \end{cases}$$

のように条件を緩和する．このときの識別境界を求める問題は次のように変更される．

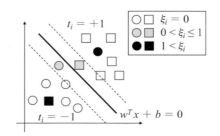

図 6.16　ソフトマージンによるサポートベクターマシンの識別境界

$$\frac{1}{2}\|w\|^2 + C\sum_{i=1}^{n}\xi_i$$

制約条件　$t_i(w^T x_i + b) \geq 1 - \xi_i$

ここで，C はどこまで制約条件を緩めるかを指定するパラメータであり，この値は実験的に決める必要がある．このような制約つきの問題は，ラグランジュ乗数法を用いると，より簡単な問題に帰着されることが多い．そこで，ラグランジュ乗数 $\alpha_i(> 0)$ を導入すれば，

$$\max_{\alpha}\sum_{i=1}^{n}\alpha_i - \frac{1}{2}\sum_{i,j=1}^{n}\alpha_i\alpha_j t_i t_j x_i^T x_j$$

制約条件　$0 \leq \alpha \leq C,\ \ \sum_{i=1}^{n}\alpha_i t_i = 0$

となる．

　さて，識別境界を直線（超平面）に限定すると，ソフトマージンを用いても性能の良い識別関数が構築できるとは限らない．そこで，**カーネルトリック**を用いて非線形な識別境界が作成できるように，さらに工夫を加える．カーネルトリックとは，入力ベクトルを非線形変換し入力空間よりもはるかに高次元の特徴空間に投影すると線形分離可能となる場合があることから，この高次元の特徴量空間で上記の直線（超平面）の識別境界を求める解法を適用すれば実質的にはもとの入力空間で非線形識別境界を決定したことになるというアイデアである．この概念を大雑把に説明すれば，教室の男子と女子を分ける線を引く問題を考えるとき，狭い教室では難しいから，隣の広いグランドに学生を移動させて線を引き，そのまま元の教室に移動すれば，狭い教室で男子と女子を分ける複雑な線を引くことができるというものである．話をもとに戻そう．学習データの非線形写像空間へのベクトルを $\varphi(x) = (\varphi_0 = 1, \varphi_1(x), \cdots, \varphi_M(x))^T$ で表せば，非線形特徴空間での線形識別関数は，

$$f(\varphi(x)) = w^T\varphi(\boldsymbol{x})$$

となるから，カーネル関数 $K(x_i, \boldsymbol{x})$ を用いることによって，上述したソフトマージンによるサポートベクターマシンの識別関数を作成する問題は次式のように変更でき，最終的に，凸 2 次計画問題となる．

$$\max_{\alpha}\sum_{i=1}^{n}\alpha_i - \frac{1}{2}\sum_{i,j=1}^{n}\alpha_i\alpha_j t_i t_j K(x_i, x_j)$$

制約条件　$0 \leq \alpha \leq C,\ \ \sum_{i=1}^{n}\alpha_i t_i = 0$

　以上の要点をまとめると，サポートベクターマシンの特徴は，①ソフトマージンによってはずれ点の影響がないように識別境界の位置を修正できること，②カーネルトリックによって非線形な識別境界を作成できること，③最終的にその問題は，凸 2 次計画問題に帰着されるから，局所最適解が必ず大局的最適解になることの 3 点である．

　R によるサポートベクターマシンの実装について説明する．ここでは，パッケージ kernlab の SVM 関数 ksvm を用いる．このパッケージのインストール

は，> install.packages("kernlab") によって行うことができる．この操作は最初の1回のみ行えばよい．2回目以降は，> library(kernlab) によってインストールされたパッケージを呼び出すことができる．関数 ksvm の引数 kernel には用いるカーネル関数を指定できる．デフォルトは rbfdot（ガウシアン）であり，それ以外に，polydot（多項式），laplacedot（ラプラシアン），tanhdot（タンジェント）などが用意されている．多項式カーネルとガウシアンカーネルを用いた結果を図 **6.17** に示す．塗り潰したマーカーはサポートベクターである．ガウシアンカーネルを用いることによって，より複雑な識別境界が生成されていることが理解できよう．また，関数 ksvm の引数に cross を指定することによって，m 重交差確認法の m を指定することも可能である．

```
サポートベクターマシン
# パッケージのインストール（インストール済の場合は，実行する必要はない）
> install.packages("kernlab")
# 学習データとテストデータの作成
> even.n <- 2*(1:50)+50
> odd.n  <- 2*(1:50)-1+50
> train.cls <- as.matrix(iris[even.n,5])     # 学習データのクラス
> test.cls  <- as.matrix(iris[odd.n,5])      # テストデータのクラス
> iris.train <- data.frame(iris[even.n,3:4],train.cls)   # 学習データ
> iris.test  <- data.frame(iris[odd.n,3:4])              # テストデータ
# SVM の学習とテスト
> library(kernlab)
> set.seed(0)
> (iris.svm <- ksvm(train.cls~., data=iris.train, kernel="polydot"))  # SVM の学習
> test.out <- predict(iris.svm, iris.test)                            # テスト
# 結果のクロス表の作成
> table(test.cls,test.out)
            test.out
test.cls     versicolor virginica
 versicolor          24        1
 virginica            1       24
# 学習データのサポートベクトルの散布図
> plot(iris.svm, data=iris.train[,1:2])
```

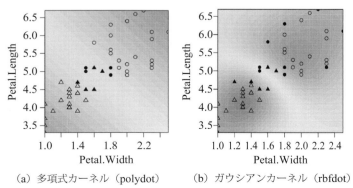

（a）多項式カーネル（polydot）　　（b）ガウシアンカーネル（rbfdot）

図 6.17　カーネル関数の選択による識別境界の違い

6.2.5 深層学習

深層学習（deep learning）は，層を深くしたニューラルネットワークである．深層学習の特徴は，特徴抽出と識別規則の獲得を学習によって行うことである（**図 6.18**）．これまで医用画像認識技術の開発に携わってきた多くの技術者は，病変とその他を区別する画像特徴量の設計や選択に多くの時間を費やしてきた．しかし，深層学習を用いれば，病変とその他を区別するための有効な画像特徴量を探す手間を省くことができる．

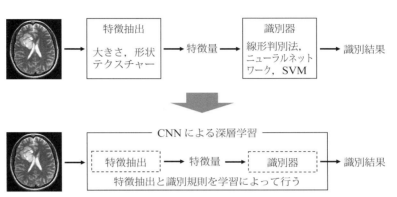

図 6.18 従来の画像認識技術と CNN による深層学習の違い

画像認識には，**畳み込みニューラルネットワーク**（**Convolutional Neural Network : CNN**）が頻繁に用いられる．この CNN の特徴は，多層のニューラルネットワークの前半に，畳み込み層とプーリング層を持つことである（**図 6.19**）．畳み込み層では，画像にフィルタを畳み込む処理が行われ，プーリング層では，畳み込みの出力画像の画素を間引いて解像度を落とす処理が行われる．つまり，CNN は，層の前半で画像から特徴抽出や特徴選択を行い，層の後半でそれらを入力とした識別器を構成するアプローチをとる．ここで注目すべきは，後半の識別器の認識精度が向上するような画像特徴量を学習によって獲得しようという戦略であり，この点が従来のアプローチとの大きな違いである．

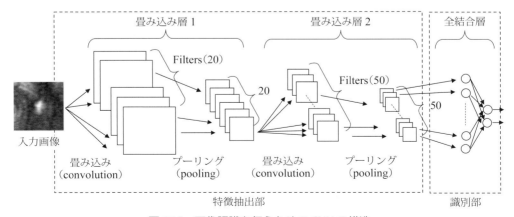

図 6.19 画像認識を行うための CNN の構造

第6章　画像認識

　　ここでは，R を用いた CNN の演習に MXNet を用いる．MXNet は，ワシントン大学とカーネギーメロン大学によって開発された深層学習のフレームワークであり，R だけでなく，Python や C++，Java などでも利用できる．MXNet のパッケージを R にインストールするには，以下のようにすれば良い．ただし，R のバージョンが古い場合には，インストールができない場合があるので，最新版にアップデートすることを勧める．

MXNet パッケージのインストール

```
> cran <- getOption("repos")
> cran["dmlc"] <- "https://apache-mxnet.s3accelerate.dualstack.amazonaws.
com/R/CRAN/"
> options(repos = cran)
> install.packages("mxnet")
```

　　CNN を実行するためには，まず，学習データとテストデータを作成しなければならない．CNN に入力する画像データは 0.0 〜 1.0 に正規化したものを用いる．これには，もし画像が 10 ビットならば 1,023 で，8 ビットならば 255 で，すべての画素値を割って正規化した画像を用いれば良い．ここでは，学習とテストのデータセットの管理を容易にするため，画像を 1 次元配列に変換したものを用いる．これには，画像をラスタスキャンして画素値を 1 次元配列に順番に代入すれば良い．次に，1 次元配列に変換した画像データを症例の数だけ縦に並べてデータセットを作成する．例えば，32 × 32 画素の画像が 10 症例ある場合には，入力データセットは 10 行 1,024(32 × 32) 列の行列となる．最後に，1 列目にそのクラスの情報を代入する．例えば，良性は 0，悪性は 1 などのクラス情報を 1 列目に代入する．以下の演習では，このようにして作成した学習とテストのデータセットが CSV 形式で保存されているものとして処理を進める．

学習とテストデータの読込み

```
# データの読込み
> train <- read.csv("train.csv",header=FALSE) # 学習データの読込み
> test <- read.csv("test.csv",header=FALSE)   # テストデータの読込み
# 学習データとテストデータの作成
> train.data <- data.matrix(train[,-1]) # 学習データの作成
> train.cls <- train[,1]                # 学習データのクラスを作成
> test.data <- data.matrix(test[,-1])   # テストデータを作成
> test.cls <- test[,1]                  # テストデータのクラスを作成
> train.img <- train.data
> dim(train.img) <- c(32, 32, 1, nrow(train.data)) # 学習データを画像 32 × 32 に変換
> test.img <- test.data
> dim(test.img) <- c(32, 32, 1, nrow(test.data)) # テストデータを画像 32 × 32 に変換
```

　　手書き文字認識で利用されている CNN に修正を加えたものを下記に示す．手書き文字認識などの単純な処理は，下記の CNN の構成でも高い識別性能が得られるが，医用画像のように複雑な画像を識別するには，下記の CNN の構成をもとに，フィルタの数を増す，層を厚くする，learning.rate を小さい値に設定するなどの様々な工夫が必要である．CNN をどのように構成すれば良いかは，識別

したい問題に依存し，一般的な解法がないのが現状である．また，CNN を医用画像認識に応用する場合に，学習データが少ない問題がある．例えば，肺がん検出の CNN を学習する場合には，かなり多くの肺がんの画像データが必要であるが，臨床現場から肺がんの画像データを大量に収集することは一般的に難しい．この問題への対処として，**データ拡張**（data augmentation）が用いられている．これは，学習データを人工的に作成して拡張する方法である．例えば，肺がんに回転や平行移動などの変化を加えて学習データを増やすことを行う．このように，CNN を医用画像の解析に応用するには，様々な工夫を加えることが必要である．

CNN の学習とテスト

```
> library(mxnet)    # ライブラリの読込み
# CNN の構成を定義する
> data <- mx.symbol.Variable('data')
# 畳み込み層（第 1）
> conv1 <- mx.symbol.Convolution(data=data, kernel=c(5,5), num_filter=20)
> act1 <- mx.symbol.Activation(data=conv1, act_type="relu")
> pool1 <- mx.symbol.Pooling(data=act1, pool_type="max", kernel=c(2,2), stride=c(2,2))
# 畳み込み層（第 2）
> conv2 <- mx.symbol.Convolution(data=pool1, kernel=c(5,5), num_filter=50)
> act2 <- mx.symbol.Activation(data=conv2, act_type="relu")
> pool2 <- mx.symbol.Pooling(data=act2, pool_type="max", kernel=c(2,2), stride=c(2,2))
# 全結合層（第 1）
> flatten <- mx.symbol.Flatten(data=pool2)
> fc1 <- mx.symbol.FullyConnected(data=flatten, num_hidden=500)
> act3 <- mx.symbol.Activation(data=fc1, act_type="relu")
# 全結合層（第 2）
> fc2 <- mx.symbol.FullyConnected(data=act3, num_hidden=2) # 出力層の数
# 最終層
> softmax <- mx.symbol.SoftmaxOutput(data=fc2)

# CNN の学習
> devices <- mx.cpu()
> mx.set.seed(0)
> cnn <- mx.model.FeedForward.create(softmax, X=train.img, y=train.cls, ctx=devices,
num.round=20, array.batch.size=100, learning.rate=0.05, momentum=0.9, eval.metric=mx.
metric.accuracy,epoch.end.callback=mx.callback.log.train.metric(100))

# CNN のテスト
> test.out <- predict(cnn, test.img, ctx=devices)
> test.out.cls <- max.col(t(test.out))-1
> table(test.cls, test.out.cls)
```

6.2.6　教師なし分類

線形判別法，ニューラルネットワーク，サポートベクターマシンなどは，教師データがある機械学習の手法であった．ここでは，教師データのない**教師なし学習**の手法について述べる．教師なし学習では，データを自動的にクラス分類すること（クラスタリングと呼ばれる）が主目的になる．**クラスタリング**は，それまで未知であった画像データの関係性を明らかにすることにも役に立つ．例えば，びまん性肺疾患の画像診断では，同じ形態パターンの病変を網状影，蜂窩影，線

状影，結節影などに分類して読影が行われる．このような分類は，医師が多くの症例を検討し，読影の再現性が向上するように病変の形態パターンを表す言葉で整理したものである．しかし，同じ形態パターンでも病気の進行度などによって傾向が異なる場合もあるため，いくつかのグループに自動的に分類し，それらの違いを分析することで病態変化を明らかにする研究などにクラスタリングが適用できる．このように，これまで医師が主観的判断によって手作業で行っていた分類を自動で行うことができる点が教師なし学習の利点である．クラスタリングの手法は，**非階層的クラスタリング**と**階層的クラスタリング**の2つに大別される．

〔1〕非階層的クラスタリング

非階層的クラスタリングの代表的な手法は，**k-means**である．ヒストグラム特徴量やテクスチャ特徴量などを抽出して特徴ベクトルを作成したのち，それらをk-meansの入力データとして用いることができる．k-meansでは，それぞれのデータ間のユークリッド距離などの類似度を利用して，次の手順でクラスタの自動分類を行う（**図6.20**）．

【アルゴリズム】

（1）初期化：N個の画像データをランダムにC個のクラスタに分け，それぞれのクラスタの平均ベクトルを求める．

（2）割り当て：それぞれの画像データの特徴ベクトルとC個のクラスタの平均特徴ベクトルとの類似度を計算して，最も類似したクラスタに，対象画像を割り当てる．

（3）中心の更新：すべての画像データの割り当てがひとつ前のステップと変化がなければ終了．そうでなければ各クラスタの重心を新しい中心として（2）に戻る．

このアルゴリズムの収束は初期値に依存するため，最適なクラスタを得るには，何回か初期値を変えて実行する必要がある．Rでは，関数kmeansのnstart

---

非階層的クラスタリング（k-means）

```
# データの読込み
> Data <- read.csv("input.csv", header=FALSE, sep=",")
# 読込んだデータの最初の数行を表示する
> head(Data)
    V1   V2
1 0.22 0.13
2 0.34 0.22
3 0.28 0.27
4 0.11 0.42
5 0.14 0.34
6 0.35 0.32
# k-means によるクラスタリング（クラスタを3個，10個のランダムな初期値とする）
> Data.km <- kmeans(Data, 3, nstart=10)
# 分類されたクラスの表示
> Data.km$cluster
 [1] 1 1 1 1 1 1 3 3 3 3 3 2 2 2 2 2 2 2 2 3
# 結果をプロット（cex でマーカーの大きさ，pch でマーカーの形を指定することができる）
> plot(Data, cex=2.5, pch=Data.km$cluster)
```

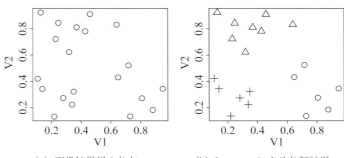

(a) 画像特徴量の分布　　　(b) k-means による分類結果

図 6.20　非階層的クラスタリング（k-means）による自動分類

オプションの値を設定して複数個の初期値を試せば良い．また，k-means では，最初に分けるべきクラスタ数を事前に決定する必要があり，関数 kmeans の中で設定しなければならない．k-means 法の弱点は，線形分離不能なデータに対しては適切なクラスタが生成されないことであるから，このようなデータの自動分類には向かない．

〔2〕階層的クラスタリング

階層的クラスタリングとは，クラスタリングしたいすべてのデータ間の距離を求めて，その距離が最小となるデータを順番にまとめていく方法である．階層的クラスタリングでは，クラスタが生成されていく様子を樹形図で示すことができる（**図 6.21**）．この樹形図をある高さで切断することによって，クラスタの個数と分類が決定する．したがって，非階層的クラスタリングのように，事前にクラスタ数を決定する必要がない．

【アルゴリズム】
(1) 初期設定：n 個の画像データを n 個のクラスタとして，$n \times n$ 距離行列を作成する．
(2) 結合：最も距離が近い 2 つのクラスタをまとめて 1 つのクラスタとし，クラスタの数を $n-1$ にする．クラスタ間の距離の計算法には，最近隣法（single），群平均法（average），ウォード法（ward）などがある．
(3) 更新：$n > 1$ であれば (2) へ，$n = 1$ であれば終了する．

画像データを分析する場合には，画像データ間の距離として画像の類似度を利用することもできる．画像で良く用いられる類似度には相互相関係数がある．画像 A と画像 B の相互相関係数（Cross-correlation Coefficient：CC）は，次式で定義される．

$$CC(A, B) = \frac{1}{IJ} \sum_{i=1}^{I} \sum_{j=1}^{J} \frac{(A(i,j) - \bar{A})(B(i,j) - \bar{B})}{\sigma_A \sigma_B}$$

ここで，$\bar{A}$ と $\bar{B}$ は画素の平均値を表し，σ_A と σ_B は標準偏差をそれぞれ表す．相互相関係数は $-1.0 \sim 1.0$ の値を取り，類似度が高いほど 1.0 に近づく．この相互相関係数による類似度を距離行列として利用するには，次の変換式を用いれば良い．

第 6 章 画像認識

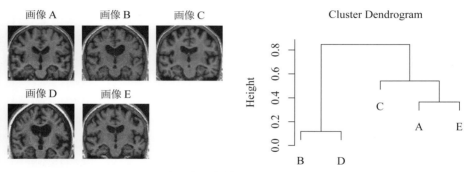

図 6.21　相互相関係数による画像の自動分類

$$DistanceMatrix(A, B) = \{2 - (SimilarityMatrix(A, B) + 1)\} \div 2$$

この変換式を用いれば，相互相関係数の値が 1 のとき，距離行列の値が 0 になる．画像データ間の距離行列を作成し，R の入力データとして用いたときの階層的クラスタリングの実行例を以下に示す．図 6.21 に示すように，この手法を用いることによって，類似した画像を自動分類することができる．

階層的クラスタリング

```
# 距離行列を読込む
> distance <- read.table("DistanceMatrix.csv", header=FALSE, sep=",")
> distance
    V1   V2   V3   V4   V5
1 0.00 0.15 0.39 0.56 0.37
2 0.15 0.00 0.86 0.12 0.52
3 0.39 0.86 0.00 0.71 0.61
4 0.56 0.12 0.71 0.00 0.42
5 0.37 0.52 0.61 0.42 0.00
# クラスタ間の距離に ward 法を用いた場合の階層的クラスタリング
> dist.hc<-hclust(as.dist(distance), "ward.D")
# 樹形図を表示する
> plot(dist.hc)
# 2 つのクラスタに分類したときの結果を代入する
> cls <- cutree(dist.hc, k=2)
# 分類結果の表示
> cls
V1 V2 V3 V4 V5
 1  2  1  2  1
```

演習問題

問題 1　次の 5×5 画素の画像において，$(r, \theta) = (1, 90°)$ の場合の濃度共起行列を求めよ．

0	2	1	0	3
1	3	3	1	2
3	2	0	2	1
2	1	1	3	2
0	2	2	0	1

問題 2　8 方向の勾配方向ヒストグラムが，なぜ下図のように表現できるのかについて説明せよ．

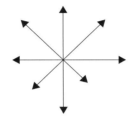

問題 3　2 次元の特徴量で 2 つのクラス c_1, c_2 を分類する問題を考える．線形識別関数が $f(x) = 2x + 1$ で与えられるとき，c_1 に判別される領域と c_2 に判別される領域を図示せよ．

問題 4　サポートベクターマシンで使用されるカーネルに，動径基底関数カーネル（RBF カーネル）がある．

$$K_\sigma(u, v) = \exp\left(-\frac{1}{2\sigma^2}\|u - v\|^2\right)$$

RBF カーネルの σ の役割について説明せよ．

第 III 編
医療情報

第 7 章
医療情報の標準化

医療情報の標準化は，データを活用できる情報や知識とするために世界規模で推進されている．医療情報分野では，医用画像と通信に関する標準であるDICOM が最も代表的な標準規格として有名であり，HL7 や IHE なども放射線部門の機器同士の通信に関係する標準規格やガイドラインを提供している．また，標準病名マスタや放射線検査の標準マスタは，一意に病名や検査を識別できるように，言葉の意味を考慮した標準である．

第7章　医療情報の標準化

7.1　医療における情報の概念と役割

　医療情報とは，医療にかかわるすべての情報を指す．その範囲も，患者の診療行為で発生する個人情報を中心に，診療報酬請求に利用するレセプトなどの医療機関に保有されている情報やインターネット上のウェブページに掲載されている放射線検査に関する医学知識までと広い．

　「情報」の隣接した概念として，データ，知識があるが，医療情報を考える上で違いを明確にしておきたい．「データ」は単に数値にすぎず，客観的な事実を示しているにすぎないが，情報となることで受け手に意味を理解させることになる．また，情報は判断に必要な知識のもとになるものと言っても良い．例えば，診療放射線技師に「10.0 mGy」が与えられたとき，「10.0」という数字だけでは何を指しているのか不明であるが，数字に「mGy」が付くことで吸収線量を指すことが明らかになる．さらには，診療放射線技師であれば，この「10.0 mGy」が知識として，どのくらい影響のある被ばく線量であるか判断できるであろう．

　医療における情報には「Communication（伝達）」と「Archive（保管）」の2つの役割が大きい．Communication については，患者から医療従事者へ，反対に医療従事者から患者への連絡に情報が必須であり，さらには，医療従事者間の情報共有などに必要不可欠である．ディジタル化された医療情報を扱う上で，ネットワーク技術の理解が必要となる．一方，Archive では，医療情報の情報システムからの読み込みと情報システムへの記録，さらには記録の長期間の保管には必須である．ディジタル化された医療情報を扱う上でデータベース技術の理解が必要となる．現在の放射線領域で用いられる画像検査機器，放射線治療装置などの医療機器は，これらのネットワーク技術とデータベース技術をもとに，医療情報システム（HIS）や放射線情報システム（RIS）と接続する部門システムとして稼働し，様々な放射線情報の Communication と Archive に共有に利用されている．

7.2　標準化

7.2.1　標準化の意味

　世の中には様々な工業製品や農業製品が生産されたり，サービスが提供されていたりして産業が成り立っている．メーカーは自社の製品を消費者に購入してもらえるように，独自の技術やデザインを活かしてユニークな製品の開発に取り組んでいる．しかし，日本の電源コンセントから給電する生活家電のほとんどは，各社各製品に共通して AC100 V に対応しており，共通形状の電源プラグを用いている．例えば，生活家電を動かす電源は，一般家庭に普及している電源コンセントから給電できることが消費者にとっても便利であり，またメーカーにとっても国内向けには複数の電圧に対応した製品をわざわざ開発する手間がなくなり，コストや価格にも良い影響をもたらす．このような，共通の決めごとを「標準」と呼び，共通の決めごとに合わせる取り組みを「**標準化**」と呼ぶ．なお，海外に行けば電圧が異なる国や電源プラグの形状が異なる国があり，変圧器や変換プ

ラグが必要になる場合がある．これは標準として採用している電圧や電源プラグが国や地域によって異なっているためである．

標準は，世界，国，業界などのレベルで規格が策定されており，国際標準化機構（International Standard Organization：ISO），日本工業規格（Japan Industrial Standard：JIS）などが有名である．標準規格はその業界で必要とされる共通の決めごとであり，寸法，用語，試験方法など内容は多岐にわたる．

情報処理技術の分野では，インターネットプロトコル（IP）やイーサネット・ケーブルが代表的な標準である．これらの規格が世界的な標準として普及したことにより，世界中のコンピュータがインターネットに接続し，相互に情報をやりとりすることができるようになった．

技術革新が継続的に行われている比較的歴史が新しい分野では，業界で広く合意できるような共通の決めごとを作ることが難しく，標準化が十分ではないものもある．例えば，携帯電話やスマートフォンの充電に用いるケーブルのコネクタは，通信キャリア（携帯電話会社）やメーカー，機種ごとに異なっている．機種変更のたびに充電ケーブルを買いなおさなければならず，消費者の利便性の観点から標準化が期待される．

7.2.2　医療情報分野における標準化

病院での業務を支援するために用いられる病院情報システムは，実際には電子カルテ/オーダエントリシステムや医事会計システム，放射線部門システムなど多くのシステムの集合体として構成されている．

放射線部門では，画像検査機器や放射線治療装置が医用画像管理システム（PACS）や検像システム，ワークステーションと接続されており，画像情報のやりとりを行っている．また，放射線部門システムとも接続されており，検査リストや検査進捗を情報連携することによって，効率的かつ安全な検査の実施に貢献している．さらに放射線部門システムは，電子カルテ/オーダエントリシステムと接続されており，検査依頼情報や実施情報を情報連携することによって，放射線部門への迅速な情報伝達，また診療録に必要な検査の記録や会計情報の情報伝達に活用されている．メーカーの異なるシステムを組み合わせた構成は特にマルチベンダ構成と呼ばれており，病院情報システムは，放射線部門に関係するシステム・機器を含めて，マルチベンダ構成であることも多く，情報連携を行うためには様々な決めごとが必要である．

病院情報システムの多くはネットワークで接続されており，コンピュータ同士の通信にはインターネット・プロトコルやイーサネットなどの**標準規格**が用いられている．しかし，医療情報を実際にやりとりするためには，さらに多くの共通の決めごとが必要である．例えば，患者氏名について異なるシステムや異なる医療機関と情報連携するためには，患者名と依頼医師名を識別するための識別子が必要である．また，検査リストを放射線部門システムとモダリティ装置との間でやりとりする場合には，検査リストに含まれる項目は何かの共通した取り決めが必要である．画像の見え方については，画像のある画素値がグレースケールの濃淡のどこに位置するのかも共通の取り決めがなければ，システムや医療機関が異なることで見え方まで変わってしまう．画像のデータフォーマットについては，

第 7 章　医療情報の標準化

表 7.1　厚生労働省標準規格

| HS001 医薬品 HOT コードマスター |
| HS005 ICD10 対応標準病名マスター |
| HS007 患者診療情報提供書及び電子診療データ提供書（患者への情報提供） |
| HS008 診療情報提供書（電子紹介状） |
| HS009 IHE 統合プロファイル「可搬型医用画像」およびその運用指針 |
| HS010 保健医療情報−医療波形フォーマット−第 92001 部：符号化規則 |
| HS011 医療におけるデジタル画像と通信（DICOM） |
| HS012 JAHIS 臨床検査データ交換規約 |
| HS013 標準歯科病名マスター |
| HS014 臨床検査マスター |
| HS016 JAHIS 放射線データ交換規約 |
| HS017 HIS, RIS, PACS, モダリティ間予約，会計，照射録情報連携　指針（JJ1017 指針） |
| HS022 JAHIS 処方データ交換規約 |
| HS024 看護実践用語標準マスター |
| HS025 地域医療連携における情報連携基盤技術仕様 |
| HS026 SS-MIX2 ストレージ仕様書および構築ガイドライン |

標準的な取り決めがないと，システム・機器のメーカーが変わった場合に画像を参照できなくなってしまう．

　医療情報分野では，学会や業界団体が用語集やコードセット，保存形式，メッセージ交換手続きなどの標準規格を策定して，情報の相互運用性を確保するための標準化の取り組みを推進している．また，厚生労働省でも地域における質の高い医療の提供を目的として，標準化の取り組みを推進しており，推奨するものを**厚生労働省標準規格**として示している（**表 7.1**）．

7.2.3　放射線部門の標準

　放射線部門では，画像検査機器のディジタル化に伴い，画像情報のディジタル化が急速に進んだ．病院内では比較的早くからコンピュータが導入されたものの，初期の頃は標準化が進んでいなかった．画像データの保存形式などは，装置メーカーが独自に決めた仕様であり，異なるメーカーの装置とは情報のやりとりを行うことができなかったり，機器更新時のデータの移行に多額のコストが掛かることがあった．その後，標準規格である DICOM が普及し，現在の放射線領域のシステムや装置はほぼすべて DICOM に対応しているため，マルチベンダ構成であっても情報連携を行うことが可能になっている．

　医療における代表的な標準規格には，Digital Imaging and Communications in Medicine（DICOM），Health Level Seven（HL7）などがある．

　また，異なるメーカーのシステムや装置が標準規格である DICOM や HL7 を用いて，臨床現場での業務の流れに沿って通信できることを担保することを目指すガイドラインである Integrating the Healthcare Enterprise（IHE），放射線領域における標準的なコード指針である HIS, RIS, PACS, モダリティ間予約・会計・照射録情報連携指針（JJ1017）などがある．

7.3 DICOM

7.3.1 DICOM とは

Digital Imaging and Communications in Medicine（DICOM）は，直訳すると「医療分野におけるディジタル画像および通信」に関する標準規格である．DICOM 規格は，画像を中心とした標準規格であり，医用画像を発生する多くの装置やシステムの多くが，DICOM 規格が定める方法（DICOM 形式）で画像情報を出力することに対応している．また，画像本体以外（検査リスト，検査進捗情報，レポートなど）も含む様々な情報について，装置やシステムを相互に接続し，情報の伝送と交換を行うための通信の標準的な仕組みを定めている．DICOM 規格は，今日の放射線部門システムをマルチベンダ・システムで構築する上で，必要不可欠な規格である．

7.3.2 DICOM の歴史

　1970 年代から急速に普及したコンピュータ断層撮影装置（CT）や他のディジタル医用画像機器の出現によって，コンピュータ・システムの放射線部門での臨床応用が飛躍的に増加し，様々なディジタル画像が撮影，生成された．ディジタル画像の保管・管理を行う，放射線画像保管通信システム（Picture Archiving and Communication Systems：PACS）の開発とともに，画像情報の保管と管理に関しての特定のベンダに依存しない標準的なディジタル画像フォーマットやデータ伝送方法が要求されるようになった．

　1983 年に，米国放射線科医会：American College of Radiology（**ACR**）と米国電子機器工業会：National Electrical Manufacturers Association（**NEMA**）は，この要求に対して標準規格を開発するための DICOM 規格合同委員会を設立し，①特定の放射線機器のベンダに依存しないディジタル画像情報の通信を促進する，② PACS の発展と拡大を促進し，病院情報（HIS）に接続する他の部門システムとの相互接続が可能となる，③物理的，場所的に分散配置された様々な医用画像機器が，問い合わせることができる診断情報データベースの作成を可能にする，などを目標に標準規格の策定を開始した．当初の DICOM 規格は，**ACR-NEMA 規格**と呼ばれ，1985 年には ACR-NEMA 規格バージョン（ver.）1.0 が公開された．その後，1988 年には，ACR-NEMA 規格 ver.2.0 が公開された．ACR-NEMA 規格では，医用画像機器を二点間で接続し，画像伝送をサポートするソフトウェアコマンドやハードウェアインターフェース，データフォーマットなどを規定していた．

　1990 年台になると，ネットワーク技術の普及によって，多数の医用画像機器によってネットワーク（ローカルエリアネットワーク：LAN）を構成するようになり，ACR-NEMA 規格も 1993 年に TCP/IP を用いたネットワーク通信への対応などの大幅な改訂があった．ver.3.0 となるこの改訂の際に，規格の名称は現在の DICOM 規格となった．

　2006 年には，国際標準化機構 ISO の参照規格になり，これまでの学会・工業会の標準から，世界的な標準として名実ともに認められるようになった．

第 7 章　医療情報の標準化

DICOM 規格は，日進月歩で進む医療分野の技術革新に合わせて，現在も継続的に規格の検討が行われており，内容の修正，拡張及び追加が毎年行われている．新しい規格の追加や既存規格の改廃に関する検討は，独立した組織となっている DICOM 規格委員会（DICOM Standard Committee：DSC）で行われている．この委員会には，日本の医用画像システム工業会や日本放射線技術学会なども参加しており，NEMA の下部組織である MITA（Medical Imaging and Technology Alliance）が主にサポートを行っている．

7.3.3　DICOM の適用範囲と適用分野

DICOM の適用範囲は，医療全般におけるディジタル画像を対象とし，その適用分野も放射線分野から，眼科，内視鏡，病理，歯科，超音波など様々な部門に広がり，対象とするディジタル画像以外にも図形（波形）情報や，構造化ドキュメント，放射線治療計画，診断レポートなどに拡張されている．

DICOM 規格の大きな特徴として，装置やシステムは，すべての規格に準拠する必要はなく，DICOM 規格を部分的に採用している．それぞれの装置やシステムが DICOM に対応する範囲は，メーカーが公表する**適合宣言書（Conformance Statement：C/S）**に記載される．これによりメーカーはコストを抑えて必要なだけの DICOM の機能を装備することができる．

7.3.4　DICOM 規格の構成

DICOM 規格は，**表 7.2** のドキュメントで構成される．また DICOM 委員会によって，定期的に修正，改訂，削除が行われ，現在，PS3.9 と PS3.13 は，リタイヤ（削除）されている．また，DICOM 規格のドキュメントは，Base Standard（規格書本体），Supplement（補遺），Correction Proposal（修正提案）で構成される．

7.3.5　情報オブジェクト定義

DICOM 規格では，対象となる情報をオブジェクト，処理を行う機能をサービスと定義し，この組み合わせを**サービスオブジェクト対**（Service Object Pair：**SOP**）と呼ぶ．

オブジェクトの構造は，画像情報には画素データの他，患者情報，検査情報，シリーズ情報などの各種モジュールが含まれる．長期間の診療を通して発生する画像情報は，1 人の患者に対して，いくつかの検査（**スタディ**）が行われることが想定され，さらに検査のなかで縦隔条件と肺野条件のように複数の**シリーズ**が発生することが想定される．そして，個々の画像（**インスタンス**）はシリーズのなかに含まれるというような階層構造となる（**図 7.1**）．オブジェクトに含まれるモジュールは，CT の画像情報であれば造影剤に関する情報を含み，核医学の画像情報であれば核種に関する情報を含むように，情報の種類によって異なる．情報ごとの構造や含まれるモジュールの組み合わせは，**情報オブジェクト定義**（Information Object Definition：IOD）として定義される（**図 7.2**）．

オブジェクトには，オブジェクト指向の考え方に基づき，雛形であるクラスが定義され，実態はインスタンスとして作成される．そしてインスタンスには，一

166

表 7.2 DICOM 規格書の構成

PS3.1	Introduction and Overview	序文と概要
PS3.2	Conformance	適合性
PS3.3	Information Object Definitions	情報オブジェクト定義
PS3.4	Service Class Specifications	サービスクラス仕様
PS3.5	Data Structures and Encoding	データ構造と符号化
PS3.6	Data Dictionary	データ辞書
PS3.7	Message Exchange	メッセージ交換
PS3.8	Network Communication Support for Message Exchange	メッセージ交換のためのネットワーク通信サポート
PS3.9	Retired	削除＊
PS3.10	Media Storage and File Format for Media Interchange	メディア交換のためのメディア保存とファイル形式
PS3.11	Media Storage Application Profiles	メディア保存アプリケーションの設定内容
PS3.12	Media Formats and Physical Media for Media Interchange	メディア交換のためのメディア形式と物理メディア
PS3.13	Retired	削除＊
PS3.14	Grayscale Standard Display Function	グレースケール標準表示関数
PS3.15	Security and System Management Profiles	セキュリティとシステム管理設定内容
PS3.16	Content Mapping Resource	コンテンツに割り当てる要素
PS3.17	Explanatory Information	解説のための情報
PS3.18	Web Services	Web サービス
PS3.19	Application Hosting	アプリケーション提供
PS3.20	Imaging Reports using HL7 Clinical Document Architecture	HL7 医療文書構造を使用した画像診断レポート
PS3.21	Transformations between DICOM and other Representations	DICOM とその他の表現形式間の値変換

＊ PS3.9，PS3.13 は，現在は規格から削除されている．

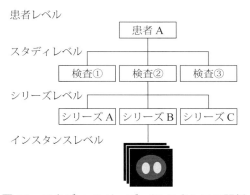

図 7.1　スタディ-シリーズ-インスタンスの関係

意に情報を識別する番号として**固有識別子**（Unique Identifier：UID）が付与される．このような固有識別子は，個々のサービスオブジェクト対（**SOP Class UID**），個々の検査（Study Instance UID），個々のシリーズ（Series Instance

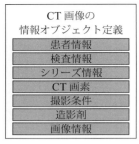

図 7.2　情報オブジェクト定義

UID），個々の画像情報（**SOP Instance UID**）などに対して付与される．

画像情報に含まれるメタ情報（属性情報）を **DICOM タグ**といい，前半 4 桁のグループ番号と後半 4 桁のエレメント番号によって構成される．また，DICOM 規格では，メーカーが内部的に用いるデータを DICOM タグに含めることを許しており，このようなメーカーが独自に定義した DICOM タグは，特に**プライベートタグ**と呼ばれる．プライベートタグは他のメーカーの装置やシステムでは認識することができない．

DICOM 規格では，装置やシステムはすべての規格に準拠する必要はなく，情報オブジェクトについても，個々の装置やシステムはメーカーが公表した適合宣言書に記載した部分についてのみ対応している．

7.3.6　サービスクラス

オブジェクトに対して処理を行う機能であるサービスは，機能ごとに**サービスクラス**として定義されている（**表 7.3**）．また，サービスクラスは，機能を提供する側と機能を利用する側の 2 つの立場で関係付けられ，サービスを提供する側を**サービスクラス提供者**（Service Class Provider：SCP），サービスを利用する側を**サービスクラス利用者**（Service Class User：SCU）という．

例えば，画像の保存を行うサービスクラス「保存サービスクラス」（Storage Service Class）によって，CT 装置が PACS に対して画像を転送して保存する場

表 7.3　DICOM サービスクラス

サービスクラス名	説明
Verification Service Class	確認機能
Storage Service Class	保存機能
Query/Retrieve Service Class	問い合わせ/取得機能
Study Content Notification Service Class	検査内容通知機能
Patient Management Service Class	患者管理機能
Results Management Service Class	結果管理機能
Print Management Service Class	プリント管理機能
Media Storage Service Class	メディア保存機能
Storage Commitment Service Class	保存委託機能
Basic Worklist Management Service Class	基本ワークリスト管理機能
Queue Management Service Class	キュー管理機能

合，画像を受け取る PACS は保存する機能を提供する側である SCP となり，画像を送る CT 装置は保存機能を利用する側である SCU となる．同じ保存サービスクラスであっても，画像を送る側と受け取る側では，装置やシステムで行う具体的な機能や処理は異なるため，SCP，SCU の立場が必要となる．また，SCP や SCU は，装置やシステムについて必ずしも固定されたものではなく，あくまでサービスに対しての立場を示す機能として定義される．例えば PACS からワークステーションに保存サービスクラスを用いて画像を送る場合には，PACS が SCU になるような場合もある．

DICOM 規格では，装置やシステムはすべての規格に準拠する必要はなく，サービスクラスについても，個々の装置やシステムはメーカーが公表した適合宣言書に記載した部分についてのみ対応している．また，この際に，SCP と SCU のどちら側の機能を有しているのかも記載される．

7.3.7 転送構文

転送構文（**Transfer Syntax**）は，データの符号化方法を示したものであり，符号化の順序によって Implicit VR Little Endian，Explicit VR Little Endian があり，このうち DICOM 規格では Implicit VR Little Endian には必ず対応するように決められている．また，画像圧縮に対応した転送構文もあり，JPEG LossLess（JPEG 規格の可逆圧縮方式），JPEG Lossy（JPEG 規格の非可逆圧縮方式）などがある．圧縮なし，可逆圧縮，非可逆圧縮のどの方式に対応するかはメーカーや機器によって異なり，適合宣言書に対応範囲が示される．

DICOM 通信の一連の流れでは，最初にシステム間で折衝を行い，それぞれが対応する転送構文や圧縮形式から共通するものを選択する．その次に通信路を確立し，その後に画像データ等の通信を行って，通信が終わったら通信路を解放する（**図 7.3**）．

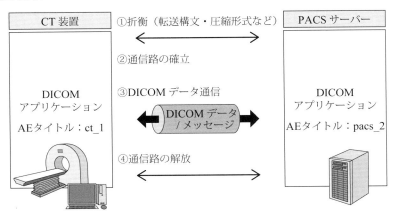

図 7.3　DICOM 通信の一連の流れ

7.3.8 グレースケール標準表示関数

医用画像表示モニタは製品の違いや機器の個体差，経年劣化によって画像の輝度やコントラストが変化し，同じ画像がどの医用モニタでも同じグレースケールによって観察できるようにするためには，定期的に調整（キャリブレーション）

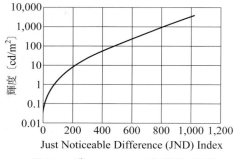

図7.4 グレースケール標準表示関数
縦軸：輝度は対数表示

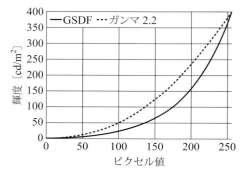

図7.5 GSDFとガンマ2.2の違いのイメージ

を行う必要がある．この際の基準となる指標をDICOM規格ではグレースケール標準表示関数（**Grayscale Standard Display Function：GSDF**）として定義している（**図7.4**）．

人間の目は明るさという刺激に対して，直線的な応答を示さない視覚特性をもつ．例えば，人間の目は低輝度の領域では小さな輝度の違いであっても違いがあると認識することができるが，高輝度の領域では大きな輝度の違いがなければ違いがあると認識することができない．人間の目が識別できる最小輝度差を**最小弁別閾**（**Just Noticeable Difference：JND**）といい，グレースケール標準表示関数では最小弁別閾と輝度の関係を示している．

グレースケール標準表示関数を用いて，モニタの最大輝度と最小輝度の範囲に，画像のピクセル値の最小値から最大値までを割り付けることによって，人間の視覚に対して線形になるようなグレースケールとして画像を表示することができる．

医用モニタ以外のテレビや汎用モニタの多くでは，ガンマ（γ）2.2 という階調特性が一般的に使われている．γ2.2 と GSDF を比較すると，低輝度の領域では γ2.2 の方がコントラストは高く，反対に中輝度～高輝度の領域では GSDF の方がコントラストは高くなる（**図7.5**）．

7.3.9 DICOM適合宣言書

DICOM規格は非常に多くの標準的な仕組みを提供している．しかし，放射線部門システムやPACSを製造するメーカーは，そのすべての仕組みを標準化された放射線部門システムでは，画像の伝送や検査情報の伝達が可能となるが，DICOM規格のすべての機能を，すべての機器がサポートする必要はなく，機器毎に必要とするサービスを実装することで実現可能となる．そのためには，どの機器が，どのDICOM規格のどの機能を有しているかが重要となる．各メーカーは，機器の機能として，対応するDICOM規格のオブジェクト，サービスの対応状況をDICOM**適合宣言書**（**Conformance Statement：C/S**）として記載し各社のホームページなどで公開している．各ベンダによる機器のDICOM適合宣言書から，サービスクラスとSCP，SCUなどの関係を比較し，接続，通信可能であるかを確認することができる．適合宣言書に記載すべき内容もDICOM規格で定められている．

7.4 HL7

7.4.1 HL7とは

HL7（Health Level 7）は，OSI参照モデルの第7層（アプリケーション層）に由来して名付けられた医療情報交換のための規格である．患者基本情報やオーダ情報，検査結果などをアプリケーション間でやりとりするための通信の取り決めが規定されており，放射線分野では電子カルテ/オーダエントリシステム（HIS）と放射線部門システム（RIS）との通信に用いられている（**図7.6**）．

医療情報システム関連のメーカーが加入する保健医療福祉情報システム工業会（JAHIS）ではJAHIS放射線データ取扱規約を策定しており，放射線検査オーダをシステム間でやりとりする際の通信のタイミングや通信電文（メッセージ）をHL7 ver.2.5に従って規定している．この規約は，後述のIHE SWF.b統合プロファイルとも整合しており，日本の放射線データ交換の標準として厚生労働省標準規格に指定されている．

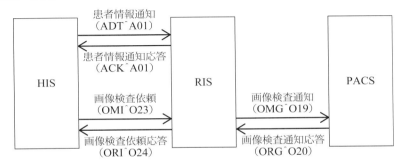

図7.6　HL7でのメッセージのやりとり

7.4.2 HL7メッセージ規格

HL7のメッセージ規格は，ver.2とver.3の系列に大きく分けられ，メッセージ構造などが全く異なる．HL7 ver.2.5は2009年には，国際標準化機構ISOの規格となり，DICOMと同様に世界的な標準として認められている．また，HL7 ver.3に基づいて作成されたHL7 CDA（Clinical Document Architecture）なども同様にISOの規格となっている．現在は，病院情報システムにおけるオーダ情報のやりとりにはver.2，他施設との連携を想定した構造化された文書はver.3というように，用途によって使い分けがされている．

7.4.3 HL7バージョン2.5のメッセージ構造

HL7 ver.2.5では，例えば「患者が入院する」という事象（**トリガイベント**）をきっかけとして，アプリケーション間の通信電文（**メッセージ**）のやりとりが行われる．メッセージ型は**メッセージコード**とトリガイベントとの組み合わせで表現され，例えば「ADT^A01」は患者が入院したというメッセージであることを示す（**表7.4**）．

メッセージ構造は，**セグメント**，**フィールド**，**エレメント**の階層によって構造

第7章　医療情報の標準化

表7.4　主なメッセージ型

メッセージ	説明
ADT^A01	患者情報通知（入院・退院・転院など）
ACK^A01	患者情報通知応答
OMI^O23	画像検査依頼
ORI^O24	画像検査依頼応答
OMG^O19	画像検査通知
ORG^O20	画像検査通知応答

化される．メッセージは，いくつかの情報（セグメント）によって構成され，ひとつの論理的な意味を持つようにしており，改行コード<cr>によって区切られる．例えば，患者が入院したことを他アプリケーションに通知するメッセージは，患者情報と入院/来院情報のセグメントを組み合わせて構成される．

　セグメントはいくつかの項目（フィールド）によって構成され，「｜」記号によって区切られる．例えば，患者情報は患者ID，患者名（漢字），患者名（カナ），性別，生年月日によって構成される．また，項目に値がないところでは「｜」記号が連続して記述される．

　エレメントは，いくつかの要素（エレメント）によって構成され，「＾」「~」記号などによって区切られる．例えば，患者名は姓と名などによって構成される．また，要素に値がないところでは「＾」記号が連続して記述される．

例：患者が入院するときの通知
MSH|＾~¥&|HIS_ALPHA||RIS_BETA||20130813102134||ADT^A01^ADT_A01|
20130813102134502|P|2.5||||||~ISO IR87||ISO 2022-1994<cr>
EVN||20130813102134<cr>
PID|||4012345678^^^^PI||山田 ＾ 太郎 ^^^^^L^I~ヤマダ ＾ タロウ ^^^^^L^P||
19650415|M<cr>

（主な内容）

セグメント	項目名	項目値
MSH	送信アプリケーション	HIS_ALPHA
	受信アプリケーション	RIS_BETA
EVN	イベント記録日時	2013/08/13 10:21:34
PID （患者情報）	患者ID	4012345678
	患者名（漢字）	山田　太郎
	患者名（カナ）	ヤマダ　タロウ
	性別	男（M）
	生年月日	1965/4/15
PV1 （入院/来院情報）	担当医	外科　太郎（100050）
	診療科	外科（05）
	入院日時	2013/8/13 10:00:00
	入院先病棟，病室，病床	09A/03/2

PV1|1|I|09A^03^2^^^N||||100050^外科^太郎^^^^^^L^^^^^I|||05||||||||||||||||||
|||||||||||20130813100000<cr>
出典：JAHIS データ交換規約（共通編）Ver.1.1.

例：単純撮影検査を依頼するときの通知
MSH|^~¥&|HIS_ALPHA||RIS_BETA||20160120100100||OMG^O19^OMG_O19
|100001|P|2.5|||||JPN|ASCII~ISO IR87||ISO 2022-1994<cr>
PID|||12345678^^^^PI||東京^太郎^^^^^L^I~トウキョウ^タロウ^^^^^L^P||
19501214|M|||^^^^105-0004^^H^東京都港区新橋 2-5-5||^PRN^PH^^^^^^^^^
03-3506-8010PV1||O|01^^^^^^C||||112233^中田^隆^^^^^^^L^^^^^I|||01<cr>
ORC|NW|2016012000100|||SC||||20160120101000|112233^中田^隆^^^^^^^
L^^^^^I||112233^中田^隆^^^^^^^L^^^^^I|01^^^^^C||||01^内科^MML028|||||
||||||||O<cr>
TQ1||||||201601201010||R<cr>
OBR||2016012000100||1000000000000000^X 線単純撮影^JJ1017||||||||||||
112233^中田^隆^^^^^^^L^^^^^I|||||||||O|||||WALK<cr>
出典：JAHIS データ交換規約（共通編）Ver.1.1.

（主な内容）

セグメント	項目名	項目値
ORC （オーダ共通）	オーダ制御	新規オーダ（NW）
	オーダ番号	2016012000100
	オーダ状態	新規/更新オーダ（SC）
	トランザクション日時	2016/01/20 10:10:00
	入力者	中田　隆（112233）
	依頼者	中田　隆（112233）
	入力場所	診療科：内科（01）
	入力組織	診療科：内科（01）
	オーダタイプ	外来（O）
TQ1 （数量・タイミング情報）	開始日時	2016/01/20 10:10
	優先度	ルーチン（R）
OBR （観察・検査情報）	オーダ番号	2016012000100
	検査項目 ID	X 線単純撮影 （1000000000000000:JJ1017 コード）
	依頼者	中田　隆（112233）
	結果状態	未受付（O）
	患者移動コメント	独歩（WALK）

第7章　医療情報の標準化

7.5　IHE

7.5.1　IHEとは

　IHE（Integrating the healthcare enterprise）とは，医療情報システムの相互接続性を推進する国際的な取り組みである．DICOMやHL7は，情報システム同士，あるいは情報システムと装置の間で情報連携するための通信手順や画像フォーマットについて定めた標準規格であった．標準規格のなかでは技術的な枠組みが決められているが，情報システムを実際に開発する際にどのように使用するかの判断はメーカーに委ねられるところが大きい．業務システムは利用者の業務の流れを考慮して開発されているが，医療分野の業務は非常に複雑であり，業務の流れも多種多様である．特に現在の医療情報システムは，複数のベンダ（情報システムの製造販売業者）のシステムを組み合わせたマルチベンダ構成であることが一般的となっていることから，医療情報システム間で互いに接続性を担保できることが課題になることも多い．

　IHEでは医療情報システムを利用した標準的な業務の流れ（ワークフロー）を定義して，そのなかでの標準規格の使い方のガイドラインを示している．具体的には，医療機関での放射線検査や放射線治療といった臨床業務のワークフロー分析を行い，その結果をもとに業務シナリオを作成する．これを「**統合プロファイル**」という．次に，統合プロファイルに沿ったシステム連携を行うための標準規格の使い方をガイドラインとして作成する．これを「**テクニカルフレームワーク**」という．統合プロファイルにおいて登場する機能を「**アクタ**」，アクタ間の情報交換の処理を「**トランザクション**」といい，アクタ（機能）間でトランザクション（処理）を行う順序や，その際に用いる標準規格が示されている．

　IHEでは放射線領域や放射線治療，ITインフラなどの各分野において統合プロファイルとテクニカルフレームワークが定義されている（**表7.5**，**表7.6**）．

　また，IHEでは「**コネクタソン**」と呼ばれる接続試験会を定期的に開催して

表7.5　放射線領域の代表的な統合プロファイル

統合プロファイル名	略称	説明
Access to Radiology Information	ARI	放射線情報へのアクセス
Consistent Presentation of Images	CPI	画像表示の一貫性確保
Evidence Document	ED	エビデンス文書の内容
Import Reconciliation Workflow	IRWF	メディアインポートの整合性確保
Key Image Note	KIN	キー画像ノート
Mammography Image	MAMMO	乳房画像
Portable Data for Imaging	PDI	可搬型媒体による画像情報交換
Patient Information Reconciliation	PIR	患者情報の整合性確保
Radiation Exposure Monitoring	REM	被ばく線量管理
Scheduled Workflow	SWF	放射線検査の通常運用のワークフロー
Cross-Enterprise Document Sharing for Imaging	XDS-I	医療施設間での画像共有

表 7.6 放射線治療の代表的な統合プロファイル

統合プロファイル名	略称	説明
Basic Radiation Therapy Objects	BRTO	放射線治療計画ワークフロー
Multimodality Registration for Radiation Oncology	MMR-RO	放射線治療のためのマルチモダリティイメージの登録

おり，統合プロファイルごとに参加ベンダの機器やシステム同士が，テクニカルフレームワークで定められた手順に沿って接続ができているかを確認し，その結果をホームページで公表している．

7.5.2 代表的な統合プロファイルとテクニカルフレームワーク

〔1〕Scheduled Workflow（SWF）統合プロファイル

SWF は，通常の放射線検査の業務の流れを対象として作成された統合プロファイルである．標準的な業務シナリオに基づいてオーダ発行，予約管理，画像取得，保存，表示を行うために必要なアクタ（機能）とトランザクション（通信）が定義されており（図 7.7），DICOM や HL7 の標準を用いた通信の順序や通信内容が詳細に決められている．

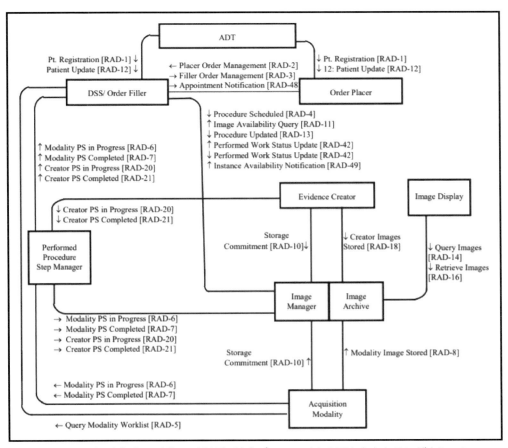

図 7.7 Scheduled Workflow（SWF）統合プロファイルのアクタとトランザクション
（出典：IHE Radiology Technical Framework, http://www.ihe.net/）

第7章 医療情報の標準化

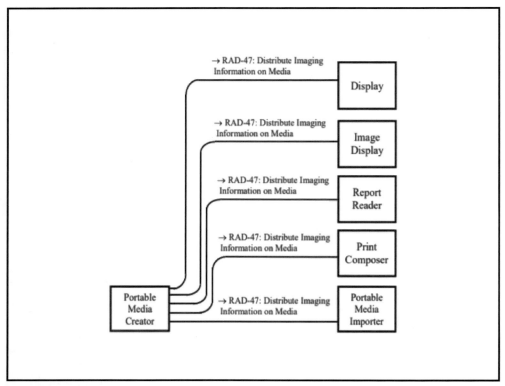

図7.8 Portable Data for Imaging (PDI) 統合プロファイルのアクタとトランザクション
（出典：IHE Radiology Technical Framework, http://www.ihe.net/）

〔2〕Portable Data for Imaging (PDI) 統合プロファイル

PDIは，画像データや読影レポートをCD-Rなどの可搬型媒体（メディア）を用いてやりとりする際の業務の流れを対象として作成された統合プロファイルである．メディア作成や画像表示，画像のインポートなどを行うために必要なアクタ（機能）とトランザクション（通信）が定義されており（図7.8），DICOMなどの標準を用いた通信の順序や通信内容が詳細に決められている．また，PDI統合プロファイルでは，画像を非圧縮形式であるExplicit VR Little Endianの転送構文で記録することが規定されている．

〔3〕Access to Radiology Information (ARI) 統合プロファイル

ARI統合プロファイルは，画像や読影レポートなど，DICOM形式で保存されている放射線情報にアクセスするために必要となる問い合わせの方法を定義しており，DICOMなどの標準を用いた通信の順序や通信内容が詳細に決められている（図7.9）．

〔4〕Cross-enterprise Document Sharing for Imaging (XDS-I.b) 統合プロファイル

XDS-I.bは，医療施設間で画像データを共有するために作成された統合プロファイルである．ITインフラ分野の統合プロファイルであるCross-enterprise Document Sharing (XDS.b) 統合プロファイルから派生する統合プロファイルであり，画像や読影レポートなどの情報を共有するために必要なアクタ（機能）

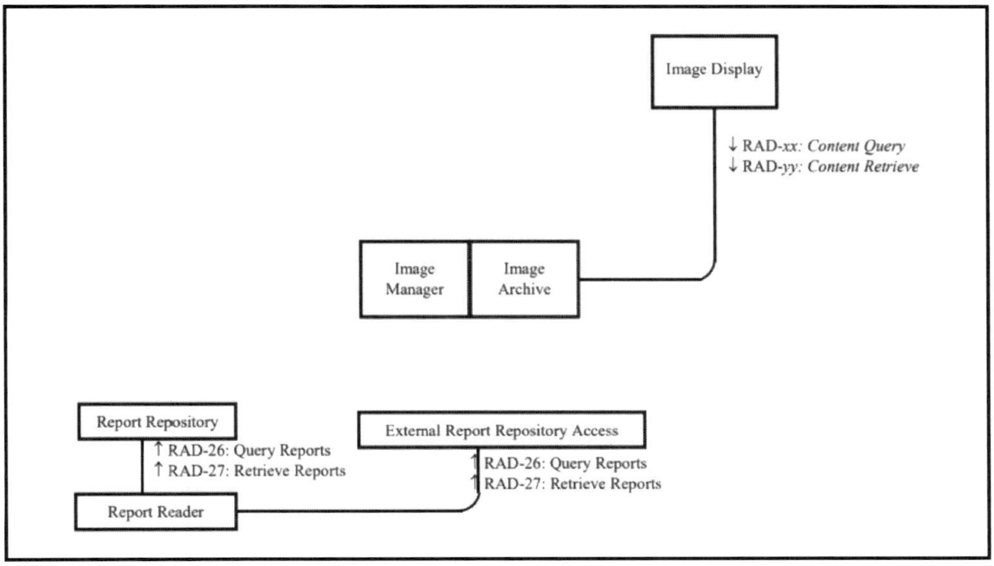

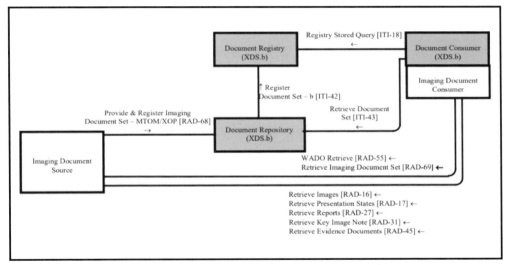

図7.9 Access to Radiology Information (ARI) 統合プロファイルのアクタとトランザクション
（出典：IHE Radiology Technical Framework, http://www.ihe.net/）

図7.10 Cross-enterprise Document Sharing for Imaging (XDS-I) 統合プロファイルのアクタとトランザクション
（出典：IHE Radiology Technical Framework, http://www.ihe.net/）

とトランザクション（通信）が定義されている（**図 7.10**）．

〔5〕Radiation Exposure Monitoring (REM) 統合プロファイル

REMは，放射線被ばく線量を一元的に収集管理するための統合プロファイルである．X線装置やCT装置で放射線を照射した事象について，DICOM規格で定められた報告書形式（Structured Report；SR）で線量情報の記録を作成する．作成，保存，表示など処理に必要なアクタ（機能）とトランザクション（通信）が定義されており（**図 7.11**），DICOM規格を用いた通信の順序や通信内容が詳細に決められている．

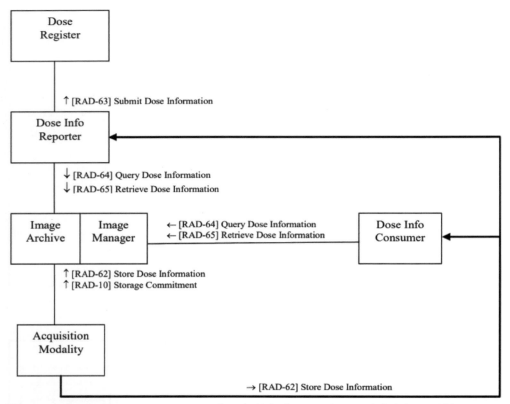

図 7.11 Radiation Exposure Monitoring（REM）統合プロファイルのアクタとトランザクション
（出典：IHE Radiology Technical Framework, http://www.ihe.net/）

7.6 ICD-10

　　ICDは，世界保健機関（WHO）が作成した「疾病及び関連保健問題の国際統計分類（International Statistical Classification of Diseases and Related Health Problems）」の頭文字をとったものであり，世界中の国・地域での死亡および疾病のデータを体系的に記録し，比較などができるように作られた分類である．現在における最新のバージョンは，1990年の第43回世界保健総会において採択された，ICDの10回目の改訂版であることから，**ICD-10**と呼ばれている．現在は次期バージョンであるICD-11の公表に向けた準備が進められている．

　　日本の保険診療では，診療録に病名を記載する際や診療報酬請求書に傷病名を記載する際に，原則として標準として決められている病名リストから選択することが決められている．このようなリストはマスタデータあるいはマスタと呼ばれ，病気に対する病名表現とコードを割り当てたリストが病名マスタである．一般財団法人医療情報システム開発センターから厚生労働省標準規格である「ICD10対応標準病名マスタ」が公開されており，このマスタには病名とコード，さらにICD-10の分類コードが含まれ，国際分類に従った統計分析ができるようになっている．

7.7 JJ1017

JJ1017 は，放射線に関するオーダ情報と実施情報が，情報連携されたシステム間で一意になるようにコード作成の方針，コードの構造，コードセットを定義したものであり，正式には「**HIS，RIS，PACS，モダリティ間予約，会計，照射録情報連携指針**」という．また，この指針に従って作成されたコードをJJ1017 コードといい，放射線に関する標準コードとして位置付けられ，厚生労働省からも厚生労働省標準規格として医療機関での採用が推奨されている（**表7.7**）．

医師から診療放射線技師に対して依頼される検査や治療は，あらかじめ検査や治療の項目リストとしてまとめられる．このリストにコード番号などを割り当てたものを検査項目マスタという．検査項目マスタ以外にも，職員マスタや診療科マスタなど情報システムには多くのマスタが存在する．検査や治療の依頼が，HIS（電子カルテ/オーダエントリシステム）から RIS に伝達される際には，該当する検査項目のマスタに登録されているコードが検査依頼情報の一部として伝達される．反対に，検査や治療を行った後には，実施情報にこのコードが含まれて，RIS から HIS に伝達され，医事会計システムに取り込まれて，診療報酬請求に反映される．

マスタデータは医療機関によって異なり，例えば CT 検査の撮影部位について必ず胸部と腹部を分けている施設もあれば，胸腹部としてまとめた部位を設けている施設もある．マスタを自由に設定できることは，施設ごとの運用方法に細かく合わせることができるメリットがある一方で，多施設で横断的に同じ検査項目に該当するものを抽出したり，業務統計を比較する際に同じ粒度のデータを収集することが難しかったりするなどのデメリットがある．JJ1017 コードを用いることにより，一定の粒度で統計がとれるほか，蓄積された情報が業務改善などの用途に利用されることが期待されている．

JJ1017 の構造は，前半 16 桁（JJ1017-16M），後半 16 桁（JJ1017-16S）の32 桁となっている．前半 16 桁には，手技コード（モダリティ，大分類，小分

表 7.7 JJ1017 コードの構造

JJ1017-16M

1	2	3	4	5	6	7	8	9	10	11	12	13	14	15	16
手枝コード部							部位コード部				姿勢・撮影方向			拡張（汎用）	
種別	手枝（大分類）		手枝（小分類）		手枝（拡張）		部位（小部位）			左右等	姿勢体位	撮影方向			

JJ1017-16S

17	18	19	20	21	22	23	24	25	26	27	28	29	30	31	32
撮影条件等の詳細指示部						超音波				JJ1017 委員会予約					
詳細体位		特殊指示		核種		画像モード									

（出典：HIS，RIS，PACS，モダリティ間予約，会計，照射録情報連携指針）

第 7 章　医療情報の標準化

表 7.8　JJ1017 頻用コードの例

JJ1017-16S	JJ1017-16M	コード意味
1000000 1000 002 00	000001 0000 000000	X 線単純撮影　頭部　正面（A→P）
1000000 2000 103 00	000001 0000 000000	X 線単純撮影　胸部　立位　正面（P→A）
1000000 2000 105 00	000001 0000 000000	X 線単純撮影　胸部　立位　側面（R→L）

類，手技拡張），部位コード（小部位，左右など），姿勢・撮影方向（姿勢体位，撮影方向）によって構成される（**表 7.8**）．この前半 16 桁を医事会計システムの点数マスタと紐付けることにより，会計情報までの連携を行えるようにしている．また，後半 16 桁には撮影条件等の詳細指示などを含むことができ，前半 16 桁と組み合わせて伝達することによって詳細な撮影に関する指示を検査依頼情報として連携できるようにしている．さらに JJ1017 コードの情報は，DICOM-MWM 機能を用いてワークリストを連携することで，DICOM 形式の画像データのタグ情報として記録することができる．

演習問題

問題 1　医用画像のフォーマットを定めた標準規格はどれか.
1. IHE
2. ICD-10
3. HL7
4. DICOM
5. JJ1017

問題 2　IHE の統合プロファイルのうち，CD-R などの可搬型媒体による画像情報の連携について定めているのはどれか.
1. REM
2. SWF
3. PDI
4. ARI
5. XDS-I.b

問題 3　DICOM のオブジェクト構造として正しいのはどれか.
1. Patient – Study – Series – Instance
2. Patient – Series – Instance – Study
3. Study – Instance – Series – Patient
4. Study – Series – Instance – Patient
5. Series – Instande – Study – Patient

問題 4　$\gamma 2.2$ と GSDF の違いについて説明せよ.

問題 5　DICOM の適合宣言書は何のためにあるのか説明せよ.

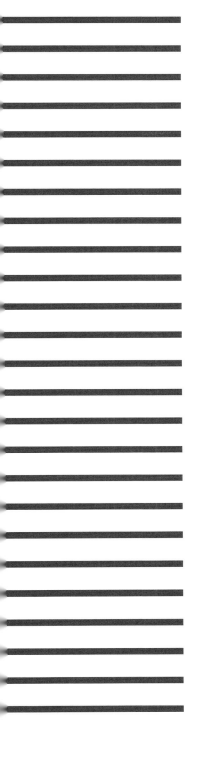

第8章
放射線領域の情報システム

　病院情報システムは診療業務の中で必要となる様々な情報を扱っており，これらを医療従事者間で共有することで診療の質向上や業務の効率化を可能にしている．
　本章では，医療情報の保存・管理を行う上で必要となる法令やガイドライン，放射線部門に関わる情報システム，そして，医用画像の通信，保管，表示に関わるシステムの概要や役割について述べる．

第8章　放射線領域の情報システム

8.1　診療録等の電子保存

8.1.1　診療情報の特徴

　　現代の医療は，医師や看護師，診療放射線技師といった多職種が協働して行われており，医師が記録する診療録，看護師が記録する看護記録，診療放射線技師が作成する画像情報などはすべて，診療を行うための根拠，あるいは診療を行ったことの証拠となる診療記録として保存される．これらの診療記録はあとから振り返るためだけに存在するのではなく，診療の進捗状況を多職種で情報共有するためという役割もある．情報共有や活用を円滑に行うためには，情報を扱いやすいように，わかりやすく，情報を整理しておく必要があり，情報の種類や特徴を理解しておかなければならない．

　　診療現場で発生する情報は，医療従事者が記録する文字情報や数値情報のほか，診療機器から発生する画像情報，動画情報，波形情報，音情報，コード情報など多種多様にある．例えば画像情報は，生体の形態的情報や機能的情報を客観的に表現した情報である．また，検査や治療の依頼情報および実施情報は，文字情報による事実の記録である．放射線科医が画像診断を行い作成する読影レポートには，医師が観察した症候的情報が臨床所見として表現されるとともに，そこから思考して判断される診断結果の情報が含まれる．読影レポートはこれらの文字情報と画像情報の組み合わせである．

8.1.2　日本における保健医療福祉分野の情報政策

　　情報処理技術の発展に伴い，日本では 1960 年代から医事会計システムを先駆けとして導入が始まり，徐々に医療分野の情報化が進んだ．1999 年に当時の厚生省（現在の厚生労働省）が診療録の電子媒体による保存を容認したことにより，医療分野での情報化が本格的に進むようになった．さらに，政府が e-Japan 重点計画や i-Japan 戦略，新たな情報通信技術戦略，世界最先端 IT 国家創造宣言などの **IT 化戦略**を打ち出し，そのなかで医療分野が重点分野のひとつと位置づけられたことにより，医療分野の情報化はこれら政策的な後押しを受けて進められてきた．

8.1.3　診療録等の保存義務と電子保存

〔1〕診療録および診療に関する諸記録の保存義務

　　医師法では，医師は患者を診療したら遅滞なく「経過を記録すること」が義務付けられている．この医師による記録が「**診療録**」である．また，診療録以外の看護記録や検査記録，エックス線写真，手術所見などは「**診療に関する諸記録**」とされており，診療録と診療に関する諸記録をまとめて「**診療記録**」と呼ばれる．

　　医師法および医療法施行規則では，診療録について 5 年間保存することを義務付けられており，医療法施行規則では診療に関する諸記録について 2 年間保存することを義務付けている．また，保険医療機関及び保険医療養担当規則では，診療録について診療の完結の日から 5 年間，療養の給付の担当に関する帳

簿及び書類その他の記録について3年間保存することを義務付けている.

　電子的に記録された診療録や診療に関する諸記録も法定保存期間は同様であるが, 電子的に保存することが主流になるなか, 多くの医療機関では各施設の定める診療情報管理規程のなかで従来よりも長い期間（10年～永久）を保存期間として規定している.

〔2〕診療記録の電子的な保存についての関連法規

　画像情報の電子的な保存は, 1994年の厚生省からの通知「エックス線写真等の光磁気ディスク等への保存について」により電子的に保存することが認められた. その後, 1999年に「診療録等の電子媒体による保存について」（電子保存通知）, 2002年に「診療録等の保存を行う場所について」の2つの通知によって, 診療録等の電子保存及び保存場所に関する要件等が明確化された. 電子保存通知は, 診療記録を電子的に保存するにあたり,「真正性」,「見読性」,「保存性」という**電子保存の3原則**（**表8.1**）を満たすこと, さらに電子保存を行う医療施設では, 運用管理を総括する組織・体制・設備に関する事項, 患者のプライバシー保護に関する事項, その他適正な運用管理を行うために必要な事項を含めた運用管理規程を定めることを求めている.

　その後, 2004年11月に成立した「民間事業者等が行う書面の保存等における情報通信の技術の利用に関する法律」（e-文書法）によって, 法令等で作成または保存が義務付けられている書類の多くが電子的に取り扱うことが可能となった. このようにいくつかの法令を根拠として診療記録の電子的な保存が行われている.

表8.1　電子保存の3原則

□　真正性
✓ 故意または過失による虚偽入力, 書換え, 消去及び混同を防止すること.
✓ 作成の責任の所在を明確にすること.
□　見読性
✓ 情報の内容を必要に応じて肉眼で見読可能な状態に容易にできること.
✓ 情報の内容を必要に応じて直ちに書面に表示できること.
□　保存性
✓ 法令に定める保存期間内, 復元可能な状態で保存すること.

〔3〕認証・権限管理・説明責任

　コンピュータにキーボードで入力した文字情報には手書き文字のような筆跡が残らず, 文字情報から記録者を識別することはできない. また, 情報にアクセスできる範囲を制限する仕組みがなければ, 情報への無制限なアクセスを許すことになる. 情報を閲覧, 作成, 修正, 削除する行為に対して, 強制的に記録を残す仕組みが無ければ, これらの記録は何も残らない.

　情報システムを使った診療記録は, 医療従事者を手書き文字から解放し, 記録の作成や修正などを容易にする効果があり, 現在では多くの医療機関で医療情報システムが導入, 運用されている. しかし, 無秩序な情報システムの使用は, なりすまし, 不正アクセス, 事後否認といった情報セキュリティのリスク要因とな

りうる．そのため，診療記録などの公的な文書を管理するような情報システムでは，利用者本人が間違いなくログインし（**認証**），その利用者に付与された権限のもと（**権限管理**），利用者や時間の情報とともに記録が登録される（説明責任）仕組みを備えている．そのうえで情報システムの利用者には，利用者の責務として適切に利用者アカウントを使用し，パスワードは厳重に管理することが求められている．

認証は利用者本人であることを照合し，なりすましを防止するプロセスである．複数の認証方式を組み合わせることにより認証強度を高めることが推奨されており，その組み合わせとして，利用者 ID ＋ パスワード，IC カード ＋ パスワード，IC カード ＋ 生体認証などの組み合わせがある．

認可は，利用者に付与された権限のなかで情報システムの利用を許可することである．例えば，放射線検査の指示は医師・歯科医師のみが行えるものであり，医師・歯科医師以外の職種は基本的に放射線検査の依頼情報を入力する権利は付与すべきではない．このような仕組みを実現するため，情報システムの利用者マスタには，利用者 ID に加えて職種の情報が登録され，情報システムで利用可能な権限の判定に用いられる．

最後に説明責任（**アカウンティング**）は，システムにログインした時刻や端末，認可した内容，ログイン中になされた行為（カルテ閲覧，入力など）が利用者 ID とともに履歴情報として記録されることである．アカウンティングは，利用者が業務を行ううえで必要な患者の診療情報のみを使用していること，診療記録が適切なタイミングで作成されていることを確認する監査証跡として必要である．

〔4〕医療情報システムの安全管理に関するガイドライン

「医療情報システムの安全管理に関するガイドライン」は，厚生労働省が個人情報保護法，e-文書法，電子保存通知等の関連法規に適切に対応するため，医療機関等における診療録等の電子保存の責任者を対象として，法の考え方，推奨される対策，最低限の対策が示されたものである．対策には，組織的対策，人的対策，物理的対策，技術的対策の 4 つの観点が含まれる．このガイドラインは「医療・介護関係事業者における個人情報の適切な取扱いのためのガイドライン」（厚生労働省）と対になるものであり，情報処理技術の進化などに対応するため，定期的に改訂されている．

また，総務省，経済産業省からは事業者向けのガイドラインとして，「ASP・SaaS における情報セキュリティ対策ガイドライン」（総務省），「医療情報を委託管理する情報処理事業者向けガイドライン」（経済産業省），「ASP・SaaS 事業者が医療情報を取り扱う際の安全管理に関するガイドライン」（総務省）が示されており，「医療情報システムの安全管理に関するガイドライン」を含めて 3 省 4 ガイドラインと呼ばれる．

8.1.4 個人情報の保護に関する法令・ガイドライン

診療記録には，患者の病歴という非常に機微な個人情報が含まれている．診療放射線技師には，診療放射線技師法の定めにより守秘義務が課せられており，個人情報保護やプライバシー保護の観点からも診療情報の取り扱いには細心の注意

を払わなければいけない．

　医療機関などの個人情報を取り扱う事業者に対しては，「個人情報の保護に関する法律」（**個人情報保護法**）の定めにより，個人の権利や利益を保護するために個人情報を適正に取り扱うことが求められている．この個人情報保護法は，2015年に一部が改正され，個人情報の対象や取扱方法などについて見直しが行われた．

　また，個人情報保護委員会と厚生労働省からは医療分野向けに法令の考え方や対応方法などを示した「**医療・介護関係事業者における個人情報の適切な取扱いのためのガイダンス**」，文部科学省と厚生労働省からは医学研究における個人情報の取り扱いを示した「**人を対象とする医学系研究に関する倫理指針**」が公表されている．

8.1.5　保健医療福祉分野の情報化に期待される効果

　情報化とは，情報をコンピュータで処理できる状態とすることで，情報を価値あるものとして活用できるようにすることである．保健医療福祉分野においては，コンピュータを利用して診療情報を記録し，膨大なデジタルデータとして診療情報を蓄積できるようになっている．保健医療福祉分野において，情報化が促進されることにより，下記のような効果が期待されている．

・保健医療福祉分野の施設内における業務改善および患者サービスの向上
・保健医療福祉分野の施設間の連携強化
・全国規模で蓄積したデータによる医療・健康分野の研究促進
・全国規模で蓄積したデータによる政策立案および評価
・国民が自らの健康情報を生涯に渡って把握できる環境の実現

8.1.6　情報システムに蓄積された診療情報の利用

　診療情報の利用は，その目的から**一次利用**と**二次利用**に分けられる．検査や治療などの診療のための情報の利用，診療報酬請求のための情報の利用など，患者の診療に直接的に関わる用途での情報の利用は一次利用に分類される．一方，学会での研究発表や院内勉強会のための情報の利用は，患者の診療には直接的に関わらず，このような用途での情報の利用は二次利用に分類される（**表8.2**）．

　患者の情報を利用する際には，患者本人からの適切な同意取得が必要である．診療業務における情報の利用は一次利用であり，患者が診療を申し込む際に同意が取得されているものとみなされる．また，病院内の掲示板などに個人情報の利用に関する掲示を行い，特に患者からの申告が無ければ，黙示の同意が得られているものとみなしている．一方，研究発表などへの利用は二次利用に当たり，例外を除き原則として患者からの同意を取得しなければならない．患者に対して情報を利用する目的やプライバシーへの配慮に関することなどを説明して同意を得る必要がある．

第 8 章　放射線領域の情報システム

表 8.2　診療情報の一次利用と二次利用

一次利用	二次利用
✓　診療目的の利用 ✓　医療行為の公的書類作成のための利用	✓　病院経営管理のための利用 ✓　社会的利用 ✓　医療政策の立案・検証への利用 ✓　医学研究への利用 ✓　医学教育などへの利用（卒前教育・卒後研修を含む）

8.2　病院情報システム

8.2.1　病院情報システムの役割

　病院情報システムの役割は，診療情報をはじめとする病院で発生する様々な診療情報（**表 8.3**）を，法令・ガイドラインの要件を満たし，適切に保存・管理・流通・活用させることである．病院情報システムは，診療業務と密接に関わっており，システム導入において診療業務支援や医療安全のための様々な機能が備えられ，医療従事者の業務の流れや，患者の受診の流れに合うように医療機関ごとに機能や画面表示の調整が行われる．

表 8.3　情報の主な発生源と種類

発生源	情報の種類	主な発生源
病棟	患者属性情報（病棟，病室，ベッド） 経過記録（症状，説明など） 看護記録 検査依頼（放射線，臨床検査など） 治療情報（処置，薬剤など） 生体情報（体温，血圧，脈拍など）	看護師 医師 看護師 医師 医師 看護師
外来	診断情報 経過記録 検査依頼（放射線，臨床検査など） 治療情報（処置，薬剤）	医師 医師 医師
放射線部門	画像情報，検査実施情報 読影レポート	診療放射線技師 放射線科医
臨床検査部門 　検体検査部門 　生理検査部門 　細菌検査部門	検体検査結果（検査値，基準値） 生理検査結果（画像情報，波形情報） 細菌検査結果	臨床検査技師
病理部門	病理結果報告書	病理医
リハビリテーション部門	実施計画書・結果報告書 治療情報	リハビリ医 療法士
手術部門	手術記録（術式など） 看護記録 麻酔記録 人工心肺記録	医師 看護師 麻酔医 臨床工学技士
事務部門 　医事会計部門	患者基本情報 診療報酬明細書（レセプト）	事務職員 事務職員

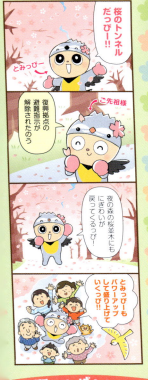

富岡町にお越しください!

先着1,000名様に
「とみっぴーオリジナル
真空断熱タンブラー」
プレゼント!

なくなり次第終了とさせていただきます。あらかじめご了承ください。
キャンペーン期間 2023年12月22日(金)まで

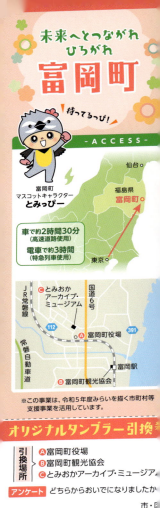

8.2.2　病院情報システムへの期待と課題

　病院情報システムは業務効率や患者サービスの向上に資するものとして**表8.4**に挙げるような効果が期待され普及している．その一方，システム導入経費が高額であることをはじめ，**表8.5**に挙げるような課題もあるので，これらのことを十分に理解して病院情報システムを運用する必要がある．

表8.4　病院情報システムに期待されている効果

✓　手書き文字からの解放
✓　情報の共有（施設内・施設間）
✓　ペーパーレスによる人員・スペースの節約
✓　データの紛失防止・長期保存
✓　患者への情報提供
✓　経営支援や臨床支援などの情報の二次利用

表8.5　病院情報システムに関する課題

✓　高価な導入経費と維持費
✓　情報システムへの入力負荷
✓　システム障害時の影響が甚大
✓　蓄積データの効果的な活用
✓　情報システム更新時のデータ移行

8.2.3　部門システムと診療科・中央診療部門を結ぶシステム

　病院情報システム（Hospital Information System：HIS）は，病院の診療業務を支援する情報システムである．病院情報システムには，①病院に勤務するすべての診療科・中央診療部門での利用を想定した情報システム，②放射線部門などの特定の部門での業務に特化した情報システム，③病院の医療機関間の連携など情報連携を主な目的としたシステムなどがある．すべての診療科・中央診療部門での利用を想定した情報システムには，電子カルテシステム，オーダエントリシステム，医用画像管理システム（PACS），物流管理システムなどがあり，部門を連携するシステムである．一方，特定の部門での業務に特化したシステムには，医事会計システム，放射線部門システムなどがあり，これらは部門システムと呼ばれる．病院情報システムはこれらすべてを総称した名称として用いられることが多い．我が国の病院情報システムは，医事会計システムや検査部門システムといった部門システムから発展しており，徐々に電子カルテシステムなどの部門連携システムを含めた電子化が進められてきた．なお，診療放射線技師が少ない施設では，部門システムが無く，電子カルテやオーダエントリシステムの機能が担っている場合もある．

8.2.4　電子カルテ/オーダエントリシステム

　オーダエントリシステムは，医師が検査依頼情報（検査オーダ）などを登録するための情報システムである．登録された依頼情報は，依頼先となる中央診療部

門の部門システムに伝達され，その依頼情報をもとに検査などが行われる．また，検査などを実施したことは，実施情報として部門システムからオーダエントリシステムに伝達される．オーダエントリシステムが受け取った実施情報は，会計時に医事会計システムに取り込まれて診療報酬の計算のために用いられる．

電子カルテシステムは，医師が記載する診療録をはじめ，看護師の看護記録，その他の記録を登録し，病院全体で情報共有するための情報システムである．オーダエントリシステムで登録した依頼情報や実施情報は，電子カルテの診療記録のひとつとして登録される．電子カルテシステムを運用している施設では，電子カルテシステムとオーダエントリシステムは一体化されたシステムとして動いており，病院情報システムのポータルとしての役割を果たしている．

電子カルテシステムで入力・参照する情報には，患者基本情報，患者プロファイル情報，患者属性情報，病名，経過記録，熱計表，各種検査オーダ，予約情報などがある．

〔1〕**患者基本情報**

患者基本情報は，患者の ID 番号，氏名，生年月日，性別，住所，電話番号，保険情報などが含まれる．これらは保険診療録 1 号用紙に記載される内容であり，主に事務担当者が医事会計システムに登録し，電子カルテ/オーダエントリシステムに伝達される．

〔2〕**患者プロファイル**

患者プロファイル情報は，患者の身長・体重，血液型，薬剤禁忌，アレルギー，障害情報などが含まれる．これらは医療従事者が主に外来診察室や患者待合，病棟で情報を収集して登録される情報である．また，放射線検査に関して造影剤アレルギーや体内金属情報などが患者プロファイル情報として登録される．

〔3〕**患者属性**

患者の入院・外来の別，入院状態の場合の病棟・病室・ベッド番号は**患者属性**情報として管理される．入院に関するステータスには「入院予約」「入院決定」「入院確定」があり，退院に関するステータスには「退院予定」「退院確定」がある．入退院に関するステータスは，病棟でのベッドコントロール（病床管理）に利用される．

〔4〕**病名**

病名情報は医師が診断を行う過程で登録するものであり，検査や治療を行う根拠となる重要な情報である．また，保険診療では診療報酬請求を行う際に，病名に対して適切に検査や治療・投薬が行われていることが審査されるため，病名情報は重要である．なお，検査を行う際に病名が確定していない場合もあり，病気を診断するために検査を行う場合には「疑い病名」として病名情報が登録される．

〔5〕**経過記録**

医師が診療記録として記載する情報には，初診時記録，**経過記録**，退院時記録などがある．医師の診療記録は一般的に問題志向型診療記録（Problem Oriented Medical Record：POMR）の考え方に基づいた **SOAP**（Subjective, Objective, Assessment, Plan）形式によるカルテ記載が推奨されており，電子カルテの経過記録の記載様式には SOAP 形式や自由記載形式などのテンプレートが用意されている．

〔6〕各種オーダ情報

依頼（オーダ）情報の種類には，処方，注射，画像検査，検体検査，生理検査，栄養指導などがある．このうち，放射線検査では，検査装置，手技，撮影部位，撮影方向，撮影体位，核種などの情報をあらかじめマスタで設定された項目から選択して登録する．また，患者の病名，検査目的などの情報を入力する．入力された**オーダ情報**はオーダエントリシステムに登録されるとともに放射線部門システムに伝達され，部門システムがこれを受けて処理を行う．

オーダエントリシステムに登録されたオーダ情報は，未実施の依頼情報として管理される．検査後，部門システムから実施情報がオーダエントリシステムに伝達され，実施済みの依頼情報として管理される．医事会計システムは，会計計算を行うタイミングでオーダエントリシステムから実施済みで未会計のオーダ情報を取り込み，このオーダ情報は会計済みの実施情報として管理されるように進捗状況が変化する．

〔7〕予約情報

電子カルテ/オーダエントリシステムで管理される**予約情報**は，診療予約と検査予約に大きく分けられる．診療予約は，医師の外来診療スケジュールに合わせて予約枠をあらかじめ作成しておき，患者ごとに予約を取得するものである．また，検査予約は，検査依頼を行う際に検査室や機器，スタッフの予約を取得するものである．

検査予約枠の管理方法には，オープン予約とクローズ予約がある．オープン予約とは，検査項目・装置ごとに予め時間帯ごとの上限検査数を設定しておき，検査依頼を行う医師が電子カルテ/オーダエントリシステム上から上限範囲内で自由に検査予約を取得できる管理方法である．一方，クローズ予約とは，検査予約の取得権限を放射線部門内に限定し，部門側で検査日時を調整したうえで，別途，電話連絡などによって依頼医師に伝達する管理方法である．クローズ予約は，検査のための事前準備や，特別にスタッフの確保が必要な検査などにおいて運用されている．予約の要否，オープン予約/クローズ予約の別は，施設の運用や検査種によって決められており，特に放射線検査では核医学検査などでクローズ予約方式を採用している．

検査の予約は検査依頼と同時に行うことが多いので，検査依頼機能（オーダ機能）と連動していることが一般的である．オープン予約方式で検査予約の場合には，装置ごとに時間単位の予約枠を作成し，予約枠ごとに登録上限数を設けて検査予約が入力できるようにしている．

〔8〕熱型表，経過表，温度版，検温表

入院患者ごとのバイタルサイン（体温，脈拍数，最高血圧，最低血圧）のグラフ表示や食事・ケアに関する情報を一覧として表示したものである．医療機関によって**熱型表，経過表**（**図 8.1**），**温度版，検温表**など呼び方が異なる．

〔9〕医療文書

医療機関では通常の診療記録以外にも，退院時要約，診療情報提供書，説明同意書などの多くの種類の**医療文書**が存在する．これらの医療文書の作成を支援する機能や専門システムなどもある．また，医療文書のなかには，医師や患者の署名・捺印が必要な様式もあり，電子的に保存する場合には，署名・捺印後にス

第 8 章　放射線領域の情報システム

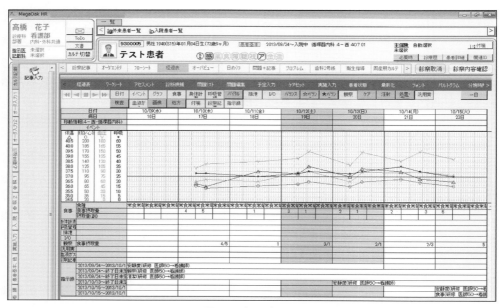

図 8.1　経過表画面

キャン取り込みが行なわれる．スキャンした文書を原本として取り扱うためには，電子署名やタイムスタンプが必要となる．

8.2.5　放射線部門システム以外の部門システム

〔1〕医事会計システム

医事会計システムは，医事会計部門における患者登録，受付，会計，収納業務を担う情報システムである．

患者登録では，患者の ID，氏名，性別，生年月日，住所と，保険証の記号・番号などが医事会計システムに登録され，その情報は電子カルテ/オーダエントリシステムに伝達される．また，会計では診療行為にもとづいて，患者に対して医療費の請求が行われる．

例えば，放射線検査を行ったときには，放射線部門システムにて検査オーダに対する実施登録が行われ，この情報はオーダエントリシステムに伝達される．医事会計システムで会計を行う際には，事務担当者がオーダエントリシステムに登録されている実施済みのオーダ情報の取り込み処理を行い，診療報酬請求のルールに従って計算を行う．

〔2〕検査部門システム

検査部門システム（Laboratory Information System：LIS）は，臨床検査技師が行う特に検体検査の業務を支援する情報システムである．検体検査部門システムは，電子カルテ/オーダエントリシステムで入力されたオーダ情報を受信して，検査室での業務支援，採血支援システム，検査自動化システム等と連携を行う．検体を採取する際には，オーダエントリシステムから必要な情報を印字した検体ラベルを出力し，試験管にラベルを貼り付けて，その試験管に採取した検体を入れて検査室に運ぶ．その際，どの患者の，いつに採取した検体であるのかが非常に重要であり，試験管の数や種類を間違えないようにするための機能が備わって

いる．検体検査結果は，オーダエントリシステムに伝達され，放射線部門におい
て造影検査などを行う際には関係する検査値を参照する．

臨床検査技師が行う検査には，検体検査以外にも生理検査，病理検査，輸血検
査などがあり，それぞれの業務を支援する情報システムがある．このうち，生理
検査では画像情報が発生し，DICOM 形式で PACS に保存することもある．

〔3〕薬剤部門システム

薬剤部門システムはオーダエントリシステムからの処方オーダや注射オーダを
受信して，処方せん，薬袋の出力を行い，薬剤師による処方鑑査から払い出しま
でを支援する．自動分包機やアンプルピッカなどの薬剤部門の装置と連携する機
能がある．また，医薬品の在庫管理，出庫管理，発注管理，供給管理を行うた
めの物流管理システムがある．

〔4〕自科検査システム

眼科や耳鼻咽喉科の診察室には，それぞれの診療科の専門的な検査装置が備え
られており，いくつかの検査装置からは画像情報が発生する．これらの画像情報
は，それぞれの機器の出力機能に応じて，ビデオ信号の画面キャプチャを取得し
たり，印刷出力した写真をスキャナ取り込みするなどして診療記録として保存す
る．保存先としては，**自科検査システム**，電子カルテシステムなどがあり，
DICOM 形式で出力できる場合には PACS に保存することもある．

8.2.6　病院情報システムを構成するハードウェアと技術

〔1〕サーバコンピュータとクライアントコンピュータ

サーバコンピュータは，**クライアントコンピュータ**に対してサービスを提供す
る役割を持つコンピュータである．サーバコンピュータは多くのクライアントコ
ンピュータから常時要求を受け，高い安定性と処理能力が必要になる．サーバ
コンピュータ専用のハードウェアや OS（Operating System）が採用される．また，
搭載される記憶装置や電源装置などの部品は冗長化されており，耐障害性を高め
る工夫がなされている．サーバコンピュータの筐体の形状の違いにより，タ
ワー型，ラックマウント型，ブレード型がある．なお，コンピュータの仕組みに
ついては第 1 章に述べられている．

〔2〕ストレージ装置

ストレージは，データを保管する補助記憶装置であり，ハードディスク，SSD
（Solid State Drive），磁気テープ，光ディスクなどの媒体を用いて構築される．
ストレージ装置は，コンピュータ内部に直接取り付けられる形態，ストレージ装
置を LAN やストレージ専用ネットワーク上に設置してネットワークケーブルを
通じて接続する形態などがある．また，最近は商用サービスとしてインター
ネット上のオンラインストレージが登場しており，画像情報の原本あるいは
バックアップを外部のデータセンターに預けるような事例がある．そのほか，記
録媒体を容易に取り外しできる可搬型媒体もある．

ハードディスクは，比較的安価に大容量のデータを記録することができる媒体
として，現在，最も多く利用されている．コンピュータ内部および外部に置か
れ，読み書きが頻繁に行われるストレージ装置に用いられる．SSD はハード
ディスクよりも新しく登場した媒体であり，データへのアクセス速度が高速であ

るメリットがある．しかし，ハードディスクに比べて 1 台あたりの容量が少なく，価格も高価であるため，SSD のみで構成した大容量のストレージはまだ少ない．頻繁に読み書きを行うデータの一時的な保持などの用途に限定し，ハードディスクと組み合わせて使用されることもある．

可搬型媒体のうち，磁気テープはハードディスクや SSD に比べてアクセス速度は遅いものの，価格が安いため低コストでストレージを構築することができる．そのため，大容量のデータを長期間バックアップする用途で主に用いられる．また，CD-R などの光ディスクは，保存できる容量は小さいものの，持ち運びがしやすいため，患者が他院に画像情報を持参する用途で主に用いられる．

〔3〕RAID 技術

大容量のストレージには数十本のハードディスクが搭載されることもあり，装置の信頼性や処理能力を向上させる目的に，**RAID**（Redundant Array of Independence Disks）**技術**を採用することが一般的である．RAID とは，複数台のハードディスクを組み合わせて，信頼性の高いストレージを実現する技術であり，ディスクへのデータ配置やデータの冗長化方法によって，RAID 0 から RAID 6 の 7 レベルに分類される．このうち，実際に利用されているのは RAID 0，RAID 1，RAID 5，RAID 6 の 4 種類と，RAID 1 と RAID 0 の組み合わせである RAID 10 である．RAID を構築するためには，RAID コントローラやソフトウェアが必要になる（**表 8.6**）．

表 8.6　各 RAID の比較

種別	特徴	長所	短所
RAID 0	「ストライピング」 高速化のため，複数のディスクに対してデータを分散して同時に書き込む	すべてのディスクを利用できる	冗長性がない ディスクの数が増えるとストレージ全体の故障率が高くなる
RAID 1	「ミラーリング」 同じ容量のディスク 2 台で構成され，全く同じデータを 2 台のディスクに書き込む	復旧が早い	ディスクの利用効率が低い
RAID 5	パリティチェック機能をアレイ内のディスクに点在させる	ディスクを効率的に使用しながら，冗長化できる	2 台以上のディスクが同時に故障すると回復できない
RAID 6	RAID 5 の拡張版であり 2 種類のパリティをアレイ内のディスクに点在させる	2 台のディスクが同時に故障しても復旧が可能である	2 種類のパリティ計算を行うための処理が必要になる

（出典：日本放射線技術学会　監修，奥田保男・小笠原克彦・小寺吉衞　編：放射線システム情報学，オーム社，2010）

8.2.7　情報システムの安定稼働のための設計

病院情報システムは 24 時間 365 日安定稼働することが求められ，安定稼働するシステムは信頼性の高いシステムであると言える．情報システムを構成するハードウェアやソフトウェアに故障や障害が起こることを前提としながら，情報システムの高い信頼性を確保する手法として，**フェールセーフ，フェールソフト，フェールオーバー，フォールバック，フールプルーフ**がある（**表 8.7**）．

194

表 8.7 情報システムの高信頼化手法

フェールセーフ	情報システムに障害が発生した場合に，安全性を担保するために被害を最小限に留めること
フェールソフト	情報システムに障害が発生した場合に，必要最小限の機能で情報システムを稼働させること
フェールオーバー	システム障害に備えてあらかじめ待機系システムを用意しておき，障害発生時に待機系へ自動的に切り替えること
フォールバック	情報システムに障害が発生した場合に，障害箇所を切り離し，機能や処理能力を縮退させながら稼働を継続させること
フールプルーフ	ヒューマンエラーを防止するため，もしエラーが起こっても復旧できるようにすること

表 8.8 情報システムの信頼性評価指標

評価項目	評価指標	評価内容と計算方法
信頼性	平均故障間隔（MTBF）	「システムが一定期間，故障することなく安定して稼働する」計算式：稼働時間の合計時間 ÷ 故障回数
保守性	平均修復時間（MTTR）	「障害時にシステムが短い時間で回復する」計算式：停止時間の合計 ÷ 故障回数
可用性	稼働率	「システムがいつでも利用できる状態である」計算式：MTBF/(MTBF+MTTR)

また，情報システムの信頼性を評価する指標として信頼性評価指標（**RASIS**）がある．RASIS とは，**信頼性**（reliability），**可用性**（availability），**保守性**（serviceability），完全性（integrity），安全性（security）の頭文字をとったものである．このうち信頼性，保守性，可用性については，それぞれ**平均故障間隔**（Mean Time Between Failure：MTBF），**平均修復時間**（Mean Time To Repair：MTTR），**稼働率**によって計算される（**表 8.8**）．

8.3 PACS

8.3.1 PACS の役割

医用画像管理システム（Picture Archiving and Communication System：**PACS**）は，画像診断機器などから発生した画像情報を，ネットワーク通信を利用して一元的に保存・管理するシステムである．基本的にはハードウェアである医用画像保管装置と画像情報の通信を行うためのソフトウェアで構成される．また，画像表示や読影レポート作成などを行うために必要なハードウェアとソフトウェア，および通信を行うためのネットワークまでを含めて PACS と呼ぶ場合もある．

画像情報は文字情報と比較してデータ量が多く，外来・病棟を含む病院全体の端末に画像情報を配信するには，ネットワークやサーバなどの高い処理能力が必要となる．2000 年頃から病院の基幹ネットワークの通信速度が 1 Gbps，10 Gbps に対応するようになり，画質的に問題ない画像を高速に病院全体に配信できるようになった．それ以降，医用画像をフィルムに出力せず医用画像ディス

プレイで閲覧できるフィルムレス運用の環境が多くの医療機関で整備されるようになった．

これまでは DICOM 形式の画像情報を保存する仕組みが PACS であるという認識が一般的であるが，さらに最近ではデジタルカメラで撮影した写真（JPEG形式）や，診療情報提供書やレポートなどの医療文書（PDF 形式）といった様々な形式のファイルを病院情報システムに取り込み，診療情報として記録したいという希望が出てきており，DICOM 規格にとらわれないマルチメディアに対応した PACS も登場している．

8.3.2　PACS を構成するソフトウェア

〔1〕通信インターフェース

DICOM 規格ではオンライン通信を行うためには，TCP/IP の通信プロトコルを採用しており，標準的なネットワーク環境に適合している．TCP/IP よりも上位レイヤの通信を DICOM の機能（サービス）として独自に定義されており，例えば PACS と撮影装置の通信は DICOM で決められた手順・方法で行われている（**表 8.9**）．

表 8.9　DICOM 規格の通信モデル

OSI 参照モデル		TCP/IP モデル	DICOM 規格での実装
第 7 層	アプリケーション層	アプリケーション層	DICOM 通信・フォーマット
第 6 層	プレゼンテーション層		
第 5 層	セッション層		（セキュリティ技術）
第 4 層	トランスポート層	トランスポート層	TCP/IP
第 3 層	ネットワーク層	インターネット層	
第 2 層	データリンク層	ネットワークインターフェース層	Ethernet, WiFi などの標準的なネットワーク技術
第 1 層	物理層		

〔2〕DICOM の機能・サービスの実装

PACS 装置や検査装置などは DICOM 規格で定義されているサービスクラスから，それぞれ必要なものを選択し，機能をアプリケーションに実装している．DICOM 規格で定義されている機能は主に装置間の通信に関する機能を担当している．

〔3〕画像管理機能

画像管理機能は，画像情報を PACS のデータベースおよびストレージに格納し，情報を管理するための機能である．データベースで管理することにより，患者情報や画像情報に付随する情報を素早く検索することが可能になる．画像管理機能には，患者情報や画像情報に付随する情報を管理する機能，検査リストを表示する機能，画像を表示する機能，システムを利用するユーザ情報を管理し，それぞれの権限に応じてアクセス管理を行う機能，バックアップを行う機能などがある．

〔4〕画像表示機能

画像表示機能は，PACS に保存された画像情報をクライアント端末の画像表示

アプリケーションからの要求に従って配信し，医用画像モニタに表示するための機能である．要求から画像が表示されるまでの時間が長いと利用者にとってストレスになるため，PACS の各製品では効率的に転送を行うことができるように，メーカー独自の通信手順や方式を用いて画像転送を行うことが多い．画像表示アプリケーションの詳しい機能については，「8.5　画像表示アプリケーション」で説明する．

〔5〕読影レポート作成機能

読影レポートは読影医が利用する機能であるが，画像診断を効率的に行うために PACS の機能として実装されることが多い．検査項目によって読影レポートのテンプレートを用意して，読影所見や画像診断の内容を入力できるようにしている．また，作業負荷の軽減を図るために音声認識ソフトやフットペダルを利用するような工夫も行われている．

8.3.3　PACS のストレージ

〔1〕ストレージ

ストレージはデータを記憶する装置であり，その媒体にはハードディスクや SSD（Solid State Drive）が使用される．装置の種類によってアクセス速度や容量に違いがあり，バックアップ用途では比較的安価な磁気テープが使用される．放射線領域では画像データを主に扱うため，病院情報システムで管理するデータのなかでも特に大きなストレージが必要となる．特に最近では 1 mm 以下のシンスライスデータが多く発生し，そのデータまでを保管すると PACS のストレージ容量は非常に大きくなる．

〔2〕ストレージの容量計算

PACS のストレージに必要な容量は，PACS 装置を使用する期間と各モダリティの期間ごとの検査数と平均画像発生数から概算することができる．例えば，CT 画像であれば各画素（ピクセル）に 2 byte (= 16 bit) を割り当てており，このなかで CT 値を表現している．一般的な CT 画像は 512 × 512 のマトリックスサイズであるため，CT 画像 1 枚のデータ量は下記のように計算できる．なお，コンピュータでは 2 進数に基づいて演算処理を行うため 1,024 (= 2^{10}) バイトを 1 キロバイトとして計算する．また，DICOM タグ情報のデータ量は十分に小さいものとして，ここでは無視する．

$$\begin{aligned}
&\text{CT 画像 1 枚のデータ量〔KB〕}\\
&= 512^2 \, 〔\text{pixel/image}〕 \times 2 \, 〔\text{byte/pixel}〕 \div 1{,}024\\
&= 512 \, 〔\text{KB}〕
\end{aligned}$$

次に，下記のように 1 検査あたりの画像枚数，1 日あたりの検査数，PACS 装置の運用期間を仮定すると，CT 検査画像を 6 年間分保存するために必要なストレージ容量は下記のように計算される．

・1 検査あたりの画像枚数：500 枚
・1 日あたりの CT 検査数：20 件/日
・PACS 装置の運用期間：6 年 × 300 日/年

第 8 章　放射線領域の情報システム

$$
\begin{aligned}
&\text{CT 検査画像を 6 年分保存するために必要なストレージ容量〔TB〕}\\
&= 500\ \text{〔image/study〕} \times 20\ \text{〔study/day〕} \times (6 \times 300)\ \text{〔day〕}\\
&\quad \times 512\ \text{〔KB/image〕} \div 1{,}024^3\\
&\fallingdotseq 8.58\ \text{〔TB〕}
\end{aligned}
$$

ここで計算されたデータ量は画像圧縮を行わない場合の大きさであり，画像圧縮技術を用いることによりストレージ容量の消費を抑えることができる．

〔3〕　画像圧縮

画像の圧縮技術は，可逆圧縮（lossless compression）と非可逆圧縮（lossy compression）に分けられる．画像を圧縮してストレージに保存することにより，圧縮と展開のための処理負荷が増えるものの，ストレージの保存容量を節約することが可能となる．可逆圧縮は，圧縮されたデータを展開すると，圧縮前のデータを完全に復元することができる方式であり，医用画像の場合，圧縮率の限界は 1/2 〜 1/3 程度である．また，非可逆圧縮は，多少のデータの欠落を許容し，圧縮効率を高めた圧縮方式である．このとき，圧縮されたデータを展開しても，圧縮前のデータに完全に復元することはできない．医用画像における非可逆圧縮の圧縮率は 1/10 程度であり，可逆圧縮の場合に比べて大きい．いずれの圧縮技術を用いるかは，読影における診断精度や診療情報の真正性，PACS のストレージ容量を考慮して決められる．画像圧縮の技術な詳しい説明は第 3 章に述べる．

8.3.4　画像情報の可搬型媒体（CD-R など）やオンラインによる施設間連携

他の医療施設との紹介・逆紹介時の画像情報のやり取りには，CD-R などの**可搬型媒体**が使用される．CD-R への書き込みや，CD-R からの取り込みは，PACS とネットワーク接続された CD パブリッシャ，CD インポータと呼ばれる専用装置や，ワークステーションの機能，PACS の機能を用いて行うことができる．CD-R 等に含まれるデータは，IHE（Integrating the Healthcare Enterprise）の **PDI（Portable Data for Imaging）**統合プロファイルに準拠することが**厚生労働省標準規格**により推奨されている．CD-R 等による施設間連携においては，CD-R の表面に患者氏名等の記載が無かったり，あるいは膨大な画像が圧縮して書き込まれていたりなど，運用面での様々なトラブルが懸念される．そのような事象を未然に防止するため，日本放射線技師会，日本診療放射線技術学会，日本医療情報学会などの関連 7 団体が，「**患者紹介等に付随する医用画像についての合意事項**」を策定している．

8.4　放射線部門システム（RIS）

放射線情報システム（Radiology Information System：RIS）は，放射線部門における業務を支援するシステムである．電子カルテ/オーダエントリシステムと連携し，患者基本情報や依頼情報を基に，放射線画像検査の予約調整や受付，実施管理，検査実績の集計等を行う．また，検査装置（モダリティ）との

8.4 放射線部門システム (RIS)

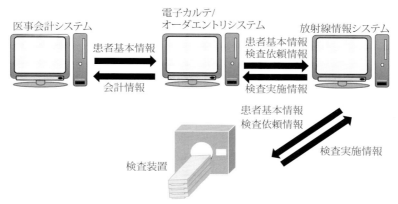

図 8.2　放射線部門システムと他システムとの情報連携

間では依頼情報,実施情報の送受信を行い,医事会計システムに対しては放射線検査の実施情報の伝達を行う(**図 8.2**).

　RISの機能には,(1)電子カルテ/オーダエントリシステムから送信された検査依頼情報を管理する機能,(2)検査装置との通信に関連する機能,(3)実施情報に関連する機能,(4)放射線部門の業務に関わる管理機能などがある.

8.4.1　検査依頼情報を管理する機能

　検査依頼情報関連の機能は,電子カルテ/オーダエントリシステムから送信された検査依頼情報を受け取り,放射線部門での診療業務を支援するための情報を集中管理し,画面表示や帳票印刷,あるいは検査装置に必要な情報を伝達するなどの役割がある.具体的には以下の機能を持つ.

〔1〕**患者情報管理機能**

　患者情報には,医事会計システムで登録された患者ID,氏名,性別,生年月日,住所,連絡先などの患者基本情報,外来・入院の別,入院患者については病棟や病室などの患者属性情報が含まれる.患者情報は,患者を一意に特定し,安全に診療を行う上で重要な情報である.これらの情報は医事会計システムから電子カルテ/オーダエントリシステムを経由してRISに伝達される.伝達されるタイミングは,医事会計システムへの登録時,放射線検査依頼情報の発行時,患者情報あるいは依頼情報の更新時などがある.

〔2〕**検査依頼情報管理機能**

　検査依頼情報には,検査内容(部位,方向,体位,手技,詳細指示),検査目的,病名などの検査に関する情報,依頼医師,さらに造影剤禁忌情報や感染情報,体内金属情報といった検査の質や安全な検査を施行するために必要な情報が含まれる.また,詳細指示には撮影方向や角度,荷重の他,造影剤の種類,量などが含まれる.検査依頼情報管理機能は,これらの依頼情報を表示・管理する機能である.

〔3〕**検査依頼情報発行機能**

　検査依頼情報発行機能は,RISから依頼情報を発行する機能であり,これはオーダエントリシステムが導入されていない場合やシステム障害などによりオーダエントリシステムが利用できない場合に使用される.

第8章　放射線領域の情報システム

〔4〕検査予約管理機能

検査予約管理機能は，検査予約情報を表示・管理する機能である．1件あたりの検査に要する時間は検査項目などによって異なるため，時間を要したり，事前準備が必要な検査については，検査項目・装置ごとに時間を区切って上限検査数を設けることが多い．

〔5〕予約検査照会/検索機能

予約検査照会/検索機能は，予約されている検査を照会，検索する機能である．検査予約情報は，検査日，曜日，予約時間帯，検査種別，検査室，依頼診療科，病棟などの複数の条件で検索し一覧表示することができる．この機能を応用した具体例として，同一日に MRI 検査と CT 検査が予約されている場合，RIS でMRI 検査の実施完了操作が行われたタイミングで自動的に予約検査照会を行い，CT 検査があることをスタッフに知らせることができる．

〔6〕進捗管理機能

進捗管理機能は，検査の進捗状況を管理する機能である．放射線検査の進捗状況には，「電子カルテ/オーダエントリシステムから依頼情報を受け取り，放射線部門で受付をする前の状況：未受付」，「放射線部門で受付を済ませた状況：受付済」，「RIS から電子カルテ/オーダエントリシステムに実施情報を送信した状況：実施済」，「PACS に画像が保存された状況：検査完了」などがある．これらの進捗状況は，部門のスタッフが情報共有するために用いたり，患者の所在管理，他のシステムと連携しての進捗や実績の管理に利用される．

〔7〕検査一覧表示機能

検査一覧表示機能は，検査日や検査項目ごとに依頼されている検査一覧を表示する機能である．

検査に付随して必要となる情報には，患者 ID，患者氏名，入院外来区分，病棟などの患者情報，検査依頼科，受付時間，実施時間，進捗状況，検査装置種別，撮影室区分などがある．これらをもとに，検索条件や一覧表示項目として必要な項目が選択され，RIS の機能として反映される．

8.4.2　検査装置との通信に関連した機能

診療放射線技師が検査を行う際には，検査装置から RIS に問い合わせを行い，該当する検査依頼を取り込み，患者基本情報や依頼情報の必要な情報を撮影条件の設定や画像情報に反映する．また，検査中および検査終了後には，検査装置からは RIS に対して，検査の進捗状況や曝射情報，画像枚数を伝達する．曝射情報の項目には，管電圧，管電流，曝射時間，撮影室，撮影・検査機器などがあり，これらの情報は照射録を作成するために利用される．

これらの検査装置–RIS 間の通信は，DICOM 規格の検査依頼情報管理機能（Modality Work List：**MWL** あるいは，Modality Worklist Management：**MWM**）と検査進捗状況管理機能（Modality Performed Procedure Step：**MPPS**）で決められた方法によって行なわれる（詳細は「7.3　DICOM」を参照）．

8.4.3　実施情報に関連する機能

放射線検査の実施情報は，RIS から電子カルテ/オーダエントリシステムに送

信され，診療記録として反映されるほか，会計時には医事会計システムに取り込まれる．会計情報として必要な項目には，検査内容（部位，方向，造影の有無），画像数，使用薬剤（種類，量），使用フィルム（種類，枚数），使用機材（種類，個数），手技，加算項目がある．

8.4.4 放射線部門の業務に関わる管理機能

〔1〕マスタ作成・管理機能

マスタとは，データベースで使用される表（テーブル）あるいはファイルの一種であり，処理の基本となるデータがマスタとして登録される．RISでは，検査装置種別や検査部位，検査予約枠，職種による権限設定などがあり，これらはRISのアプリケーションの様々なプログラムで利用されるため，マスタに登録することによって共通して利用することができる．また，検査項目ごとに使用する造影剤や機材，手技は決まっている場合が多い．このようなデータをマスタに登録しておき，入力画面のプログラムで項目を選択できるようにすることで入力作業の効率化を図ることができる．また，マスタに登録する項目にはそれぞれを一意に識別するためのコードが付与されており，情報システム間ではコードによって連携が行われる場合も多くある．**マスタ作成・管理機能**は，RISで用いるマスタを管理するための機能である．**表8.10**に放射線検査に関連するマスタの例を示す．

表8.10　放射線検査に関連する主なマスタの例

マスタ	内容
撮影項目マスタ	モダリティや部位などの放射線検査項目に関するマスタ 標準マスタとして JJ1017 がある
医療器材マスタ	放射線部門で使用する器材を入力するためのマスタ
薬剤マスタ	放射線部門で使用する造影剤，放射性医薬品などの薬剤を設定するためのマスタ
利用者マスタ	RISを使用する利用者を登録するためのマスタ

〔2〕物流・薬剤管理機能

物流・薬剤管理機能は，造影剤などの放射線部門で行われる撮影，検査，治療に使用する医療器材，薬剤の入庫，使用記録，在庫を管理する機能である．

〔3〕放射線機器管理機能

放射線機器管理機能は，装置や機器の日々の点検，修理，保守などの情報を管理する機能である．日々の点検は使用者の重要な業務であり，蓄積されたデータを解析することで機器の更新などの資料としても利用できる．

〔4〕統計・分析機能

統計・分析機能は，蓄積された情報をもとに各種統計および分析を行うことができる．例えば，年，月，日を単位とした検査数と患者数，および装置・機器，部位，診療科などの複数の条件を複合的に用いて詳細に分析することができる．物品などの消費についても同様に分析でき，検査実績の評価に利用可能である．

第8章　放射線領域の情報システム

8.4.5　放射線診断部門以外に対応したシステム

核医学検査や放射線治療は，業務の流れが一般撮影，CT，MRI などとは異なるため，核医学検査部門，放射線治療部門ではそれぞれの専門分野に特化した必要な機能がある．これらの機能を搭載したシステムを特に核医学 RIS，放射線治療 RIS という．

〔1〕核医学 RIS

核医学検査では，検査に使用される放射性医薬品を効率よく使用するために，核種の半減期の管理と検査予約を連動させて運用される．そのため，検査予約の管理にはクローズ予約が採用されている．また，放射線医薬品の準備から患者への投与ならびに検査終了までの時間軸に沿ったスケジュール管理，1 回の検査依頼に対して放射性医薬品の患者への投与日と実際の撮像日，撮像回数が異なることに対応した予約，実施機能が**核医学 RIS** の必要な機能として搭載されている．放射線医薬品の管理関連の機能には，放射線医薬品の発注，納品，使用，廃棄の管理，サイクロトロンを設置している施設では，サイクロトロンの運用管理機能がある．

〔2〕放射線治療 RIS

放射線治療には，診察，治療計画（シミュレーション），放射線照射，経過観察のワークフローがある．**放射線治療 RIS** には，治療計画情報の管理，照射スケジュールの調整，治療実施時の照射線量の管理，照射録の管理などを行うための機能がある．また，電子カルテ/オーダエントリシステム，治療計画用 CT 装置，治療計画装置，放射線照射装置などと情報連携を行うための機能もある．

8.5　画像表示アプリケーション

画像表示アプリケーションは，画像ビューアとも呼ばれ，DICOM 規格のフォーマットで保存された画像（DICOM 画像）を参照するためのソフトウェアである．画像表示アプリケーションは，PACS のひとつの機能として搭載されている場合も多く，DICOM 通信に比べて PACS からの画像伝送を素早く行えるように工夫されている．それ以外にも，整形外科分野や放射線治療分野などの特殊な計測方法やファイル形式に対応した画像表示アプリケーションもある．

8.5.1　画像参照のための機能

画像表示アプリケーションの代表的な機能には，等倍表示，実寸表示，拡大縮小機能，ルーペ機能，自動位置合わせ，白黒反転，計測機能などがある．

〔1〕検査・シリーズ一覧表示機能

検査・シリーズ一覧表示機能は，表示する画像を選択するための機能である．診療現場において，目的とする検査の画像を表示するためには，患者 ID，患者氏名，検査日，検査装置種別などの条件を設定して検索できることが望ましい．また，使用頻度の高い検索条件については，少ない操作で検索することができるように製品ごとに工夫がなされており，例えば，当日の CT 検査一覧については検索条件を設定したボタンを配置するような事例もある．

また，電子カルテ/オーダエントリシステムと PACS が連携している場合には，特定の患者カルテ画面や検査依頼情報から，患者 ID や検査日，受付番号などをもとに画像表示アプリケーションを呼び出し，当該検査を選択した状態で一覧表示したり，ダイレクトに画像を表示するように設定する事例もある．

〔2〕画面分割機能

　CT や MR などの検査では，1 検査で複数シリーズの画像情報が発生し，シリーズごとの画像枚数も多く発生する．複数枚の画像を 1 画面に表示する場合，他シリーズや過去画像との比較が行えるように，モニタの画面を複数の領域に分割して，画像を表示させる．図 8.3 は腹部 CT 写真を 4 分割で表示した例である．

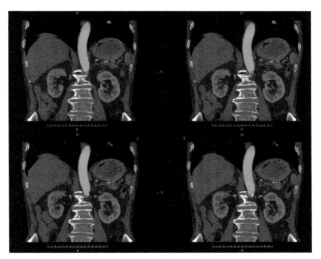

図 8.3　4 分割画面表示

〔3〕画像表示スクロール（コマ送り，ジャンプ，シネモード）機能

　画像表示スクロール機能は，画像枚数が多い画像において効率的に目的の画像にたどり着くための機能として用いられる．

〔4〕サイズ変更（拡大・縮小，最適化，実寸，ピクセル等倍）機能

　サイズ変更機能は，画像を拡大して画像の微小な範囲を参照するためなどに用いる機能である．

　サイズ変更機能を利用することにより，拡大・縮小の操作は任意の倍率で行うことが可能であるが，処理を行うとそれぞれのピクセル値を間引きや補間する処理が行われ，オリジナルとは異なる画像になるため，その点に十分に留意しなければならない．ディスプレイモニタの 1 ピクセルに対して，画像情報の 1 ピクセルを割り当てるように表示した倍率をピクセル等倍という．また，モニタ上で参照する画像のある区間の距離を実際の距離と同じように表示するため，モニタの 1 ピクセル，DICOM 画像の 1 ピクセルあたりの大きさをそれぞれ計算した倍率での表示を実寸表示という．

　なお，画像が表示される大きさは，利用しているモニタの解像度や画面分割数によって異なる．

〔5〕パン（水平垂直移動）機能

　パン機能は，画像を任意の方向に移動する機能である．特に画像を拡大表示し

た場合に，関心のある部分を画面の中央に表示するために用いる．

〔6〕WW/WL 調整機能

デジタル画像は任意の明るさやコントラストへの調整が可能であり，画像表示アプリケーションにはウィンドウレベル（Window Level：WL）とウィンドウ幅（Window Width：WW）によって変化させる機能がある．画像情報の DICOM タグに WL/WW が記録されている場合には，その値が初期値として表示される．

〔7〕スライス位置連動機能・自動位置合わせ機能

CT や MRI の画像を比較読影する際には，異なる検査でスライス位置を合わせながら画像を参照しなければならない．**スライス位置連動機能**は，一方の検査の画像をマウススクロールした際に，スライス厚や寝台移動の違いなどを計算しながら他方の画像も連動して表示する機能である．また，マンモグラフィでは，左右比較が重要となるため，1 画面上で左右の画像を自動で位置合わせを行う機能もある．

〔8〕DICOM タグ情報参照機能

DICOM 画像の属性情報が記録されている DICOM タグ情報には，患者情報や検査情報，画像取得条件などの豊富な情報が含まれている．**DICOM タグ情報参照機能**は，DICOM タグのグループとエレメントに記録された内容を表示するための機能である．

〔9〕マーキング（矢印，円形，楕円）機能

マーキング機能は，画像に目印を付ける機能であり，マークの種類には矢印や円形，楕円形，四角形などがあるほか，製品によってはマークの色や線の太さを指定できるものもある．

〔10〕計測機能（点，距離，円形，心胸郭比，角度）

計測機能は，ビューアに表示した画像上で長さや角度，ピクセル値をピクセルサイズや階調数などを考慮して測定する機能である．また，任意の範囲を円形や多角形で指定することにより，指定された範囲の最大・最小ピクセル値や，平均値，標準偏差などを計算して表示するものもある（**図 8.4**）．

〔11〕スカウトライン表示機能

スカウトライン表示機能は，CT や MRI のアキシャル画像がスカウト画像の

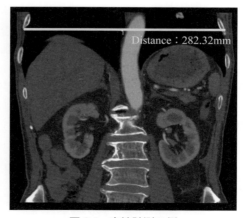

図 8.4　直線計測の例

どの位置に該当するのか，あるいは，コロナル画像やサジタル画像が，アキシャル画像でどの位置に該当するのかを，利用者が認識するための機能である．スカウトラインは，DICOMタグの位置情報を利用し，該当する画像上に表示する．特に，複雑な体位で撮影した画像では，3次元的な位置情報の把握にはこのスカウトラインの表示は重要な役割を果たす．図8.5では，乳腺MRIにおけるアキシャル画像（左）上でサジタル画像（右）のスライス位置を明示している例を示す．

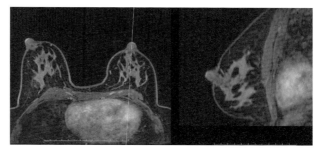

図8.5　スカウトライン表示の例

〔12〕その他の高度な画像処理機能

基本的な画像処理は，階調調整や拡大・縮小処理などを行い，その場での参照に適した条件とするために行われる．さらに高度な画像処理として，エッジ強調処理やスムージング処理，MPRやMIPなど3D再構成機能，PET画像とCT画像のように複数のモダリティから得られた画像をビューワ上で重ね合わせを行う機能などがある．これらの処理はPACSに付随する画像表示アプリケーションや画像処理のための専用ワークステーションを用いて行われる．

8.6　検像システム

検像とは，医師による読影・診断を支援する目的で診療放射線技師が画像の確定前に当該画像を確認し，必要に応じて電子化された画像情報の修正や削除を行う行為である．フィルム運用時には，現像したフィルムをシャウカステンにかけて画像の確認を行っていたが，フィルムレス運用が主流となった現在において，電子化された画像情報の検像を効率的に行うための情報システムが**検像システム**である．**表8.11**に検像を行うにあたり確認すべき情報の例を示す．

検像では，医用画像表示用モニタに画像を表示させ，患者情報の確認，依頼情報との整合性，画質の可否，ポジショニングの可否，マーカー表示，シリーズ番

表8.11　検像時に確認すべき情報（例）

患者情報	患者ID，患者氏名，年齢，性別
依頼情報	依頼科，依頼医師，検査内容，検査目的，検査日時
画像情報	モダリティ，画像枚数，シリーズ数，画像の順序，検査部位，検査範囲，画像の方向（上下左右裏表），濃度，コントラスト，画質（ボケ，鮮鋭度等），マーキング，各種画像処理（フィルタ処理，MIP，MPR，3D等）

第 8 章　放射線領域の情報システム

号やスライス番号等，画像の順番などを確認する．その際，もし必要であれば画像情報の修正や削除等を行う．

検像を行って保存された画像情報は，診療記録として確定保存されたものとして扱われるため，電子的な診療記録という性質上，真正性の観点から画像情報の登録，修正，削除などは作業履歴として記録されなければならない．検像システムの運用例について**表 8.12** に示す．

表 8.12　検像システムの運用例

ケース	運用例
モダリティ上での検像	撮影を実施したモダリティ上で検像作業を行う．検像を実施するアプリケーションソフトウェアの有無に関わらず，作業がモダリティ上でおこなわれる．検像が終わった画像は PACS などの保管装置に伝送される．
検像を行う専用のアプリケーションソフトウェアを使用	モダリティから画像を検像専用システムに伝送し，専用システム上で検像アプリケーションソフトウェアを用いて検像作業を行う．検像が終わった画像は PACS などの保管装置に伝送される．
PACS の機能として画像 Viewer などを使用	モダリティから PACS のサーバに保管されている画像を画像 Viewer などで読み出し，検像を行い，PACS 等に伝送する．検像を実施するアプリケーションソフトウェアの有無に関わらず，作業が画像 Viewer 上でおこなわれる．保管装置上に検像前の画像と検像後の画像が同時に存在する場合は，検像前後の画像を区別する対策を施し，検像後の画像を誤って消去しないようにする工夫が必要である．

8.7　画像表示装置

画像診断で用いられる医用画像表示用モニタは，医療用高精細モニタとも呼ばれ，電子カルテの参照や事務作業に利用する汎用モニタとは性能が大きく異なる．画像診断の質を担保するためには，画像表示装置の仕組みと，機器の特徴を理解することが大切である．ここでは，**画像表示装置**の構成，性能，特徴，そして品質管理について解説する．

8.7.1　画像表示装置の歴史

1990 年代後半からの PACS 普及期には，Cathode-Ray Tube（**CRT**）を用いた画像表示装置が主流であった．CRT は陰極線管のことであり，電気的にマイナス側である陰極から電子を放出し，その電子がプラス側である蛍光面に衝突することにより発光する．CRT モニタは，この発光を画素ごとに行うようにした表示装置である．

CRT は LCD と比べて，奥行き方向に大きく，消費電力も大きいことから，近年は CRT から Liquid Crystal Display（**LCD**），すなわち**液晶ディスプレイ**へと置き換えが進み，現在では CRT モニタを用いることはほぼなくなった．

LCD モニタは液晶を用いた表示装置である．薄型化，高精細化が可能であり，消費電力も小さいことから，現在，医用画像表示用モニタにも多く用いられている．

206

8.7.2 液晶ディスプレイ（LCD）モニタの構造

LCDモニタは図8.6のような構造となっている．モニタ前面から順に，前面キャビネット，液晶パネル，バックライトの光を画面均一に拡散するための光学シート，液晶モニタの光源となるLEDバックライト，液晶の向きをコントロールし濃淡表現するための制御基板，背面キャビネットが並んだ構成になっている．LCDモニタの制御基板はコンピュータ本体に備えられたグラフィックボードに接続され，コンピュータから画像信号を受け取って表示を行う．

〔1〕グラフィックボード

グラフィックボードは，モニタに画像や映像を表示するための機能を担い，コンピュータ本体のマザーボードに取り付けられる部品であり，表示機能のための専用CPUであるGPU（Graphic Processing Unit）やメモリなどが備えられる．マザーボードにもあらかじめ画面表示のための機能が内蔵されており，通常のCPUで処理を行うことが可能であるが，モニタの多面構成や，3Dや動画などを行う場合には多くの演算処理が必要になるため，グラフィックボードを用意して装着される．医用画像においては，情報の損失なく表示するためには，グレースケールで10 bit以上の階調が必要となる．医用画像表示用モニタを接続する際には，一般よりも多くの階調数や高い解像度に対応し，さらに大容量の画像信号を高速に伝送することが可能な専用グラフィックボードが必要になる．

モニタ本体とコンピュータ本体は，画像信号を伝達するためにモニタケーブルで接続される．インターフェースの種類としては，**VGA**（Video Graphics Array），**DVI**（Digital Visual Interface），**HDMI**（High-Definition Multimedia Interface），**DisplayPort**などがある．図8.7に入力インターフェースの一例を示す．LCDモニタへの接続は，内部処理がデジタル信号で扱われることから，デジタル出力インターフェースであるDVIを使用したデジタル接続が基本となる．アナログ出力インターフェースであるVGAを使用したアナログ接続を行った場合には，D/A（デジタル→アナログ），A/D（アナログ→デジタル）変換を行うことになるため，変換時の誤差，不整合の発生やノイズの混入などが

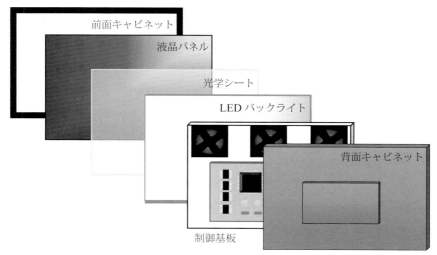

図8.6　LCDモニタの構造

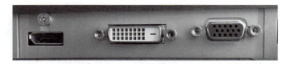

図 8.7　入力インターフェースの例

発生し，画質が劣化することになる．

〔2〕**液晶パネル**

　液晶とは液体と結晶の両方の性質を有する物質で，分子構造的に異方性を持つ．電圧をかけることにより通過する光の量を調節することが可能である．現在主流の液晶パネルは，アクティブマトリックス駆動の **TFT**（Thin Film Transfer）方式であり，液晶の画素ごとに薄膜トランジスタが備わっていて画素 1 つずつ電圧が制御できる仕組みである．**図 8.8** は LCD の画素 1 つをモデル化したものである．液晶は透明電極の間に封入させている．透明電極の外側には，ガラス基板，偏光板が存在する．カラーモニタの場合，一方の透明電極の外側にカラーフィルタが取り付けられている．ガラス基板の外側に位置する．偏光板はお互い 90°ねじれた偏光方向となるように貼りあわされている．偏光板は，特定方向の振幅を持つ光だけを通過させる．そのため，直交した偏光板の間に何もない状態では，光は遮断されてしまい，画面上では黒く見える．偏光板の間に液晶を封入し，内部の液晶分子の配列が 90°ねじれている場合は，通過する光の振動方向が 90°ねじれるため，偏光板を光が通過することができ，画面上では白く見える．

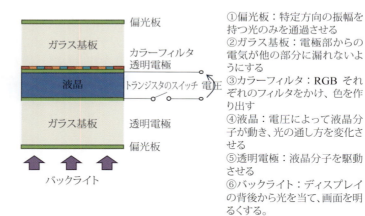

図 8.8　液晶の構造

　液晶の配列方法によって **TN**（Twisted Nematic），**VA**（Vertical Alinment），**IPS**（In-Plane Switching）の 3 種類があり（**図 8.9**），それぞれによって基本原理が異なる．TN 方式では，電圧が OFF のときは 90 度ねじれた液晶分子の間を光が通るため，画面が白く見えるが，徐々に電圧をかけていくと，液晶分子が垂直に立ち上がり，最大電圧になったときに光が遮断される．VA 方式では，電圧が OFF の時，液晶分子が偏光板に対して垂直になっているため，光が遮断されてしまうが，電圧をかけると液晶分子が偏光板に対して水平となり，光が通過で

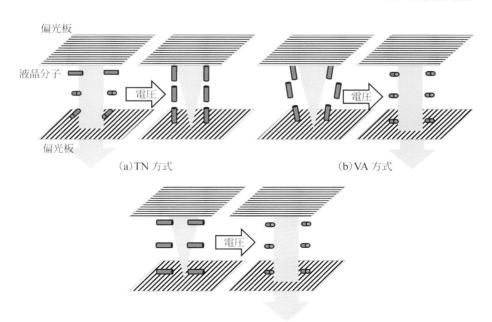

図 8.9　各方式における液晶の配列の違い

表 8.13　各方式の特徴

	TN 方式	VA 方式	IPS 方式
視野角	狭い	普通	広い
コントラスト	普通	高い	低め
値段	安め	普通	高め

きるようになる．IPS 方式では，液晶分子は偏光板に対して水平に配置されており，電圧をかけると液晶分子が面内で回転し，光が通過できるようになる．それぞれの方式の特徴を**表 8.13**に記載する．また，カラー液晶ディスプレイの場合は，1 画素（ピクセル）は 3 つの副画素（サブピクセル）によって構成され，各副画素に R（赤），B（青），G（緑）が割り当てられる．

8.7.3　画像表示装置の性能

〔1〕画面サイズ

画面サイズには**論理画面サイズ**と**物理画面サイズ**がある．**図 8.10** のように縦横のピクセル数で表示されているものが論理画面サイズであり，画面アスペクト比（Screen Aspect Ratio：SAR）やインチ数で表示されているものが物理画面サイズである．

論理画面サイズでは，1,280 × 1,024 のように数字での表示以外に，**表 8.14** に示すように Super Video Graphics Array（SXGA）や 1 M（メガ）といった表現で示される場合もある．医用画像表示用モニタでは，M（メガ）で示すことが一般的であり，1 M とは論理画面サイズが約 1 M pixels であることを示している．代表的な画面サイズである 5 M，3 M，2 M の医用画像表示用モニタは論理画面サイズに置き換えると，それぞれ 2,560 × 2,048（= 5,242,880 ≒ 5 ×

第 8 章　放射線領域の情報システム

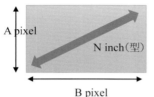

論理画面サイズ　A×B pixel
物理画面サイズ　N inch

図 8.10　画面サイズ

表 8.14　代表的な画面サイズと名称

画面サイズ	通称	医用分野における使用例
640 × 480	VGA（Video Graphics Array）	
800 × 600	SVGA（Super Video Graphics Array）	
1,024 × 768	XGA（eXtended Graphics Array）	
1,280 × 1,024（1 M）	SXGA（Super eXtended Graphics Array）	電子カルテ
1,600 × 1,200（2 M）	UXGA（Ultra eXtended Graphics Array）	CT・MR
1,920 × 1,080	FHD（Full-HD）	
2,048 × 1,536（3 M）	QXGA（Quad-XGA）	CR
2,560 × 2,048（5 M）	QSXGA（Quad-SXGA）	マンモグラフィ
3,200 × 2,400	QUXGA（Quad Ultra-XGA）	内視鏡・病理画像
3,840 × 2,160	4K UHDTV	血管造影室・手術室の大型ディスプレイモニタ

$10^6 ≒ 5 M$），$2,048 × 1,536$（$= 3,145,728 ≒ 3 × 10^6 = 3 M$），$1,600 × 1,200$（$= 1,920,000 ≒ 2 × 10^6 = 2 M$）に対応する．

　物理画面サイズは，液晶ディスプレイモニタの場合には液晶パネル自体の大きさであり，27 インチ（27 型），21 インチ（21 型）と示される．同一の物理画面サイズであっても，論理画面サイズが大きくなると，液晶ディスプレイモニタの 1 ピクセルごとの大きさは小さくなる．

　デジタル画像は，たとえば CT 画像であれば $512 × 512$ というように，マトリックスサイズがモダリティごとにおおむね決まっており，1 ピクセルごとに CT 値などが画素値として与えられている．デジタル画像をモニタに表示する際，デジタル画像の 1 ピクセルをモニタの 1 ピクセルに割り当てた表示をピクセル等倍という．医用画像を参照する際には，ピクセル等倍で画像全体を表示できるような画面サイズのモニタを使用することが望ましい．

　例えば，2 M の医用画像表示用モニタで胸部の CR 画像（例：$3,000 × 3,000$）をピクセル等倍で表示しようとすると縦隔部のみが表示される．このような場合，画像を移動して表示するか，画像を縮小して表示しなければならず，十分な情報量による効率的な読影に支障を来たす恐れがある．反対に，CT 画像や MRI 画像など，$512 × 512$ のマトリックスサイズの画像を表示する場合には，1 M サイズでもモニタ 1 面に最大 4 枚をピクセル等倍で表示することが可能である．ただし，画面上にはアプリケーションのメニューや検査リストなど画像以外のコンテンツも表示するため，2 M サイズを選択することが多い．

　医用画像表示用モニタは論理画面サイズごとに製品がラインナップされている

が，画面サイズが大きなものほど高価であるため，疾患領域に応じて医用画像表示用モニタを選択することになる．

乳腺領域においては，「ディジタル画像の取り扱いに関するガイドライン 3.0 版」のなかで，液晶モニタの表示マトリックスは，1,000 × 1,000 以上が望ましいとされ，乳房 X 線画像診断において，5 M (2,048 × 2,560) のモニタが求められている．

〔2〕階調

医用画像表示用モニタはデジタル画像のピクセル値を輝度に変換して表現される．人間が識別する濃淡は，モノクロディスプレイでは輝度値の明暗であり，最大輝度と最小輝度の範囲にピクセル値の表示したい範囲が対応するように階調特性が決められる．人間の眼の白黒のグレースケールの識別能は 8 bit から 10 bit 程度であるといわれており，画像表示装置がどの程度の濃度分解能を有しているかによって画像の表現能力も異なってくる．

一般的なモニタでは，風景写真や人物写真を人間が識別しやすいよう，$\gamma 2.2$ の階調特性が採用されることが多い．しかし，グレースケールの医用画像において必要な階調特性が一般の画像とは異なるため，DICOM 規格では **GSDF** (Grayscale Standard Display Function) を定義している．$\gamma 2.2$ は，中間レベルのコントラストが高い階調となっているのに対し，GSDF は信号レベル全域にわたり均等なコントラストの階調となっており，特に淡い陰影の描出が $\gamma 2.2$ に比べて優れる．(**図 8.11**)．

GSDF は人間に感じられる輝度の差がどの階調間でも等しく感じられる階調特性であり，医用画像表示用モニタは GSDF の階調特性に合わせることが推奨されている．医用画像表示用モニタの内部には **LUT** (Look Up Table) と呼ばれる画像信号の変換テーブルがあり，GSDF に合わせた階調特性になるように調整することができる．医用画像表示用モニタの階調特性はそれぞれ GSDF に従って調整され，すべてのモニタが同じグレースケール表示を行うように常に維持することが重要である．

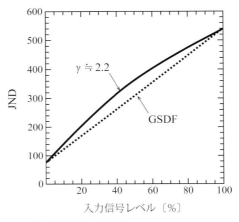

図 8.11　$\gamma \fallingdotseq 2.2$ と GSDF における入力信号
（出典：日本放射線技術学会　監修，市川勝弘・石田隆行　編：ディジタル X 線画像計測，オーム社，2010）

第8章　放射線領域の情報システム

JND（Just Noticeable Difference：弁別域）は，平均的な観察者が識別可能な最小輝度差であり，JND インデックスは，グレースケール標準表示関数を表示したときに，1 ステップが弁別域の輝度差となるような入力値である.

〔3〕輝度

輝度は，測定しようとする物体がどの程度の明るさで光っているかを示す値で，単位は cd/m^2（カンデラ毎平方メートル）が用いられる. 画像表示装置の性能は，最大輝度（最高輝度）と輝度比の指標によって表現され，このうち最大輝度は装置が出すことができる最大の輝度である. 液晶ディスプレイの最大輝度は，常にバックライトを最大に駆動しては，経年劣化による輝度の低下が現れやすい. そのため，通常はバックライトの駆動レベルを下げて長寿命化をはかり，医用画像の診断用としては，300 〜 500 cd/m^2 で使用されることが多い.「ディジタル画像の取り扱いに関するガイドライン 3.0 版」（日本医学放射線学会電子情報委員会）では，胸部 X 線画像診断において最大輝度 350 cd/m^2 以上を推奨している.

〔4〕応答速度

応答速度とは，入力信号が黒 → 白 → 黒へ変化させた場合に表示に要する時間である. 液晶の動画特性を示す場合，応答速度が問題となり，数値が小さいほど，高速な応答が可能となる. この応答速度は，入力信号を変化させた場合に，実際にその出力である映像が切り替わる速さとなり，フレームレートの早い画像を表示する場合に，性能次第では元データを忠実に再現できない現象が発生する. 医療分野では静止画の参照が主体であり，動画像においても現在は40 〜 60 フレーム/秒程度のフレームレートであることから，応答速度が問題となることはほとんどない.

8.7.4　医用画像表示用モニタの品質管理

医用画像表示用モニタは，長期間使用することにより故障や性能劣化が発生する. 一定基準を満たし，常に安定した状態で利用するためには，定期的に品質管理のための試験を実施する必要がある. (社) 日本画像医療システム工業会（JIRA）では，「**医用画像表示用モニタの品質管理に関するガイドライン（JESRA X-0093）**」を公開しており，品質管理はこのガイドラインに従って行われる.

〔1〕試験方法

医用画像表示用モニタの品質管理のための試験には，実施時期による分類として，**受入試験**と**不変性試験**がある. 受入試験は，医用画像表示用モニタが設置，運用を開始される前に，定められた仕様に適合していることを確認するために行なわれる試験である. 設置運用後でも特性に影響するような修理，調整や環境条件の変化が有った場合にも実施される.

不変性試験は使用する機器の特性を許容範囲内に維持，管理することを目的に行う試験である. 具体的には，受入試験が済んだ機器の初期特性の結果を基準値として，一定期間ごとに基準値と比較して，許容範囲内にあることを確認する.不変性試験の頻度は，液晶ディスプレイモニタについては 6 か月ごとに実施することとされている. ただし，機器に輝度安定化回路が内蔵されている場合には

1年ごとに実施すれば良いこととされている．もし許容範囲を外れていることが判明した場合，つまり不変性試験に不合格となった場合には，まずはキャリブレーションを行って再度試験を行う．それでも合格しない場合には機器の修理または交換を行うことになる．不変性試験は使用者が実施する試験であり，設置しているモニタの台数分について必要となることから，計画的な品質管理の実施が求められる．

次に，試験内容による分類として測定試験と目視試験がある．測定試験は測定機器を用いて行う方法であり，輝度を測定するための輝度計，照度を測定するための照度計，色温度を測定するための色度計などを用いて行われる．目視試験は試験者の目視によって行う試験であり，液晶パネルの全体的な評価など，測定機器では評価できない部分について試験を行う．測定試験および目視試験において，モニタに表示する基準となるテスト画像として，JIRA TG18-QC パターンや基準臨床画像などがある．

〔2〕**管理グレード**

医用画像表示用モニタは，読影用途に使用するもの，参照程度に使用するものに大きく分類され，読影用途に使用するモニタは特に高い性能が求められる．最新の JESRA X-0093*B[-2017] では，読影用途に用いるモニタを管理グレード 1A および管理グレード 1B（または 1），参照用途のモニタを管理グレード 2 として定義し，最大輝度，輝度比，コントラスト応答の性能指標について，それぞれの**管理グレード**に応じた品質管理の満たすべき基準を定めている（**表8.15**）．

表8.15　医用画像表示用モニタの管理グレード

管理グレード		最大輝度 L_{max}〔cd/m^2〕	輝度比 L_{max}/L_{min}	コントラスト応答 K_δ〔%〕
1	A	$\geqq 350$	$\geqq 250$	$\leqq \pm 10$
	B or 省略	$\geqq 170$	$\geqq 250$	$\leqq \pm 15$
2		$\geqq 100$	$\geqq 100$	$\leqq \pm 30$

〔3〕**代表的な評価項目**

医用画像表示用モニタの受入試験と不変性試験の試験項目は**表8.16**の通りである．受入試験では，仕様の確認のほか，目視試験として全体評価，グレースケール，アーチファクトの確認を行い，測定試験として輝度均一性，コントラスト応答，最大輝度，輝度比，色度の評価を行う．不変性試験では使用日ごとの試験項目として，全体評価あるいは代替全体評価を行う．また，通常のモニタについては6か月ごと，特に輝度安定化回路がある場合は1年ごとに行う試験項目について，目視試験として全体評価，グレースケール，アーチファクト，輝度均一性の確認を行い，測定試験としてコントラスト応答，最大輝度，輝度比，照度の評価を行う．

① **全体評価**

全体評価では，個別の試験に入る前に JIRA TG18-QC パターン（**図8.12**）と判定用臨床画像または基準臨床画像（**図8.13**）を表示し，医用画像表示用モニタ全体の画質を確認する．JIRA TG18-QC パターンを用いた評価では，16段階

第 8 章　放射線領域の情報システム

表 8.16　医用画像表示用モニタの受入試験と不変性試験に関する試験項目

	受入試験	不変性試験	
		使用日ごと	6 か月ごと（輝度安定化回路がある場合は 1 年ごと）
仕様	仕様（解像度）	―	―
目視試験	全体評価 グレースケール アーチファクト	全体評価または 代替全体評価	全体評価 グレースケール アーチファクト 輝度均一性
測定試験	輝度均一性 コントラスト応答 最大輝度 輝度比 色度	―	コントラスト応答 最大輝度 輝度比 照度

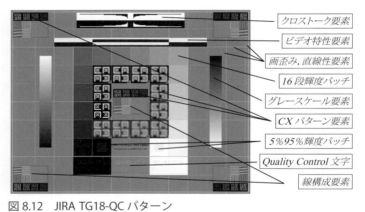

図 8.12　JIRA TG18-QC パターン
　　　　（出典：日本画像医療システム工業会　http://www.jira-net.or.jp/publishing/monitor.html）

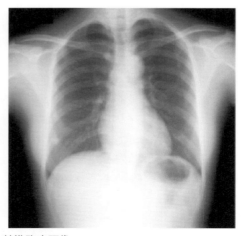

図 8.13　基準臨床画像
　　　　（出典：日本画像医療システム工業会　http://www.jira-net.or.jp/publishing/monitor.html）

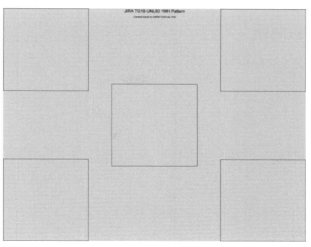

図 8.14　JIRA TG18-UNL80 テストパターン
(出典：日本画像医療システム工業会　http://www.jira-net.or.jp/publishing/monitor.html)

のパッチの輝度差が明瞭に判別できること，5% パッチ，95% パッチの識別ができることを確認する．また，基準臨床画像を用いた評価では，画像内の判定用結節影が見えることを確認する．

② **グレースケール**

グレースケール試験では，JIRA TG18-QC テストパターンを表示し，滑らかな単調連続表示によってグレースケールバーが表示されていることを確認する．

③ **アーチファクト**

アーチファクト試験では，JIRA TG18-QC テストパターンを表示し，フリッカー，クロストーク，ビデオアーチファクトなどがないことを確認する．

④ **輝度均一性**

輝度均一性試験では，受入試験においては，校正済み輝度計と JIRA TG18-UNL80 テストパターンを使用して，5 か所のパッチ中央部の輝度を測定し，輝度偏差が 30% 以下であることを測定試験によって評価する．また，不変性試験においては，JIRA TG18-UNL80 テストパターン（**図 8.14**）を使用し，パターンを表示して，中央からエッジまでにわたって著しい非一様性がないことを目視試験によって評価する．

第 8 章　放射線領域の情報システム

演習問題

問題 1　医用画像表示用モニタの品質管理項目のうち，不変性試験を目視試験で行うのはどれか．
1. 輝度均一性
2. コントラスト応答
3. 最大輝度
4. 輝度比
5. 照度

問題 2　RIS の機能として誤っているのはどれか．
1. 予約管理
2. 統計分析
3. 造影剤管理
4. 会計
5. オーダ発行

問題 3　電子保存の 3 原則として誤っているのはどれか．**2 つ選べ**．
1. 真正性
2. 完全性
3. 保存性
4. 保守性
5. 信頼性

問題 4　情報システムに障害が発生した場合に，安全性を担保するために被害を最小限に留めることを何というか．
1. フェールセーフ
2. フェールソフト
3. フェールオーバー
4. フォールバック
5. フールプルーフ

問題 5　情報システムの稼働率として正しいのはどれか．
1. MTBF
2. MTTR
3. MTBF/(MTBF+MTTR)
4. MTTR/(MTBF+MTTR)
5. (MTBF+MTTR)/MTBF

問題 6 以下のうち情報の一次利用に該当するのはどれか. **2つ選べ**.

1. 診療目的の利用
2. 医療行為の公的書類作成
3. 医学研究や教育への利用
4. 病院経営管理のための利用
5. 医療政策の検証への利用

第9章
遠隔画像診断（テレラジオロジー）

　近年，厚生労働省の遠隔医療に対する解釈がより明確になったことと，ICT (Information and Communication Technology) が社会に広く普及したことから，遠隔医療への期待が高まっている．本章では，本邦における遠隔医療の法制度・遠隔医療で想定されるモデル・使用されるシステムについて概説した後，診療放射線技師に関係の深い「遠隔画像診断」について解説する．

第9章　遠隔画像診断（テレラジオロジー）

9.1　遠隔医療の背景と歴史

　　日本の高齢化による医療費の増加に近年の経済状況の悪化が加わることで，医療費の増加が無視できない状況となり，医療費の適正化に向け医療の効率性が求められている．しかしながら，医師の不足・偏在，過疎地域・離島の医療格差などによって国民が効率よく医療を受けられない実態がある．その一方で，診療機器・通信機器の高機能・低コスト化が進んでおり，遠隔医療が普及する条件が整いつつある．遠隔医療が果たすべき役割は，情報通信技術（Information and Communication Technology：ICT）を用いて，患者が医療資源に対して隔たりなく利用可能にすることである．日本における最初の遠隔医療の試みは，1971年に和歌山県の山間部の2つの地域においてケーブルTVおよび電話線など駆使し，200km離れた地域へ心電図や文書の伝送が初めである．その後，1997年に全国で初の遠隔医療の実態調査が行われ，2000年頃からは情報機器の高性能化と低価格化および高速な通信システムの普及が後押しし，様々な遠隔医療の試みが行われた．

9.2　遠隔医療の定義と種類

　　遠隔医療の定義は遠隔医療学会によると，「遠隔医療（telemedicine and telecare）とは，通信技術を活用した健康増進，医療，介護に資する行為」とさ

表9.1　遠隔医療のタイプ

遠隔診療（テレケア）	
テレホームケア	在宅療養患者の血圧計等で生体データを計測すると伴に医療機関とテレビ電話等を活用して測定データを伝送し，医師や医療従事者にアドバイスを求める．
遠隔看護 （テレナーシング）	在宅療養患者の日々の心身状態のモニタリング，心身データのトリアージ，テレメンタリング，エビデンスに基づく看護・保健指導，専門職との連携を行う．
遠隔健康管理 遠隔健康相談	遠隔地の健康指導者が管理を必要とする住民の健康を増進させるため，生体データを収集して健康状態を把握し，健康相談や指導を行う．
テレモニタリング	ペースメーカー等の機器に保存された情報を電話回線等で医療機関に送信し，データから治療方針の決定や早期治療の開始を検討する．
狭義の遠隔医療（テレメディスン）	
遠隔画像診断 （テレラジオロジー）	CTやMRI等の医用画像を伝送し，専門医が読影し，診断結果をレポート等に記載して依頼元の医療機関へ送付する．
遠隔病理診断 （テレパソロジー）	手術で摘出した病変部の組織や細胞を画像伝送可能な顕微鏡で画像を伝送し，専門医が病変の範囲や悪性良性等の診断を行う．
遠隔皮膚診断 （テレダーマトロジー）	患者の皮膚の状態を映像や静止画を撮影して専門医師に伝送し，診断・支援を行う．
テレコンサルテーション テレカンファレンス	遠隔地にいる専門医に対して医師や医療従事者が診断・治療・処置などについてテレビ電話等を使用してアドバイスを求めたり，医療従事者等の教育等に利用する．

れ，「遠隔医療システム」[3]とは，「遠隔医療の実施にあたって活用する通信インフラや情報システムの総称」とされる．また，遠隔医療は大きく分けてかかりつけ医と専門医の間等で行われる**狭義の遠隔医療（テレメディスン）**と主治医と患者の間等で行われる**遠隔診療（テレケア）**の2つに分けることができる（**表9.1**）．前者には，へき地への救急医療支援や専門医からのコンサルテーション，カンファレンス，医用画像診断が該当し，後者には電話再診，在宅医療，健康管理，医療相談等が該当する．

9.3　遠隔医療の法制度

　これまで遠隔医療の中の情報通信機器を用いた診療（以下，**遠隔診療**）が，医師法20条の原則から「直接対面して行われることが基本であり，遠隔診療はあくまで直接の対面診療を補完するものとして行うべき」という1997年の厚生労働省の通達に基づき，離島やへき地など物理的に診療が困難な条件を除き，原則対面診療が必要であるという認識が定着していた．しかし，2015年，遠隔診療を一定の条件下で緩和するという厚生労働省の通達が行われ，今後遠隔医療が広く普及することが期待されている（**表9.2**）．

表9.2　遠隔医療の関連法規とこれまでの変遷

関連法規	内容（要約）
1947年　医師法20条	・直接患者と対面しない診療の禁止
1997年 厚生省健康政策局長通知 「情報通信機器を用いた診療 （いわゆる「遠隔診療」について）」	・遠隔医療の基本的な考え方の提示 ・遠隔医療は直接の診療を補うもの 　ただし，へき地などの一定の条件については医師法20条に抵触しない ・遠隔医療が認められる例を提示
2003年 厚生労働省医政局長通知	・1997年の通知改正 ・遠隔医療の具体的な対象患者（在宅糖尿病患者など9例）と内容を提示
2011年 厚生労働省医政局・医薬食品局 事務連絡	・1997年の通知改正 ・遠隔医療が直接の診療と同等ではない場合でも，代替し得る程度の患者の心身の状況に関する有用な情報が得られる場合は，医師法20条に抵触しない
2015年 厚生労働省医政局長通知	・1997年の通知の解釈を明確化 ・「へき地」は事例でありその他の地域においても遠隔医療を適用しうる ・在宅糖尿病患者など9例は事例であり，他の疾患も対象となりうる ・直接の診療を事前に行うことが必ずしも遠隔医療の前提条件とはならない

9.4　遠隔医療のモデル

　遠隔医療は，コミュニケーションへの参加主体とその情報の内容によって，3つのモデルに分けることができる（**図9.1**）．

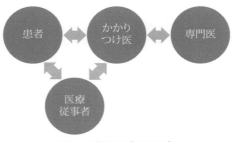

図 9.1　遠隔医療のモデル

9.4.1　医師・患者間　D to P（Doctor to Patient）

　遠隔地の医療機関にいる医師から在宅療養患者に医療を提供する状況等であり，主治医とテレビ電話などで対話を行う．医師は，映像や生体データなどの得られた情報から診療や健康維持・向上のための助言を行う．

9.4.2　医師・医師間　D to D（Doctor to Doctor）

　主治医が専門医との間で行う遠隔医療であり，狭義の遠隔医療である．主治医に対して専門知識等から高度で専門的な診断の委託や治療方針のコンサルテーションなどを行う．CT や MRI 画像の読影などを遠隔地から行う**遠隔画像診断（テレラジオロジー）**や患者から採取した組織や細胞標本の病理学的診断を行う**遠隔病理診断（テレパソロジー）**，患者の皮膚の状態を画像や映像で専門医へ伝送する**遠隔皮膚診断（テレダーマトロジー）**等が挙げられる．

9.4.3　医師・医師以外の医療従事者間　D to N（Doctor to Nurse）

　医師と患者の間を医療従事者が仲介するモデルである．例えば，在宅療養する患者宅を訪問する看護師が，医師に状況を報告し指示を仰ぐ等して，医師とその他の医療従事者間で適切な情報共有を行いながら，遠隔地の患者に対して診療や健康維持・向上のための助言を行う．医師と患者の間を仲介する職種は薬剤師，看護師，ケアマネージャーなど様々である．

9.5　遠隔医療システム

　遠隔医療システムとは，遠隔医療の実施にあたって活用する通信インフラや情報システムの総称であり，遠隔地から医用画像の読影を支援する遠隔画像診断（テレラジオロジー）に加えて，術中迅速病理診断，コンサルテーション，カンファレンス，健康管理等の利活用の範囲が拡大している．2008 年には遠隔医療システムを導入している医療機関は 2,263 施設（遠隔画像診断 1,787 施設，遠隔病理診断 388 施設，在宅療養支援 88 施設）となっている[3]．遠隔医療を開始するにあたり 2 か所ないしそれ以上の拠点間の通信インフラ・情報システムを整備する必要があるが，必要以上に高度な機器やシステムを用いることは費用対効果の点から避けなければならない．遠隔医療システムを構築するにあたり以下の 4 項目について検討を行う必要がある．

9.5.1 伝送するデータ

　遠隔医療の種類によって，伝送するデータには映像や画像などがあり，診療，検査などの医療行為によってデータの容量が異なる．例えば，画像の場合は，白黒画像かカラー画像か，階調数，色の表現方法，解像度，画像のサイズや圧縮率等に依存するため，診断支援に必要な画質の保証が必要となる．

9.5.2 入力装置

　伝送するデータを発生させる装置で，診療などで使用する映像の場合，カメラやマイクが入力装置となる．特に近年普及しつつあるスマートフォンを利用した遠隔医療では，伝送されるデータはスマートフォン側の入力装置の性能や映像を撮影する環境（部屋の照度など）に依存する．また，紙媒体を電子化（画像化）する場合にはスキャナーなどが利用される．医用画像の場合はPACS（Picture Archiving and Communication System）等の院内のサーバを介して画像が伝送されることが多い．

9.5.3 伝送する環境

　入力装置から伝送されたデータは，インターネットなどの回線を利用して相手先に送られる．この際，通信ネットワークの伝送速度を考慮した遠隔医療システムの構築が必要となる．つまり，必要以上のデータの伝送は，ネットワーク速度の遅延や回線使用量の高額化につながるため，十分検討が必要である．さらに，データの伝送の方法，つまりバッチ伝送（画像を相手先のサーバに蓄積させておき，後に読影をする場合など）か，即時伝送（医師がリアルタイムに患者の症状を映像で観察する場合など）かを考慮して，利用するネットワークの環境を検討する必要がある．一方，2017年政府は，今後一層普及が見込まれる遠隔医療などに対応するため，第5世代移動通信システム（5G）実現に向けた実証試験を開始すると発表しており，伝送可能な情報量の増加と安定したデータの伝送が実現すれば，スマートフォン等を利用した遠隔医療が一層普及するであろう[4]．

9.5.4 出力装置

　伝送されたデータを受け取り先の医療機関，または患者の機器で表示する．この際，データの参照に耐えうる出力装置を選定する必要がある．例えば，医用画像の場合，読影に必要な解像度や階調を有するモニターの準備が必要となる．

9.6 遠隔画像診断

9.6.1 遠隔画像診断の定義と必要性

　遠隔画像診断（テレラジオロジー）は，情報通信技術（Information and Communication Technology：ICT）を用いて，CTやMRI等の医用画像を遠隔地の放射線科医が常駐していない医療機関へ転送し，画像診断やコンサルテーションを行うことである．日本における遠隔医療の歴史において，遠隔画像診断

は早期から定着してきた．この理由には，医用画像の読影は患者と対面して行う必要がない，つまり読影はどこにいてもできることが挙げられる．さらに，1990年代前半にDICOM（Digital Imaging and Communications in Medicine）の導入が始まりその後普及したことと，2008年の診療報酬改訂によって放射線検査がフィルムからディジタルに移行が推進されたためと言われている．加えてDICOMにより撮像機器やサーバ等のメーカに依存しない機器の接続が可能となるとともに，同年代からインターネットが普及し，インフラの高性能化と低価格化が加わったためシステムの導入の障害が少なくなったことが挙げられる．以上をまとめると，日本において遠隔画像診断が他の遠隔医療と比較して普及した理由として①場所を限定しない医療行為であること，②医用画像がディジタル化され，通信機器がDICOMで標準化されていること，③ネットワークの低コスト化・高速化が進んだことが挙げられる．以上を踏まえて遠隔画像診断を導入する主な目的を以下に示す．

9.6.2 遠隔画像診断を導入する主な理由

〔1〕放射線科医の診断による遠隔地における医療の質の向上

日本におけるCTやMRIなどの画像検査数は経済協力開発機構（Organisation for Economic Co-operation and Development：OECD）加盟国の中で上位に位置しているにも拘らず，放射線科医師の数は6,334人（2013年）で，同じく上位に位置する米国の38,857人と比較するとおよそ1/6に留まっており，放射線科医師の不足が懸念されている．

一方，CTやMRI等の検査装置の稼働台数とその検査数はOECD加盟国中上位に位置していることや，放射線科医の専門が特定の領域に偏りやすいことから，放射線科医が不足している現状がある．遠隔画像診断は，放射線科医の不足しているへき地や離島にいながらにして，大学病院などの高い技術を持った医師により都市部などと変わらない画像診断を受けることを可能とするため，遠隔地における医療の質の向上に貢献しうる効果が期待される．

〔2〕患者に対するセカンドオピニオンの提供

山間部のへき地や離島などでは，かかりつけ医の他に複数の医療機関がない，または，近隣の医療機関のアクセスが困難な事例があり，患者がセカンドオピニオンを選択することが難しい場合がある．遠隔画像診断は，遠隔からのセカンドオピニオンを提供する事が可能であり，その選択肢を与えることが可能となる．

〔3〕画像検査から診断までの時間短縮

遠隔地から専門医のいる医療機関への患者の移動は，画像診断までの時間を延長させることがある．遠隔画像診断の有無による画像診断までの流れを**図9.2**に示す．例えば，へき地の医師が放射線科医のいる医療機関へ紹介状を書き，患者は紹介先の医療機関で受診の予約を取り，当日医療機関へ赴き，追加検査等を行い，診断結果は別の日に予約した診察で聞く，という流れがあるとする．遠隔画像診断の場合，自宅近くの医療機関で検査を行い，その画像は遠隔地からシステムを介して放射線科医に送られ，読影・画像診断が行われた後に，その結果が主治医へ送られる．患者は遠方の医療機関へ赴く必要はなく，診断結果を伝えられるまでの時間も短くなる．一方，救急車やドクターヘリなどで患者を輸送して医

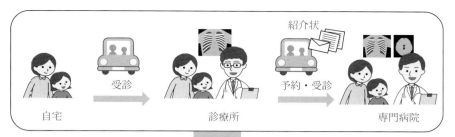
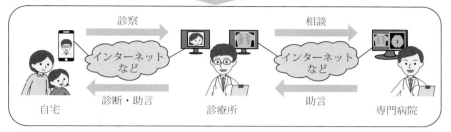

図 9.2 遠隔画像診断の有無による患者の画像診断までの流れ

療機関へ収容する場合，先に撮影された医用画像があれば予め手術や追加検査・処置などの準備を行うことが可能である．

〔4〕通院による患者の経済的・身体的・時間的な負担の低減

放射線科医が不足する日本では，遠隔地となると放射線科医がいないことが多く，画像診断を受けるためにかかりつけ医療機関で撮影した画像を紹介先の医療機関へ持参する場合や，紹介先で再度検査を受けなければならない実態がある．患者が遠隔地から紹介先の医療機関へ受診する場合，移動にかかる費用や，長距離移動による身体的な負担，移動や受診に要する時間的な負担を負うことになる．遠隔画像診断は，このような患者の負担を低減させることが期待されている．

9.6.3 遠隔画像診断システムの定義と機能

遠隔地にて撮像された医用画像の診断またはコンサルテーション相談の依頼は，**遠隔画像診断システム**を介して行われ，依頼を受けた放射線科医が画像の読影を行なった後，診断またはコンサルテーションの結果を，システムを通じて遠隔地の医師へ伝送する．遠隔画像診断システムの標準的な機能には，①読影支援機能，②タスク管理機能，③管理者機能がある．**表 9.3** に詳細を記載する．

9.6.4 遠隔画像診断システムの構成

図 9.3 は，遠隔画像診断システムの構成図である．CT，MRI，X線画像，超音波などをへき地等の医療機関側で撮影し，遠隔画像診断システムと接続されているネットワークを介してPACS等の画像サーバに送信し，電話やタスク管理のサブシステムを利用して放射線科医のいる医療機関へ読影の依頼を行う．放射線科医は，読影する画像をシステムから検索・取得し，画像ビューアに表示・読影を行い，その結果を画像診断レポートとしてシステムに登録する．依頼元の医師は，システムから読影レポートを検索・取得して結果を参照し，患者の診察を行う．

表 9.3 遠隔画像診断システムの標準的な機能[3]

機能		機能の概要
読影支援機能	医用画像管理機能	DICOMに準拠して依頼元の医療機関からの画像をサーバに登録する機能
	医用画像表示機能	DICOMに準拠して画像をサーバから読み出し，モニタ上に表示する機能
	レポート作成機能	放射線科医が作成したレポートを依頼元の医療機関と共有する方法
タスク管理機能	依頼通知機能	読影の依頼や所見の緊急性を管理する機能
	進捗管理機能	情報や読影やレポートの作成の進捗を管理する機能
管理者機能	システム管理機能	データのバックアップやセキュリティ，作業履歴の管理を行う機能
	ユーザ管理機能	ユーザアカウント，システムへのアクセスルールを管理する機能

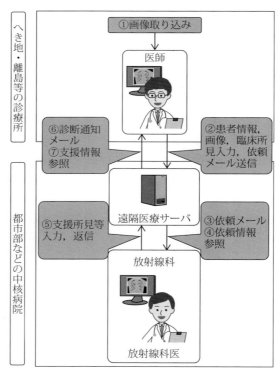

図 9.3 遠隔画像診断システムの構成図

9.6.5 遠隔画像診断を行う際の注意点

　遠隔画像診断を行うに当たり画像診断に影響を与えうる項目について，依頼元の医療機関，依頼先の医療機関，利用するネットワークに分けて注意事項を列挙した（**表 9.4**）．また表に記した以外にも，遠隔診断システムの活用を開始するにあたり実施する利用者へのトレーニングや，システムの品質管理などの注意点がある．

表 9.4 遠隔画像診断を行う際の注意点

依頼元医療機関の注意事項	
すべての画像が揃っているか	不完全な画像を依頼先に送ることで正しい読影を妨げる可能性がある.
患者情報, 検査情報は正しいか	患者情報や検査情報は画像の読影において参考にすべき情報であるため, 不完全, または誤った情報が含まれると, 誤診等につながる可能性がある.
依頼先への画像転送は正常に完了しているか	不完全な画像転送により遠隔画像診断全体の時間の遅延を引き起こす可能性がある.
依頼先医療機関での注意事項	
依頼元の医療機関の撮像機器の画像特性を理解しているか	医療機関により使用されている撮像機器が異なるため, 適切に読影を行うためには, 読影する医師が機種やメーカによる画像の特性を予め理解しておく必要がある. また, 画像の不可逆圧縮等の確認も必要である.
レポートや画像の送付先は正しいか	画像とレポートの組み合わせが混合すると適切な読影を妨げる可能性がある. また, 複数の医療機関と遠隔画像診断を行う際には, データの送付間違いに注意しなければならない.
ネットワークに関しての注意事項	
利用する広域ネットワークの速度と安定性は十分か	ネットワークのデータ転送速度が遅延, または不安定になると, 不完全な画像転送や, 遠隔画像診断全体の時間の遅延を引き起こす可能性がある.
セキュリティは十分確保されているか	セキュリティが不十分であると, 個人情報の漏洩や悪意のある者によるデータの盗聴・改ざん等が行われる可能性がある.

9.7 遠隔医療の課題と今後の展望

9.7.1 費用の負担

　遠隔医療の課題として, 診療報酬で認められている内容が少なく, システムの導入, 継続的な運用に必要な費用とのバランスが悪いことがあげられる. 特にハードウェアは一定期間で老朽化し更新を行う必要があり, 依頼元と依頼先双方に負担となる. しかしながら近年, 今まで独自に調達していた遠隔画像診断サーバをデータセンタやクラウドサービスに移行することによって費用を大幅に削減できるようになった. 総務省が提示したモデルケースによると, システムを独自調達した場合, 依頼元と依頼先に初期費用 490 万円程度, 運用費用 240 万円程度要し, データセンタまたはクラウドサービスを使用した場合は, 初期費用 320 万円程度, 運用費用 170 万円程度となるといわれている. 一方, 診療報酬については, 遠隔画像診断の画像管理加算, 画像診断料, 遠隔病理診断の術中迅速病理標本作製料, 心臓ペースメーカのテレモニタリングや, 在宅喘息患者に対するテレホームケアにおける特定疾患治療管理料が既に認められているが, 未だに十分とはいえない状況である. 今後は遠隔医療における診療報酬の拡充が行われるとともに, 遠隔医療で使用するインフラとして近年普及が著しい無線通信技術を用いることにより, その応用が一層促進されることが予想される.

9.7.2 身体所見の把握

　遠隔医療は，ICT を活用することによりへき地にいながらにして専門医等の高いサービスを受けることができ，患者本人やその家族の身体的，経済的，時間的な負担も低減させる利点がある．また，診療等のデータを蓄積することでその変化を客観的に判断し，遠隔モニタリング等を併用することも容易である．しかしながら，対面診療と比較すると，身体所見の把握には限界があり，触診（浮腫，腫瘤，肝・脾・腎臓の腫大，圧痛，直腸診など），打診（胸水，心肥大など），聴診（呼吸音，ラ音，心雑音，腸音など）が困難といわれている．最近の研究では患者の声の状態を分析し，認知症の進行を人工知能で推測する様な技術が開発されており，ICT と組み合わせて利用することで上記の課題を克服できる可能性がある．

演習問題

問題1 遠隔画像診断に関する記述で正しいものを **2つ選べ**.
1. 遠隔画像診断は会社等に委託できない.
2. 診断結果に関する責任の所在は，依頼元の医師にある.
3. 読影の依頼を受ける医師は放射線科の専門医である必要はない.
4. 遠隔画像診断では，診療報酬として「画像管理加算」が認められている.
5. 依頼元施設と依頼先施設の双方で異なるシステムを導入することはできない.

問題2 遠隔画像診断システムの機能について誤っているものを **2つ選べ**.
1. 依頼通知機能は，読影の依頼や所見の緊急性を管理する.
2. 医用画像表示機能は，依頼先から依頼元へ画像をサーバに登録する.
3. 医用画像管理機能は，画像をサーバから読み出し，モニタ上に表示する.
4. レポート作成機能は，放射線科の専門医が作成したレポートを依頼元と共有する.
5. システム管理機能は，データのバックアップやセキュリティの管理等を行う.

問題3 遠隔画像診断の導入に関する記述で誤っているものを **2つ選べ**.
1. 救急医療において検査や処置の準備の時間が長くなることがある.
2. へき地の患者の通院による経済的・身体的・時間的な負担が低減する.
3. 遠隔画像診断は，少数の放射線科の専門医の技術をへき地等で活用する技術である.
4. へき地等の患者が，遠隔画像診断を用いてセカンドオピニオンを選択できる.
5. 放射線科の専門医のいる専門病院へ受診する手間が増え，診断までの時間が長くなる.

問題4 日本で遠隔画像診断が他の遠隔医療と比較して普及した理由を3つ述べよ.

問題5 遠隔医療の課題を2つ述べよ.

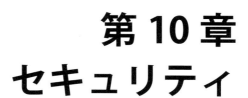

　個人情報の取り扱いは情報を取り扱う技術の進歩とともに変化しており，近年では2017年に改正個人情報保護法が施行された．本章では個人情報保護法について概説したのち，個人情報に対する脅威や情報を取り扱うシステムの脆弱性について解説する．また診療放射線技師に必要な知識である情報セキュリティについて，具体的な対策方法を示す．

10.1 個人情報保護

10.1.1 個人情報保護の必要性と個人情報保護法

医療行為を通じて患者から発生するすべての情報は，個人情報そのものと言っても過言ではない．もちろん，医用画像情報も含む放射線診療に関わる情報も，その個人情報の一部である．医療情報がディジタル化されネットワークでの通信などが考えられない時代は，医療情報は医療機関内で外部に持ち出されないように管理すればよかったが，画像のディジタル化が進みPACSや電子カルテが普及したことに加え，インターネットによる医療機関間での情報連携が必須となり，その個人情報の保護の必要性が大きく増加した．例えば，ディジタル情報を持ち運ぶためにUSBフラッシュドライブ（USBメモリー）は欠かせないものとなったが，この便利さ故に患者情報が入ったUSBフラッシュドライブを紛失することにより，個人情報の漏洩が頻発することとなった．診療・研究では個人情報を扱うためには，個人情報の概念と個人情報保護に関する法的な側面および技術的な側面を理解しなければならない．

個人情報保護法によると，個人情報とは「生存する個人に関する情報であって，当該情報に含まれる氏名，生年月日その他の記述などにより特定の個人を識別できることができるもの（他の情報と容易に照合することができ，それにより特定の個人を識別することができることとなるものを含む．）」を指す．個人情報保護法は，民間事業者を対象とした法律であり，「個人情報の有用性に配慮しつつ，個人の権利利益を保護することを目的としている．

10.1.2 個人情報保護法制定の背景とこれまでの経緯

1970年代に欧米各国が個人情報に関する法整備を開始したが，それぞれの国による法整備の差が生じることで個人情報の連携に支障をきたす可能性があった．そこで，1980年，経済協力開発機構（OECD：Organization for Economic Co-operation and Development）は，プライバシー保護と個人データの流通についてのガイドラインに関する理事会勧告（以下，**OECDのプライバシーのガイドライン8原則**）を示した（**表10.1**）．その後，EU（European Union）では「第三者が十分なレベルの個人情報の保護を保証しない場合，EU以外への個人情報の移転を禁止する」という旨の「個人データ取り扱いに係る個人の保護及び該当データの自由な移動に関する1995年10月24日の欧州会議及び理事会の95/46EC指令」を制定した．一方，米国では2003年，**HIPAA（Health Insurance Portability Accountability Act）**が発行され，医療分野でのプライバシー保護への取り組み強化が図られた．同年，日本でも「個人情報保護に関する法律」（以下，個人情報保護法）が制定された．

10.1.3 2015年の個人情報保護法の改正について

2015年9月に個人情報保護法を始めとする関連法案が改正され（以下，改正個人情報保護法）2017年5月に施行された．改正個人情報保護法では，従来氏名，生年月日，住所，顔情報等の直接個人を特定できる情報が個人情報の範囲と

10.1　個人情報保護

表 10.1　OECD のプライバシーガイドライン 8 原則

原則	内容
収集制限の原則	適法，公正な手段により，かつ情報主体に通知または同意を得て収集されるべきである
データ内容の原則	利用目的に沿ったもので，かつ，正確，完全，最新であるべきである
目的明確化の原則	収集目的を明確にし，データの利用は収集目的に合致すべきである
利用制限の原則	データ主体の同意がある場合，または法律の規定がある場合を除いては，目的以外に使用してはならない
安全保護の原則	合理的安全保障措置により，紛失・破壊・使用・修正・開示等から保護するべきである
公開の原則	データ収集の実施方針等を公開し，データの現在，利用目的，管理者などを明示するべきである
個人参加の原則	自己に関するデータの所在及び内容を確認させ，又は意義申し立てを保証するべきである
責任の原則	管理者は諸原則実施の責任を有する

第10章　セキュリティ

定義されていたが，これらに加えて**個人識別符号**が追加され，下記の 7 つの個人を識別しうる身体的特徴（ゲノム情報，指紋・虹彩などの生体情報等）と符号的情報（患者 ID，携帯電話番号，スマートフォンの識別子等）が個人情報に該当することとなった．

1. 細胞から採取されたデオキシリボ核酸（別名 DNA）を構成する塩基の配列
2. 顔の骨格及び皮膚の色並びに目，鼻，口その他の顔の部位の位置及び形状によって定まる容貌
3. 虹彩の表面の起伏により形成される線状の模様
4. 発声の際の声帯の振動，声門の開閉並びに声道の形状及びその変化
5. 歩行の際の姿勢及び両腕の動作，歩幅その他の歩行の態様
6. 手のひら又は手の甲若しくは指の皮下の静脈分岐及び端点によって定まるその静脈の形状
7. 指紋又は掌紋

　今後，「個人情報保護委員会規則で定める基準」に適合するものが政令で定められることになっており，その基準は，①本人又は本人の所有物との密接性，②一意性，③不変性／変更可能性を基準としている．また，個人情報の中でも，人種，信条，社会的身分，病歴，犯罪被害歴，前科・前歴などの**機微**な（本人に対する不当な差別，偏見，その他の不利益が生じない様，取り扱いに特に配慮する）情報として**要配慮情報**が新設された（**図 10.1**）．さらに，今回の改正では特定の個人を識別することができない様に個人情報を加工して得られる個人に関する情報である**匿名加工情報・非識別加工情報**が新たに定義された（図 10.1）．なお両者は同義であるが，匿名加工情報は個人情報保護法が適用される民間の医療機関，非識別加工情報は，行政機関個人情報保護法および独立行政法人個人情報保護法が適用される主に国立の医療機関に適用される．匿名加工情報・非識別加工情報は，個人情報の取り扱いよりも緩やかな縛りの下，一定のルールが守られ

233

第10章　セキュリティ

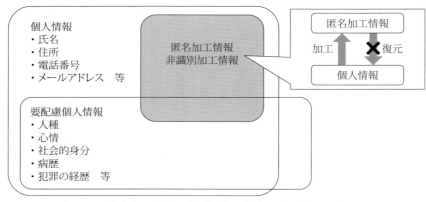

図 10.1　匿名加工情報・非識別加工情報と個人情報の枠組み

表 10.2　個人情報の提供時のトレーサビリティの確保

記録の作成・保管の対象	個人情報の提供先，提供元の医療機関・研究機関（以下，医療機関）に対し，原則として第三者提供の記録を作成・確認し，その記録を保管しなければならない
適用の範囲	すべての医療機関に共通のルールが求められ，そこで行われる研究について記録の作成・確認等の実施が求められている
記録の保管期間	提供元の医療機関での提供に関わる記録の保管期間は3年であり，提供先の医療機関は受領の記録を研究の終了後5年間保存する必要がある

れば自由な流通・利活用が可能となった．

その他の改正点については，個人情報の第三者への提供時における**トレーサビリティ（追跡可能性）の確保**が新設された．近年，個人情報が名簿販売業者に不正に売買される事件が発生しており，改正個人情報保護法では，個人情報の提供時に記録の作成・確認・保管期間等の手続きが新たに規定された．**表10.2**に医療分野の事業者（病院診療所，助産所，薬局，訪問看護ステーション等の患者に対して直接医療を提供する民間の事業者）の例を示す．また，これまでは取り扱う個人情報が 5,000 件以下の事業者については個人情報保護法の対象から除外されていたが，この除外規定が撤廃され中小事業者においても対象となった．新たに対象となる機関については個人情報の保護・安全管理等への対応が必要となる．さらに改正個人情報保護法では，海外への個人情報の提供に対する規定が新たに設けられた．

10.1.4　医療における個人情報保護とガイドライン

国内の個人情報保護法は 2005 年に全面施行され，基本法として個人情報保護法があり，その下に公的分野を対象とする法令，事業分野ごとのガイドラインが加えられた複合的な構成となっている（**図 10.2**）．個人情報保護法は，各事業分野で取り扱われる個人情報について最低限のルールを規定したのものであり，それぞれの領域の事業者については，同法で規定されている分野ごとのガイドラインを遵守することが求められている．医療分野の代表的なガイドライン

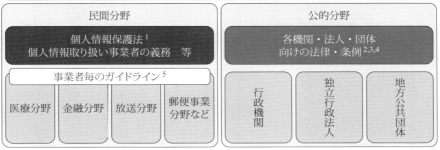

1. 個人情報の保護に関する法律
2. 行政機関の保有する個人情報の保護に関する法律
3. 独立行政法人等の保有する個人情報の保護に関する法律
4. 個人情報保護条例の中には，公的分野における個人情報の取り扱いに関する各種規定に加えて事業者の一般的責任等に関する規定や，地方公共団体の施策への協力に関する規定などを設けているものもある．
5. この他に，主務大臣から認定を受けた認定個人情報保護団体が各種指針等を定めている．

図 10.2 個人情報保護法に関する法律，ガイドラインの体系のイメージ
(出典：個人情報保護委員会：個人情報保護に関する法律・ガイドラインの体系のイメージ．https://www.ppc.go.jp/files/pdf/personal_framework.pdf)

表 10.3 医療分野の個人情報保護に関するガイドライン*

対象	所轄省庁	ガイドライン名
一般	厚生労働省	医療・介護関係事業者における個人情報の適切な取扱いのためのガイドライン
		医療情報システムの安全管理に関するガイドライン
研究	厚生労働省	人を対象とする医学系研究に関する倫理指針

*放射線技術学に関わりの深いガイドラインのみを掲載した．

(表 10.3) には，「**医療・介護関係事業者における個人情報の適切な取扱いのためのガイドライン**」(以下，個人情報ガイドライン)，「**医療情報システムの安全管理に関するガイドライン**」，「**人を対象とする医学系研究に関する倫理指針**」等があり，医学研究を行う際は，個人情報ガイドラインと関連指針に留意する必要がある．また，個人情報ガイドラインでは，個人情報とは「生存する個人に関わる情報」だけではなく「患者の死亡後の情報」に関しても個人情報として安全管理措置を講じることを求めている．さらに診療録や照射録等のみならず患者の氏名等が書かれたメモ，個人の身体・財産・職種・肩書き等に対する判断，評価医療機関などで従事する医療従事者の情報も個人情報に該当するとしている．

10.2 情報システムの脅威と脆弱性

情報システムに対する「**脅威**」とは，セキュリティの三要素(**機密性・完全性・可用性**)に対して被害をもたらす原因を指し，多少の脅威に晒された場合でもシステムへの被害を最小限に食い止める策を講じる必要がある．また，「**脆弱性**」とは，装置(ハード・ソフトウェア)やネットワークに存在する脅威

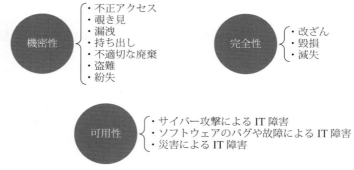

図 10.3 セキュリティの三要素と脅威の例

が実行されるのに利用可能な欠陥や仕様の問題である．図 10.3 にセキュリティの三要素と脅威の例を挙げる．情報システムに対する脅威には，①**不正アクセス**（盗聴，侵入，なりすまし），②**改ざん**（ファイルの書き換え，HP の改ざん），③**サービス妨害**（分散型サービス妨害，踏み台攻撃，大量のアクセス），④**マルウェア**（ウィルス，ワーム，トロイの木馬等）がある．

10.2.1 不正アクセス

システムにアクセスする権限がないにも関わらず不正な手段でアクセスすることを言う．このうち「**盗聴**」は，機密情報や個人情報等を不正な手段で見聞きすることであり，「**侵入**」は，盗聴と同様にアクセス権限がないにも拘らず，システムが元々持っている欠陥等である**セキュリティホール**からシステムに不正侵入することである．「**なりすまし**」は，他人の認証情報を不正に盗み出し，システムに侵入する．

10.2.2 改ざん

不正アクセスによってシステムに侵入し，情報システム上の情報やデータを不正に書き換えること．HP 等の改ざんは，HP サーバの脆弱性を利用してシステムに不正侵入する方法や，アカウント情報を不正取得してなりすましを行い不正侵入する方法で行われる．

10.2.3 サービス妨害（Denial of Service：DoS）

標的のシステムに大量のメッセージを送り，システムの機能を停止させる攻撃で，不正アクセスした複数のシステムを踏み台として，標的のシステムに攻撃を行うことから，**分散型サービス妨害**（**Distributed DoS**）と呼ばれることもある（**図 10.4**）．

10.2.4 マルウェア

マルウェアとは，**ウィルス**，**ワーム**，**トロイの木馬**を含む悪質なソフトウェアの総称であり，その感染経路は，電子メール，偽装された Web サイト，ピアツーピア接続からダウンロードされるファイルなどである．代表的なマルウェアと情報システムに与える脅威を**表 10.4** に示す．

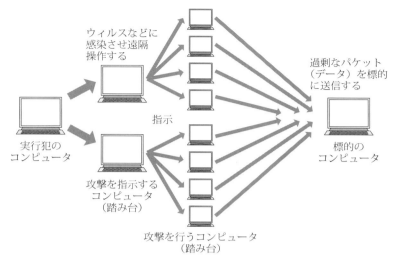

図 10.4　サービス妨害（Denial of Service：DoS）の例

表 10.4　マルウェアの例とシステムに与える脅威

マルウェア	脅威
ウィルス	既存のソフトウェアに感染し，自己複製する．メールに添付されたファイルや URL のリンク等に埋め込まれている
ワーム	自己複製するがウィルスと異なり宿主のファイルを必要とせず，単体で存在することができる．一度システムに侵入するとネットワーク上のシステムに感染する．感染経路はウィルスと同様
トロイの木馬	無害なソフトウェアを装い，隠れて有害な動作を行う．自己複製しない．バックドアというコンピュータの裏口から不正に操作を行う
ランサムウェア	偽装 Web サイトやシステムの脆弱性を突いて感染し，システムをロックして解除する代わりに金を要求する

10.3　情報システムのセキュリティ対策

　情報システムのハード・ソフトウェアの障害予防としては，保守管理と継続的な稼働状況のモニタリング，事前に対策の立案を行う．利用者の操作ミスなどによる障害予防として，マニュアルの整備や利用者への教育を行う．さらに地震，火災，水害などの自然災害に対しては耐震・耐火設備，防水設備の設置を行う．一方，悪意のある者によるシステムへの攻撃に対しては，マルウェアの対策ソフトを活用し予防に努めるとともに，感染した場合の対処法を行う．セキュリティ対策には，「抑止 → 予防 → 検出 → 回復」の工程で考える方法や，「ハードウェア・ソフトウェア・ネットワーク，人間（組織），環境，管理」等の要因で考える方法がある．以下，抑止，予防，検出，回復に分けて説明する．

10.3.1　抑止

〔1〕アクセス制御を行う

　コンピュータを利用する人の権限によって切り分ける方法や，ID とパスワードで情報にアクセスできる人を分ける方法等を**アクセス制御**（アクセスコント

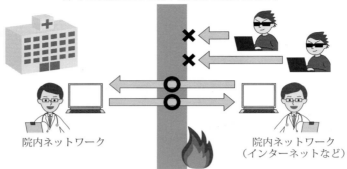

図 10.5　ファイアウォールの一般的な役割

ロール）という．アクセス制御は，組織が定める情報へのアクセスの方針である**アクセスポリシー**に基づいて行われ，アクセスするコンピュータを予め登録してシステムへの接続を制限する条件フィルタリングやシステムを利用する人を認証して，その権限によってアクセスできる情報を設定する認証ベースのアクセス制御が行われる．また，ソフトウェア的ではなく物理的に関係者以外が情報システムを利用できなくする（コンピュータのある部屋への入室を制限する）**入退出管理**も有効である．

〔2〕アカウント管理を行う

　アカウントは，情報システムのファイルやアプリケーションなどのリソースにアクセスするために必要な権限をいう．IDとパスワードで本人と**認証**した後は，職権・所属・資格等で認められている範囲で，システムを利用することができる．また，パスワードの管理には，定期的な変更，他人が見える場所に記録しない，他人に教えない，漏洩した可能性がある場合は速やかに変更する，管理者は退職者等のアカウントは速やかに削除することが必要である．個人の認証の方式には，利用者しか知り得ない情報（IDやパスワードなど）を用いる**知識を用いた認証**，ICカード等を用いる**所持するものを用いた認証**（ハードウェアトークン），生体固有の情報を用いる**生体認証**（バイオメトリクス認証）がある．

〔3〕ファイアウォール・セキュア通信を使う

　ファイアウォールは，管理されているネットワークと，管理されていない外部のネットワークの境界で，安全に通信ができる様にする仕組みである（**図10.5**）．また，データのやり取りを行う際には，**暗号化**を行うことで送信相手以外の者がデータの内容を見られないようにすることが可能である．暗号化は**暗号化アルゴリズム**を使用して暗号化・復号化の**鍵**（アルゴリズムから出されるパラメータ）を作成する．暗号化の方法には，**共通鍵暗号方式**と**公開鍵暗号方式**がある（**図10.6**）．共通鍵暗号方式は，暗号化・復合化の速度が早く，公開鍵暗号方式は鍵の管理が容易で盗聴されにくい．また，データの送受信の間で変更がないこと，データの送信者を保証する**電子署名**等で広く利用されている．さらに，ネットワーク上で有効な身分証明書の発行を行う **PKI（Public Key Infrastructure）** にも暗号化技術が応用されている．

　また，安全な通信を行う技術として **VPN（Virtual Private Network）** が利

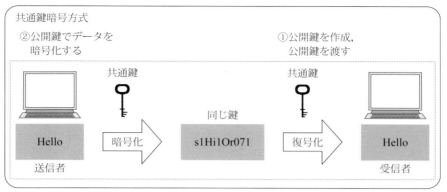

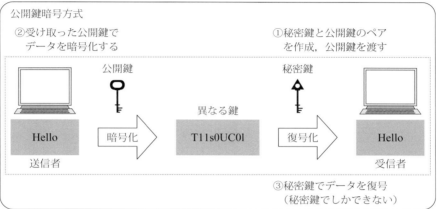

図 10.6 共通鍵暗号方式と公開鍵暗号方式

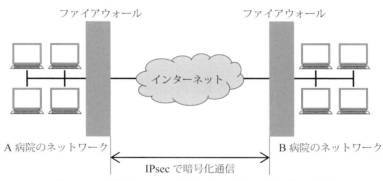

図 10.7 病院間で VPN を利用する場合の暗号化の範囲

用されている（**図 10.7**）．VPN はネットワークを仮想的に専用回線として利用することができる技術であり，暗号化の技術として **IPsec**（**IP security protocol**）が利用されている．

10.3.2 予防（定期的にセキュリティパッチを確認する）

プログラムで不具合のある部分を修正するプログラムを**パッチ**（**patch**）といい，プログラムの小規模な改修，機能拡張，不具合の修正を行う．ソフトウェアのバージョンアップ等で行われることが多い．特にプログラム等の脆弱性に対処するパッチを**セキュリティパッチ**という．

第 10 章　セキュリティ

10.3.3　検出（ログの管理を行う）

　ログ（**log**）とは，コンピュータの利用記録やプロトコルの動作状況（アクセス時刻，アクセスの可否，アクセスしてきたコンピュータの情報（IP アドレス，ドメイン名）等）が記録されている．ログの情報を参照すると不正アクセスやサービス妨害が発生していることがわかることがある．また，ネットワークを流れるデータのセキュリティの向上には，**侵入検知システム**（**Intrusion Detection System：IDS**）を利用し，通信元，通信先，通信内容をチェックする．

10.3.4　抑止・予防・検出（マルウェアへの対策）

　マルウェアへの対策は専門のソフトウェアを導入し，マルウェアを検出するための**パターンファイル**を常に最新にしておくことが重要である．パターンファイルが古いままだと，セキュリティホールからマルウェアに感染する可能性が増加する．また，近年なりすましメール等で偽装されたサイトに誘導し，個人情報を盗み出す方法が広がりを見せており，システム利用者に対する教育を十分に行い情報リテラシーの向上とマルウェアに対する知識を醸成する必要もある．インターネットに接続できない病院情報システムの場合，USB にインストールされた対策ソフトを利用することも有効である．

10.3.5　回復

〔1〕**システムの冗長化を行う**

　情報システムが故障等，動作不能になった際に予備のシステムを準備しておくことを**冗長化**といい，このようなシステムの構成を冗長化構成という．冗長化構成は，予備のシステムを稼働中のシステムと同様に稼働させ，データの同期をさせておく**ホットスタンバイ**と，予備のシステムは動作せずに待機させておく**コールドスタンバイ**がある．システムの冗長化では，複数の構成システムに均等に仕事をさせるため，**負荷分散**（ロードバランシング）を行う．また，記憶媒体であるハードディスクは，冗長化を行う必要がある．**RAID**（**Redundant Arrays of Independence/Inexpensive Disks**）はその構成方法で，RAID0 からRAID6 まである．主な RAID の構成の例を**図 10.8** に示す．大規模情報システムである病院情報システムのサーバは，24 時間 365 日安定して稼働する必要があるため，この RAID の構成を採用していることが多い．

〔2〕**データのバックアップを行う**

　システムのデータの喪失に備えてデータを別の記録媒体に保存することを**バックアップ**するといい，バックアップデータからデータを復元することを**リストア**という．バックアップには，すべてのデータを毎回保存する**フルバックアップ**，初回だけフルバックアップを行い，2 回目以降は初回の差分だけ保存する**差分バックアップ**，同じく初回だけフルバックアップを行い，2 回目以降は前回のデータの差分を保存する**増分バックアップ**がある．また，RAID 構成による冗長化がバックアップと異なる点は，ハードディスクが 2 台故障すると RAID 構成であってもデータは消えること，RAID 構成はデータの改ざんや削除には対応できないことである．

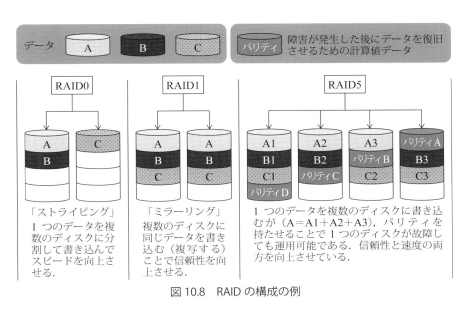

図 10.8　RAID の構成の例

第10章　セキュリティ

演習問題

問題1　医療における個人情報に関する組み合わせから正しいものを**2つ選べ**.
1. 診療録や照射録は個人情報に該当しない.
2. 死亡した患者の情報は個人情報に該当しない.
3. 患者の氏名等が書かれたメモは個人情報に該当する.
4. 医療機関などで従事する医療従事者の情報は個人情報に該当しない.
5. 個人の身体，財産，職種，肩書き等に対する判断や評価は個人情報に該当する.

問題2　マルウェアに関する記述の組み合わせから正しいものを**2つ選べ**.
1. ウィルスは，悪質なソフトウェアの総称である.
2. ワームは，既存のソフトウェアに感染し，自己複製する.
3. ウィルスは，宿主のファイルを必要とせず自己複製して，感染を広げる.
4. トロイの木馬は，無害なソフトウェアを装い，隠れて有害な動作を行う.
5. ランサムウェアは，システムをロックして解除する代わりに身代金を要求する.

問題3　下記の組み合わせで誤っているものを**2つ選べ**.
1. 共通鍵暗号方式———秘匿性が高い.
2. 電子署名———データの送信者を保証する.
3. 公開鍵暗号方式———暗号化・復合化の速度が早い.
4. VPN（Virtual Private Network）———IPsec を用いる.
5. アカウント管理———ハードウェアトークンを用いる.

問題4　サービス妨害（Denial of Service：DoS）の手口を解説せよ.

問題5　システムの冗長化とデータのバックアップの違いを述べよ.

演習問題　解説・解答

第1章　情報科学基礎

問題1

$$P_{red} = \frac{4}{10} : P_{blue} = \frac{3}{10} : P_{black} = \frac{2}{10} : P_{white} = \frac{1}{10}$$

$$I_{red} = -\log_2 \frac{4}{10} : I_{blue} = -\log_2 \frac{3}{10} : I_{black} = -\log_2 \frac{2}{10} : I_{white} = -\log_2 \frac{1}{10}$$

$$H = -\frac{4}{10} \log_2 \frac{4}{10} - \frac{3}{10} \log_2 \frac{3}{10} - \frac{2}{10} \log_2 \frac{2}{10} - \frac{1}{10} \log_2 \frac{1}{10}$$

$$= \frac{4}{10}(\log_2 10 - \log_2 2^2) + \frac{3}{10}(\log_2 10 - \log_2 3) + \frac{2}{10}(\log_2 10 - \log_2 2) + \frac{1}{10} \log_2 10$$

$$= \frac{10}{10} \log_2 10 - \left(\frac{8}{10} + \frac{3}{10} \log_2 3 + \frac{2}{10}\right) = (1 + \log_2 5) - \left(1 + \frac{3}{10} \log_2 3\right)$$

$$= \log_2 5 - \frac{3}{10} \log_2 3 = \frac{\log_{10} 5 - \frac{3}{10} \log_{10} 3}{\log_{10} 2} = 1.85$$

解答 >> 1.85 bits

問題2

10進数：$128 + 16 + 8 + 4 + 2 = 158$

16進数：$158 = 16 \times 9 + 14 \to 9E$

解答 >> 10進数：158，16進数：9E

問題3

Aを0・1，Bが0・1の場合を考えると，左の上下のNAND回路の出力は1・0となる．右のNAND回路にAとBのパターンとして，1・1，0・1，1・0，0・0が入力されると，Qは0，1，1，1となる．つまりOR回路と同じである．したがって，解答は2となる．

解答 >> 2

問題4

まず1枚当たりの画像サイズを計算すると，次のようになる．ただし，後にbitで計算しやすいようにbit単位として計算する．

ヘッダー ＋ 縦横pixel数 × 16 ＝ $1{,}024 \times 8 + 512 \times 512 \times 16 = 2^{10+3} + 2^{9+9+4} = 2^{13} \times (1 + 2^9)$

これが1,024枚あり，伝送速度が1Gbpsなので時間は次のように計算できる．

$$\text{全データ数／伝送速度} = \frac{2^{13} \times (1 + 2^9) \times 1{,}024}{2^{30}} = \frac{2^{13+10}}{2^{30}} \times (1 + 2^9) = \frac{1 + 2^9}{2^7} = 2^2 + \frac{1}{128} = 4.007$$

1/128は少ないのでほぼ無視したと考えても，約4秒である．

解答 >> 2

問題5

まずIPアドレスとサブネットマスクを2進数に変更すると次のようになる．

　　IPアドレス　　　　[1100 0000.1010 1000.0011 0010.0001 1110]

　　サブネットマスク　[1111 1111.1111 1111.1111 1100.0000 0000]

ホスト部は0の部分であるから，IPアドレスからホスト部の2進数表記は次のようになる．

　　ホスト部　　　　　[10.0001 1110]

2進数表記を10進数表記に直すと，542となる．

解答 >> 542

演習問題　解説・解答

第2章　ディジタル画像

問題1

　リトルエンディアンは記録するデータの下位バイトから順番にメモリのアドレス番号の若いほうに格納していく方式である．逆にビッグエンディアンでは上位バイトから順番に並べていく方式であり，AB，CD，12，34となる．

解答 >> 下位のバイトから 34，12，CD，AB

問題2

$(528,384\,\text{byte} - 4,096\,\text{byte}) \times 8\,〔\text{bits}〕\div 16\,〔\text{bits}〕= 262,144\,〔\text{bits}〕$

または

$(528,384\,\text{byte} - 4,096\,\text{byte}) \div 2\,〔\text{byte}〕= 262,144\,〔\text{bits}〕$

　画素数（画像マトリクス）× 画素数（画像マトリクス）= 262,144

解答 >> 512 × 512

問題3

　最高空間周波数〔cycles/mm〕

　ナイキスト周波数 = 1/2/0.05 = 10〔cycles/mm〕

解答 >> 10〔cycles/mm〕

問題4

　奇関数のフーリエ変換は虚数になり，偶関数のフーリエ変換は実数となる．フーリエ変換は対称性を持ち，線形変換である．

解答 >> 3，5

問題5

4．1/2/0.5 = 1.0 mm

5．128 × 128，量子化レベル数が 8〔bits〕= 1〔byte〕，32,768〔byte〕である．

解答 >> 2，5

第3章　画像処理基礎

問題1

1．重み係数の総和が "1" となるため，平均値フィルタである．この選択肢は正しい．
2．横方向差分の Sobel フィルタであり，エッジを強調することができる．この選択肢は誤っている．
3．4近傍の鮮鋭化フィルタである．この選択肢は誤っている．
4．縦方向差分の Prewitt フィルタであり，エッジを強調することができる．この選択肢は誤っている．
5．8近傍の鮮鋭化フィルタである．この選択肢は誤っている．

解答 >> 1

問題2

1．4．ガウシアンフィルタ，メディアンフィルタは画像上のノイズを低減することができるが，平滑化を行うため，濃淡の差が大きい辺縁がぼんやりとなる．この選択肢は誤っている．
2．1次微分とは，隣り合う画素値同士を引き算することによって，濃淡の差が大きい辺縁を強調するフィルタであり，Prewitt フィルタや Sobel フィルタがそれに当たる．この選択肢は正しい．
3．ラプラシアンフィルタは2次微分フィルタであり，マスクサイズの中心に画素が存在する入力フィルタとラプラシアンフィルタを引き算することにより，鮮鋭化フィルタを得る．この選択肢は誤っている．
5．上記の4つのフィルタは全て空間フィルタであるが，ローパスフィルタは空間周波数フィルタの1つである．このローパスフィルタでは，遮断周波数より高い空間周波数領域を削除するため，実空間上のエッジ成分などが削除され，処理画像は平滑化された画像となる．この選択肢は誤っている．

解答 >> 2

問題 3

1. Discrete Cosine Transform（離散コサイン変換）は従来の JPEG 圧縮技術として用いられている．この選択肢は誤っている．

2. モスキートノイズ（ブロックノイズ）は JPEG 圧縮技術において起きる現象である．この選択肢は誤っている．

5. 可逆圧縮における圧縮率は 1/2 から 1/3 である．

解答 >> 3，4

問題 4

黒枠の画素値 "65" を中心にマスクサイズ 3 × 3 という問題定義であるため，注目する画素値は 1 列目の "20，35，40"，2 列目の "23，65，42"，3 列目の "26，28，30" である．この 9 個の画素値をはじめ，"20，23，26，28，30，35，40，42，65" と画素値の小さい順番に並び変える．次に，メディアン（中央）値を算出するため，9 個並んだ画素値の真ん中である画素値 "30" を出力値する．

解答 >> 30

問題 5

0 階調での自己情報量は $0.047981262 \times \log_2 0.047981262 = 0.21022$ bits，1 階調での自己情報量は $0.352138519 \times \log_2 0.352138519 = 0.53024$ bits，2 階調での自己情報量は $0.560993195 \times \log_2 0.560993195 = 0.46784$ bits，3 階調での自己情報量は $0.038887024 \times \log_2 0.038887024 = 0.18217$ bits となり，これらすべての階調における平均情報量（エントロピー）は約 1.39 bits となる．

解答 >> 1.39 bits

問題 6

1. 階調処理の一つとしてヒストグラム平坦化がある．その他に線形・非線形の階調処理やウィンドウイングがある．この選択肢は正しい．

2. モルフォロジカルフィルタとは拡張処理や浸食処理を行うことで 2 値化画像などの対象図形を変形させるフィルタである．この選択肢は誤っている．

3. エッジ検出には sobel フィルタ，prewitt フィルタがある．この選択肢は正しい．

4. ラプラシアンフィルタとは 2 次微分フィルタでありエッジ検出に用いられる．この選択肢は誤っている．

5. 低域通過フィルタは画像をぼかす．この選択肢は誤っている．

解答 >> 1，3

問題 7

1 と 2 は経験的あるいは実験的にしきい値や p の値を決める必要がある．3 は双峰性のヒストグラムをもつ画像のみで動作し，単峰性のヒストグラムをもつ画像では動作しない．4 と 5 は一般的な入力画像に対して自動でしきい値を決めて 2 値画像を作ることができる．ただし，出来上がった画像が適切であるとは限らない．また，ヒストグラムが均等などの特殊な画像では 4 と 5 も動作しない可能性があるが，一般的な医用画像ではヒストグラムに偏りが生じる．したがって，4 と 5 が正しい．

解答 >> 4，5

問題 8

図形 C は A を dilation したものである．図形 D は図形 C を erosion したものである．図形 D と図形 B は一致する．したがって，図形 A に closing（dilation→erosion）を行えば図形 B ができる．labeling に図形を変形させる効果はない．

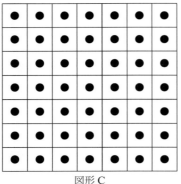
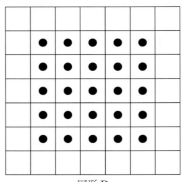

図形 C
（図形 A を dilation）

図形 D
（図形 C を erosion）

解答 >> 4

第 4 章　医用画像処理

問題 1

　アは白黒反転画像，イはボケマスクフィルタ処理画像，エはソーベルフィルタを用いたエッジ強度画像，オは平滑化処理画像である．ウのダイナミックレンジ圧縮処理画像は，背景の肺野と横隔膜下領域の画素値の差を小さくすることで血管の診断可視域が広がっていることがわかる．

解答 >> ウ

問題 2

　ボケマスクフィルタ処理は，原画像に高周波数成分を加算して鮮鋭化する処理である．括弧内は高周波数成分を求めるために原画像から平滑化画像を差分する必要がある．

解答 >> 2

問題 3

1. 加算処理は画像間で信号に変化がなければ，ランダムノイズのみ平滑化される効果がある．その結果 SN 比は改善する．
2. 減算処理は画像間で信号が変化した部分が残るが，ランダムノイズは差分されず逆に増加する．
3. 画像の類似度は積算処理で評価できる．
4. リカーシブフィルタは，動画像に対する時間軸方向の平滑化フィルタ処理である．過去のフレーム画像に対して同一座標で時間軸方向に荷重平均を求める．動きの速い信号には残像が生じる問題はあるが，時間軸方向のランダムノイズは低減する効果がある．
5. 2 ショット法によるエネルギーサブトラクション処理は，管電圧を変化させて 2 度発生させたエネルギーの異なる X 線を用い，透過力の差を利用して軟部組織と骨の画像を分離する撮影法である．高エネルギーの画像と低エネルギーの画像の荷重減算処理を行うことで

解答 >> 1, 2

問題 4

　胆嚢の奥にあるはずの肋骨が手前にあるように見える．前後の情報が失われ，CT 値の高い陰影が手前にあるように見えることから，MIP 表示であることがわかる．

　MIP 表示の他に前後の情報が失われてしまう表示方法には，最小値投影法（MinIP：minimum intensity projection），RaySum（Ray Summation）がある．

解答 >> 最大値投影法（MIP：maximum intensity projection）

問題 5

1. 画像の解析結果を医師に提示するが，画質評価は行わない．
2. 放射線治療計画には様々な画像処理が用いられるが，コンピュータ支援診断とは異なる．
3. 遠隔読影や検診に関わらず，CAD を自動診断に用いることはできない．
4. マンモグラフィの微小石灰化クラスタの検出は特に有効とされている．

5. コンピュータの解析結果を第2の意見として医師が診断の参考に用いる．

解答 >> 4, 5

第5章　画像処理応用

問題1

1，5はノイズ軽減のための平滑化フィルタであり，3はエッジ強調フィルタである．

解答 >> 2, 4

問題2

1，2，4はエッジ検出フィルタである．

解答 >> 3, 5

問題3

解答例
　単純平滑化フィルタは画像の画素やエッジの有無にかかわらず画像全体に対して移動平均などの一律な平滑化処理を行う．そのため，エッジなどの画素値が大きく変化する領域の情報が失われてしまい，画像にボケが生じる．一方のエッジ保存型平滑化は画像の局所領域ごとに最適な処理パラメータを決定し，エッジを保存しながら平滑化を行うため，ボケが生じにくく，画質改善能力が高い．

問題4

解答　省略

問題5

解答　省略

第6章　画像認識

問題1

濃度共起行列は以下のようになる．

	0	1	2	3
0	0	0	1	2
1	3	0	2	0
2	0	4	0	3
3	0	2	2	0

問題2

　360度を8等分すると45度になるため，矢印は45度刻みの方向になる．また，8つの方向の度数（この場合は相対度数）を矢印の長さで表すことで，図を作成することができる．

問題3

　下図のように，線形識別関数の上下に分布する領域になる．

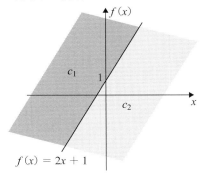

演習問題　解説・解答

問題4

σ は，カーネル関数の広がりを制御するパラメータである．もし，σ が大きい時には，識別境界から離れているサポートベクトルが識別に寄与することになる．

第7章　医療情報の標準化
問題1

IHE は DICOM や HL7 を使った相互運用性を確保するためのガイドラインを定めている．ICD-10 は標準病名コード，JJ1017 は放射線検査・治療に関する標準コードを定めている．HL7 は HIS-RIS 間などの検査依頼情報などの通信について規定している．

解答 >> 4

問題2

REM は被ばく線量管理，SWF は放射線検査の通常業務，ARI は DICOM コンテンツへのアクセス方法，XDS-I.b は地域連携における画像データの共有に関する業務シナリオに基づいて作成された統合プロファイルである．

解答 >> 3

問題3

DICOM オブジェクトの階層構造は，患者に対してそれぞれ複数の検査（Study），シリーズ（Series），個々の画像データ（Instance）が配置される．

解答 >> 1

問題4

GSDF は人間の視覚に対して線形になるようなグレースケールを表現しており，低輝度においては $\gamma 2.2$ の方がコントラストは高く，中輝度から高輝度では GSDF の方が相対的にコントラストが高くなる．

解答 >> **中輝度から高輝度の範囲において GSDF の方が $\gamma 2.2$ よりもコントラストが高くなる.**

問題5

DICOM 規格は広範囲を対象としており，それぞれの装置がすべてを実装しているわけではない．そのため，利用者が装置の DICOM 適合範囲を知ることができるように，適合宣言書が公開されている．

解答 >> **装置が実装している DICOM の機能範囲を利用者に公表するため.**

第8章　放射線領域の情報システム
問題1

輝度均一性以外は測定試験による評価項目である．

解答 >> 1

問題2

会計機能は医事会計システムの機能．オーダ発行はシステム障害時などに備えて RIS の機能としても存在する．

解答 >> 4

問題3

保守性と信頼性は情報システムの信頼性評価指標である．

解答 >> 4, 5

問題4

フェールソフト：情報システムに障害が発生した場合に，必要最小限の機能で情報システムを稼働させること

フェールオーバー：システム障害に備えてあらかじめ待機系システムを用意しておき，障害発生時に待機系へ自動的に切り替えること

フォールバック：情報システムに障害が発生した場合に，障害箇所を切り離し，機能や処理能力を縮退させながら稼働を継続させること

フールプルーフ：ヒューマンエラーを防止するため，もしエラーが起こっても復旧できるようにすること

解答 >> 1

問題 5

MTBF（平均故障間隔）と MTTR（平均修復時間）はそれぞれ信頼性と保守性の評価指標である．稼働率は可用性の評価指標であり MTBF/(MTBF+MTTR) で表される．

解答 >> 3

問題 6

診療目的や医療行為の公的書類作成のための利用は一次利用に，それ以外の医学研究などへの利用は直接的に患者の治療に関係がないため二次利用に該当する．

解答 >> 1，2

第 9 章　遠隔画像診断（テレラジオロジー）

問題 1

依頼をされた専門医は助言を行うが，患者を直接診察する依頼医およびその所属長に医療の第一義的な責任がある．

解答 >> 2，4

問題 2

解答 >> 2，3

問題 3

解答 >> 1，5

問題 4

1．場所を限定しない医療行為であること，2．医用画像がディジタル化され，通信機器が DICOM で標準化されていること，3．ネットワークの低コスト化・高速化が進んだこと．

問題 5

1．診療報酬が少ないにもかかわらず，システムの初期費用，運用費用，更新費用を要すること．
2．対面診療の触診・打診と比較して，得られる情報が少ない．

第 10 章　セキュリティ

問題 1

解答 >> 3，5

問題 2

解答 >> 4，5

問題 3

解答 >> 1，3

問題 4

（例）巨大なメールや大量のメールを送りつけメールサーバのディスクや CPU 資源，ネットワークの帯域を潰す．

問題 5

システムの冗長化は，情報システムが故障等，動作不能になった際に予備のシステムを準備しておくことであり，データのバックアップは，システムのデータの喪失に備えてデータを別の記録媒体に保存することである．

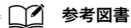

参考図書

第1章 情報科学基礎
［1］一般社団法人医療情報学会医療情報技師育成部会：医療情報 第5版 情報処理技術編，篠原出版新社，2016
［2］飯塚尚彦：情報理論（第2版），産業図書，1993

第2章 ディジタル画像
［1］桂川茂彦 編：医用画像情報学 改定3版，南山堂，2014
［2］石田隆行 編：よくわかる医用画像工学 改訂2版，オーム社，2015
［3］小塚隆弘・稲邑清也 監修，山下一也・速水昭宗・土井邦雄・土井 司 編：診療放射線技術 改訂第13版 上巻，南江堂，2012
［4］岡部哲夫・藤田広志 編：新・医用放射線科学講座 医用画像工学，医歯薬出版，2010

第3章 画像処理基礎
［1］小塚隆弘・稲邑清也 監修，山下一也・速水昭宗・土井邦雄・土井 司 編：診療放射線技術 改訂第13版 上巻，南江堂，2012
［2］桂川茂彦 編：医用画像情報学 改定3版，南山堂，2014
［3］内田 勝 監修：ディジタル放射線画像，オーム社，1998
［4］田村秀行 監修：コンピュータ画像処理入門，総研出版，1985
［5］井上誠喜・八木伸行・林 正樹・中須英輔・三谷公二・奥井誠人：C言語で学ぶ実践画像処理，オーム社，1999
［6］安居院猛・長尾智晴：C言語による画像処理入門，照晃堂，2000
［7］山本修司：ディジタル時代の医用画像情報 技術セミナー 3．画像圧縮技術．INNERVISON，17(9); 70-75, 2002
［8］酒井幸一：改訂版 ディジタル画像処理の基礎と応用―基本概念から顔画像認識まで―，CQ出版，2007

第4章 医用画像処理
［1］内田 勝 監修：ディジタル放射線画像，オーム社，1998
［2］石田隆行・桂川茂彦・藤田広志 監修：医用画像ハンドブック，オーム社，2010
［3］藤田広志・石田隆行・桂川茂彦 監修：実践 医用画像解析ハンドブック，オーム社，2012

第5章 画像処理応用
［1］高木幹雄・下田陽久 編：新編 画像解析ハンドブック，東京大学出版会，2004
［2］藤田広志・石田隆行・桂川茂彦 監修：実践 医用画像解析ハンドブック，オーム社，2012
［3］石田隆行・桂川茂彦・藤田広志 監修：医用画像ハンドブック，オーム社，2010

第6章 画像認識
［1］田村秀行：コンピュータ画像処理，オーム社，2002
［2］鳥脇純一郎 編著：画像情報処理（I）―解析，認識編―，コロナ社，2005
［3］大倉保彦・川下郁生・青山正人・石田隆行：C言語で学ぶ医用画像処理，オーム社，2006
［4］石田隆行・桂川茂彦・藤田広志 監修：医用画像ハンドブック，オーム社，2010
［5］藤田広志・石田隆行・桂川茂彦 監修：実践 医用画像解析ハンドブック，オーム社，2012
［6］平井有三：はじめてのパターン認識，森北出版株式会社，2012
［7］金 明哲：Rによるデータサイエンス データ解析の基礎から最新手法まで，森北出版株式会

社，2017

［8］ 斎藤康毅：ゼロから作る Deep Learning —Python で学ぶディープラーニングの理論と実装，オライリージャパン，2016

第7章　医療情報の標準化

［1］ 日本放射線技術学会 監修，奥田保男・小笠原克彦・小寺吉衞 編：放射線システム情報学—医用画像情報の基礎と応用—，オーム社，2010

［2］ 日本医療情報学会医療情報技師育成部会：医療情報　第5版　医療情報システム編，篠原出版新社，2016

［3］ JIRA DICOM 委員会：逆引き DICOM Book，医療科学社，2014

［4］ 奥田保男・谷川琢海・横岡由姫：改訂版 超実践マニュアル 医療情報，医療科学社，2017

［5］ 日本放射線技術学会 医療情報部会：放射線医療技術学叢書(36)　図解知っておきたい放射線情報システムの構築，日本放射線技術学会，2017

第8章　放射線領域の情報システム

［1］ 日本医療情報学会医療情報技師育成部会：医療情報　第5版　情報処理技術編，篠原出版新社，2016

［2］ 日本医療情報学会医療情報技師育成部会：医療情報　第5版　医療情報システム編，篠原出版新社，2016

［3］ 日本放射線技術学会 監修，奥田保男・小笠原克彦・小寺吉衞 編：放射線システム情報学—医用画像情報の基礎と応用—，オーム社，2010

［4］ 奥田保男・谷川琢海・横岡由姫：改訂版 超実践マニュアル 医療情報，医療科学社，2017

［5］ 日本放射線技術学会 医療情報部会：放射線医療技術学叢書(36)　図解知っておきたい放射線情報システムの構築，日本放射線技術学会，2017

第9章　遠隔画像診断（テレラジオロジー）

［1］ 日本放射線技術学会 監修，奥田保男・小笠原克彦・小寺吉衞 編：放射線システム情報学—医用画像情報の基礎と応用—，オーム社，2010

［2］ 図説・日本の遠隔医療 2013．一般社団法人日本遠隔医療学会．http://jtta.umin.jp/pdf/telemedicine/telemedicine_in_japan_20131015-2_jp.pdf（2018/7/26 現在）

［3］ 遠隔医療モデル参考書．総務省情報流通行政局地域通信振興課．http://jtta.umin.jp/pdf/telemedicine/telemedicine_in_japan_20131015-2_jp.pdf（2018/7/26 現在）

［4］ 総務省　5G 総合実証試験の開始．http://www.soumu.go.jp/main_content/000485322.pdf

［5］ Computed tomography (CT) exams, Magnetic resonance imaging (MRI) exams. Organisation for Economic Co-operation and Development. https://data.oecd.org/

［6］ 公益社団法人日本医学放射線学会．http://www.radiology.jp/specialist/list_s_a.html

［7］ Rosenkrantz AB, Hughes DR, Duszak R Jr: The US radiologist workforce: an analysis of temporal and geographic variation by using large national datasets. Radiology, 279(1); 175-184, 2015

［8］ 日本医療情報学会 10 周年記念出版編纂委員会，医療情報システム開発センター，医療情報学第2巻，篠原出版社，1997

［9］ 樺澤一之・豊田修一：医療情報学入門，共立出版，2006

［10］ 保健医療福祉情報システム工業会（JAHIS）：医療情報システム入門，社会保険研究所，2008

［11］ 日本医療情報学会医療情報技師育成部会：医療情報サブノート，篠原出版社，2014

［12］ 藤原卓哉 翻訳：遠隔放射線医療，丸善出版，2012

［13］ 医療情報技師育成部会：医療情報技師 能力検定試験 過去問題・解答集，南山堂，2014

［14］ 日本医師会 HP 各論的事項, No. 16 遠隔医療. http://www.med.or.jp/doctor/member/kiso/d16.html（2018/07/26 現在）

第 10 章　セキュリティ

［1］ 谷川琢海：放射線技術学における研究倫理 3　個人情報保護, 日本放射線技術学会雑誌, 72(7); 619-626, 2016

［2］ 小笠原克彦：放射線技術学における研究倫理 8　人を対象とする医学系研究に関する倫理指針（改訂版）, 日本放射線技術学会雑誌. 73(5); 397-402, 2017

［3］ 個人情報保護法改正のポイントを学ぶ　(5) 目的・定義に関する規定. 国民生活センター. http://www.kokusen.go.jp/wko/pdf/wko-201602_10.pdf（2018/7/26 現在）

［4］ 個人情報保護委員会：個人情報保護に関する法律・ガイドラインの体系のイメージ. https://www.ppc.go.jp/files/pdf/personal_framework.pdf（2018/7/26 現在）

［5］ 日本放射線技術学会 監修, 奥田保男・小笠原克彦・小寺吉衞 編：放射線システム情報学—医用画像情報の基礎と応用—, オーム社, 2010

［6］ 樺澤一之・豊田修一：医療情報学入門, 共立出版, 2006

［7］ 新・情報セキュリティ対策ガイドブック, NTT コミュニケーションズ株式会社, 2004

［8］ 梅津尚夫：情報セキュリティアドミニストレータ基本教科書, 日経 BP 社, 2003

［9］ 日本医療情報学会医療情報技師育成部会：医療情報サブノート, 篠原出版社, 2014

［10］ IPA 独立行政法人 情報処理推進機構. https://www.ipa.go.jp/security/fy14/contents/soho/html/chap1/dos.html（2018/07/26 現在）

索 引

■ ア行

アーチファクト	215
アカウンティング	186
アクセス制御（アクセスコントロール）	237
アクセスポリシー	238
アクタ	174
アフィン変換	102
アプリケーションソフトウェア	19
アルゴリズム	20
暗号化	238
暗号化アルゴリズム	238
医事会計システム	192
一次利用	187
移動平均フィルタ	61
イメージングプレート（Imaging Plate：IP）	48
医用画像管理システム	195
医用画像表示用モニタの品質管理に関するガイドライン（JESRA X-0093）	212
医療・介護関係事業者における個人情報の適切な取扱いのためのガイダンス	187
医療・介護関係事業者における個人情報の適切な取扱いのためのガイドライン	235
医療情報システムの安全管理に関するガイドライン	186, 235
医療文書	191
インスタンス	166
インターネット	21
イントラネット	21
ウィルス	236
ウィンドウイング（windowing）	56
ウィンドウ幅	93
ウィンドウレベル	93
受入試験	212
エイリアシング	38
液晶ディスプレイ	50, 206
液晶パネル	208
エッジ保存型平滑化フィルタ	120
エネルギー差分	99, 102
エレメント	171

遠隔医療システム	222
遠隔画像診断（テレラジオロジー）	222
遠隔画像診断システム	225
遠隔診療（テレケア）	221
遠隔皮膚診断（テレダーマトロジー）	222
遠隔病理診断（テレパソロジー）	222
演算装置	14
エントロピー（平均情報量）	3
エントロピー符号化	83
オイラーの公式	41
応答速度	212
オーダエントリシステム	189
オーダ情報	191
オープニング処理（Opening）	76
オクテット	33
オパシティカーブ	109
温度版	191

■ カ行

カーネルトリック	151
会計	179
改ざん	236
階層型	23
階層的クラスタリング	156
階調	211
階調処理	54, 92
ガウシアンフィルタ（Gaussian filter）	60, 95, 121
鍵	238
可逆圧縮	79
核医学 RIS	202
拡張処理（Dilation）	76
重ね合わせの原理	46
加算平均	99
加算平均投影法	106
加重平均値フィルタ	60
画素	35
画像管理機能	196
仮想内視鏡	108
画像の圧縮	198
画像表示アプリケーション	202
画像表示機能	196

索引

画像表示スクロール機能	203
画像表示装置	206
活性化関数	146
稼働率	195
可搬型媒体	198
ガボールフィルタ（Gabor filter）	129
ガボールフィルタ関数	130
画面分割機能	203
可用性	195
患者基本情報	190
患者紹介等に付随する医用画像についての合意事項	198
患者情報管理機能	199
患者属性	190
患者プロファイル	190
間接変換方式	50
管理グレード	213
キーポイント	139
記憶装置	14
機械学習	142
技術	194
疑似輪郭	39
輝尽性蛍光体	49
基数	33, 34
輝度	212
輝度均一性	215
機微	233
機密性・完全性・可用性	235
キャニーフィルタ（Canny filter）	128
脅威	235
狭義の遠隔医療（テレメディスン）	221
教師なし学習	155
共通鍵暗号方式	238
曲面再構成法	107
空間周波数領域	32, 40
空間フィルタ処理	59
空間領域	32, 40
クライアントコンピュータ	193
クライアントサーバシステム	23
クラウドコンピューティング	24
クラス間変動	144
クラスタリング	155
クラス内変動	144
グラフィックボード	207

グレースケール	215
クロージング処理（Closing）	76
グローバルIPアドレス	25
グローバルマッチング	102
経過記録	190
経過表	191
経時差分	99
計測機能	204
検温表	191
権限管理	186
検査・シリーズ一覧表示機能	202
検査一覧表示機能	200
検査依頼情報管理機能	199
検査依頼情報発行機能	199
検査部門システム	192
検査予約管理機能	200
検像	205
検像システム	205
高域通過フィルタ	71
公開鍵暗号方式	238
交差確認法	142
高水準言語	19
厚生労働省標準規格	164, 198
コールドスタンバイ	240
個人識別符号	233
個人情報保護法	187
固定しきい値法	73
コネクタソン	174
固有識別子	167
コンパイラ	20
コンパイル	20
コンピュータ	13
コンピュータ支援診断	110
コンピュータネットワーク	21
■ サ行	
サーバコンピュータ	193
サービスオブジェクト対	166
サービスクラス	168
サービスクラス提供者	168
サービスクラス利用者	168
サービス妨害	236
サーフェイスレンダリング	108
最小値投影法	106

最小弁別閾	170	ストレージ装置	193
サイズ変更機能	203	スライス位置連動機能	204
最大値投影法	105		
サブ局所領域平滑化フィルタ	121	制御装置	14
サブネットマスク	25	脆弱性	235
差分バックアップ	240	生体認証（バイオメトリクス認証）	238
サポートベクター	149	セキュリティパッチ	239
サポートベクターマシン	113, 149	セキュリティホール	236
サンプリング間隔	36, 40	セグメント	171
		鮮鋭化フィルタ	95
自科検査システム	193	線形判別法	143
時間差分	100	線形分離不可能	146
識別処理	134	全体評価	213
シグモイド関数	147	尖度	136
自動位置合わせ機能	204		
主記憶装置	14	相互情報量	5, 102
出力装置	14	増分バックアップ	240
順次構造	21	ソースコード	20
照射録情報連携指針	179	ソースプログラム	20
冗長化	240	ソフトウェア	13
情報	2	ソフトマージン	150
情報オブジェクト定義	166	ソフトマックス関数	148
情報量	2, 79		
所持するものを用いた認証（ハードウェア		■ タ行	
トークン）	238	帯域通過フィルタ	72
シリーズ	166	ダイナミックレンジ圧縮処理	92, 98
人工ニューラルネットワーク	113	多重解像度処理	98
侵食処理（Erosion）	76	畳み込み積分定理	97
深層学習	114, 153	畳み込みニューラルネットワーク	114, 153
進捗管理機能	200	多断面再構成法	106
侵入	236		
侵入検知システム（Intrusion Detection		知識を用いた認証	238
System：IDS）	240	直接変換方式	49
信頼性	195		
真理値	12	通信プロトコル	24
診療記録	184		
診療に関する諸記録	184	低域通過フィルタ	70
診療録	184	ディジタル化	32
		低水準言語	19
スイッチングハブ	21	データ拡張	155
スカウトライン表示機能	204	適合宣言書	166, 170
スケールスペース（scale space）	128	テキスト・ファイル	34
スター型	23	テクスチャ	136
スタディ	166	テクスチャ特徴量	137
ステップ関数	147	テクニカルフレームワーク	174
ストレージ	197	デルタ関数	48

テレケア	221
テレダーマトロジー	222
テレパソロジー	222
テレメディスン	221
テレラジオロジー	222
電界効果トランジスタ	50
電子カルテシステム	190
電子署名	238
電子保存の3原則	185
転送構文	169
テンプレートマッチング	102
統計・分析機能	201
統合プロファイル	174
透視投影	104
盗聴	236
特徴抽出	134
特徴ベクトル	134
特徴量空間	134
匿名加工情報・非識別加工情報	233
トランザクション	174
トリガイベント	171
トレーサビリティ（追跡可能性）の確保	234
トロイの木馬	236

■ナ行

ナイキスト周波数	37
なりすまし	236
二次利用	187
入退出管理	238
ニューラルネットワーク	146
入力装置	14
認証	186, 238
熱型表	191
ネットワークトポロジー	22
濃度共起行列	137
ノンローカルミーンフィルタ（non-local mean filter）	123

■ハ行

ハードウェア	13
ハードディスク	15
バイオメトリクス認証	238

バイト	7, 33
バイトオーダ	8
バイナリ・ファイル	34
バイラテラルフィルタ（Bilateral filter）	121
薄膜トランジスタ	50
パケット	25
バス型	22
パターンファイル	240
バックアップ	240
パッチ（patch）	239
ハフマン符号化	81
汎化能力	149
パン機能	203
反復構造	21
判別分析法	73
非階層的クラスタリング	156
非可逆圧縮	79
光ディスク	15
ピクセル（pixel）	35
非識別加工情報	233
ヒストグラム特徴量	134
ビッグエンディアン（big endian）	8, 35
ビット	7, 33
ビットシフト	10
人を対象とする医学系研究に関する倫理指針	187, 235
微分ヒストグラム法	73
病院情報システム	189
標準化	162
標準規格	163
標準偏差	135
標本化	36
標本化定理	37
病名	190
フィールド	171
フィッシャーの基準	144
フーリエ逆変換	45
フーリエ級数	42, 45
フーリエ変換	32, 40, 45
フーリエ変換の線形性	46
フーリエ変換の対称性	46
フールプルーフ	194
フェールオーバー	194
フェールセーフ	194

フェールソフト	194
フォールバック	194
負荷分散（ロードバランシング）	240
不正アクセス	236
物理画面サイズ	209
物流・薬剤管理機能	201
浮動小数点数	11
不透明度	109
不変性試験	212
プライベートIPアドレス	25
プライベートタグ	168
フラッシュメモリ	15
フラットパネル検出器（Flat Panel Detector：FPD）	48
フルバックアップ	240
ブロックノイズ	85
分岐構造	21
分散	135
分散型サービス妨害	236
平均故障間隔	195
平均修復時間	195
平均相互情報量	5
平均値	135
平均値フィルタ	60, 95
平行投影	104
放射線機器管理機能	201
放射線情報システム（Radiology Information System：RIS）	198
放射線治療RIS	202
ホールドアウト法	142
ボクセル（voxel）	35, 104
ボケマスク処理	67, 95
保守性	195
補助記憶装置	14
補数	9
ホットスタンバイ	240
ボリュームレンダリング	108

■マ行

マーキング機能	204
マージン最大化	150
マスタ	201
マスタ作成・管理機能	201
マスタデータ	178

マルウェア	236
マルチ周波数処理	98
無線LAN	22
メッセージ	171
メッセージコード	171
メディアンフィルタ	60
モアレ	38
モード法	73
モスキートノイズ	85
モダリティ間予約	179
モルフォロジ処理	112

■ヤ行

薬剤部門システム	193
要配慮情報	233
予約検査照会/検索機能	200
予約情報	191

■ラ行

ラプラシアン（Laplacian）	125
ラプラシアンフィルタ	66
ラベリング	75
ランレングス	80
リカーシブフィルタ	100
離散コサイン変換	82
リストア	240
リトルエンディアン（little endian）	8, 35
量子化	36, 39
量子化誤差	37, 39
量子化雑音	37
量子化レベル数	39, 40
リング型	22
ルータ	21
レイキャスティング	109
レンダリング	104
ローカルマッチング	102
ロードバランシング	240
ログ（log）	240

索引

論理演算 ……………………… 12
論理演算子 …………………… 12
論理回路 ……………………… 12
論理画面サイズ ……………… 209

■ワ行
ワーピング …………………… 102
ワーム ………………………… 236
歪度 …………………………… 135

■A
Access to Radiology Information（ARI）統合
　プロファイル ………………… 176
ACR …………………………… 165
ACR-NEMA 規格 …………… 165
AND 演算 ……………………… 13

■B
band pass filter ……………… 72
big endian ………………… 8, 35
Bilateral filter ……………… 121

■C
CAD …………………………… 110
Canny filter ………………… 128
CNN …………………………… 153
Computed Radiography（CR）…… 48
Conformance Statement：C/S …… 166, 170
Convolutional Neural Network … 153
CPR …………………………… 107
CPU …………………………… 14
Cross-enterprise Document Sharing for
　Imaging（XDS-I.b）統合プロファイル … 176
CRT …………………………… 206
CUI（Command User Interface）…… 19

■D
DICOM …………………… 32, 165
DICOM タグ ………………… 168
DICOM タグ情報参照機能 …… 204
Digital Imaging and Communications in
　Medicine …………………… 165
DisplayPort ………………… 207
Distributed DoS …………… 236
DoG フィルタ（Difference of Gaussian
　filter）……………………… 128

DVI …………………………… 207
Dynamic Range ……………… 92

■E
energy subtraction …………… 99

■F
FPD（Flat Panel Detector）…… 48
FTP（File Transfer Protocol）…… 26

■G
Gabor filter ………………… 129
Gaussian filter …… 60, 95, 121
GPU（Graphics Processing Unit）… 18
Grayscale Standard Display Function … 170
GSDF ………………… 170, 211
GUI（Graphical User Interface）…… 19

■H
HDMI ………………………… 207
high pass filter ……………… 71
HIPAA（Health Insurance Portability
　Accountability Act）………… 232
HIS …………………………… 179
HL7 …………………………… 171
HOG …………………………… 138
HTML（Hyper Text Markup Language）… 24
HTTP（HyperText Transfer Protocol）…… 26

■I
ICD-10 ……………………… 178
ICD10 対応標準病名マスタ …… 178
IDS（Intrusion Detection System）… 240
IHE …………………………… 174
IP（Imaging Plate）………… 48
IP（Internet Protocol）……… 25
IPS …………………………… 208
IPsec（IP security protocol）… 239
IP アドレス …………………… 25
IT 化戦略 …………………… 184

■J
JESRA X-0093 ……………… 212
JJ1017 ……………………… 179
JND …………………… 170, 212
JPEG 圧縮 …………………… 79

Just Noticeable Difference ·············· 170

■K
k-means ······················· 156
k-最近傍平滑化フィルタ（k-nearest neighbor
averaging filter） ·············· 120

■L
LAN（Local Area Network） ·········· 21
Laplacian ····················· 125
LCD ························· 206
little endian ················· 8, 35
LoGフィルタ（Laplacian of Gaussian filter）
··························· 126
low pass filter ················· 70
LUT ························· 211

■M
MAC（Media Access Control） ········ 21
MACアドレス ················· 21
MinIP ······················· 106
MIP ························· 105
MPPS ······················· 200
MPR ························· 106
MWL ······················· 200
MWM ······················· 200

■N
NEMA ······················· 165
NIC（Network Interface Card） ······· 21
non-local mean filter ·············· 123
NOT演算 ····················· 12

■O
OECDのプライバシーのガイドライン8原則
··························· 232
one shot method ················· 102
OR演算 ····················· 12
OS（Operating System） ············ 19
OSI参照モデル ················· 27

■P
P2P ························· 24
PACS ····················· 179, 195
patch ······················· 239

PDI（Portable Data for Imaging）統合プロ
ファイル ················· 176, 198
pixel ························· 35
PKI（Public Key Infrastructure） ······ 238
POP（Post Office Protocol） ········· 26
Prewittフィルタ ················· 64
pタイル法 ····················· 73

■R
Radiation Exposure Monitoring（REM）統合
プロファイル ················· 177
RAID（Redundant Arrays of Independence/
Inexpensive Disks） ······· 15, 194, 240
RAM（Random Access Memory） ····· 14
RASIS ······················· 195
RaySum ····················· 106
ReLU ······················· 147
RIS（Radiology Information System）
························· 179, 198
ROM（Read Only Memory） ········· 14

■S
scale space ··················· 128
Scheduled Workflow（SWF）
統合プロファイル ·············· 175
SCP（Service Class Provider） ······· 168
SCU（Service Class User） ·········· 168
Shaded Surface Display ············ 108
SIFT ························· 138
SMTP（Simple Mail Transfer Protocol） ··· 26
SOAP ······················· 190
Sobelフィルタ ················· 64
SOP ························· 166
SOP Class UID ················· 167
SOP Instance UID ··············· 168
SSD（Solid State Drive） ········· 16, 108
SSID（Service Set Identifier） ······· 22

■T
TCP ························· 26
TCP/IPモデル ················· 26
temporal subtraction ·············· 99
TFT ························· 208
TN ························· 208
Transfer Syntax ················· 169
two shot method ················· 102

■U
USB（Universal Serial Bus） 18

■V
VA 208
VE 108
VGA 207
Virtual Endoscopy 108
voxel 35, 104
VPN（Virtual Private Network） 238

■W
WAN（Wide Area Network） 21
WAP（Wi-Fi Protected Access） 22
Wavelet（ウェーブレット）圧縮 79

■X
XOR演算 13

■数字・記号
1回曝射法 102
1次統計量 134
1つ抜き法 142
2回曝射法 102
2次統計量 136
2値画像 73

WEP（Wired Equivalent Privacy） 22
Wi-Fi 22
WW/WL調整機能 204

〈監修者・編者略歴〉

石 田 隆 行 （いしだ　たかゆき）
1983 年　大阪大学医療技術短期大学部
　　　　　診療放射線技術学科卒業
1993 年　博士（工学）
1994 年　シカゴ大学カートロスマン放射線像研究所　研究員
1998 年　広島国際大学保健医療学部
　　　　　診療放射線学科　助教授
2005 年　同　教授
現　在　大阪大学大学院医学系研究科
　　　　　保健学専攻　教授

近 藤 世 範 （こんどう よはん）
1996 年　岐阜大学工学部
　　　　　電子情報工学科卒業
2001 年　岐阜大学大学院工学研究科
　　　　　電子情報システム工学専攻
　　　　　博士後期課程修了
　　　　　博士（工学）
現　在　新潟大学大学院保健学研究科
　　　　　放射線技術科学分野　教授

小笠原克彦 （おがさわら　かつひこ）
1988 年　北海道大学医療技術短期大学部
　　　　　診療放射線技術学科卒業
2001 年　北海道大学大学院
　　　　　医学研究科博士課程修了
　　　　　博士（医学）
2007 年　経営管理修士（専門職）
現　在　北海道大学大学院
　　　　　保健科学研究院　教授

- 本書の内容に関する質問は，オーム社ホームページの「サポート」から，「お問合せ」の「書籍に関するお問合せ」をご参照いただくか，または書状にてオーム社編集局宛にお願いします．お受けできる質問は本書で紹介した内容に限らせていただきます．なお，電話での質問にはお答えできませんので，あらかじめご了承ください．
- 万一，落丁・乱丁の場合は，送料当社負担でお取替えいたします．当社販売課宛にお送りください．
- 本書の一部の複写複製を希望される場合は，本書扉裏を参照してください．

JCOPY ＜出版者著作権管理機構 委託出版物＞

よくわかる医用画像情報学

2018 年 9 月 10 日　　第 1 版第 1 刷発行
2023 年 4 月 20 日　　第 1 版第 5 刷発行

監 修 者　石田隆行
編　　者　近藤世範
　　　　　小笠原克彦
発 行 者　村上和夫
発 行 所　株式会社オーム社
　　　　　郵便番号　101-8460
　　　　　東京都千代田区神田錦町 3-1
　　　　　電話 03（3233）0641（代表）
　　　　　URL https://www.ohmsha.co.jp/

© 石田隆行・近藤世範・小笠原克彦 2018

印刷・製本　小宮山印刷工業
ISBN978-4-274-22131-6　Printed in Japan

関連書籍の御案内

医用画像ハンドブック
HANDBOOK of MEDICAL IMAGING

◎B5判, 1616頁（フルカラー62頁）

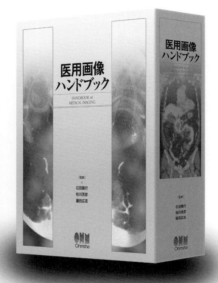

監　修
石田　隆行（広島国際大学）
桂川　茂彦（熊本大学）
藤田　広志（岐阜大学大学院）

編集委員
中森　伸行（京都工芸繊維大学大学院）……………第1編
福島　重廣（九州大学大学院）………………………第1編
杜下　淳次（九州大学大学院）………………………第2編
市川　勝弘（金沢大学医薬保健研究域）……………第3編
宮地　利明（金沢大学医薬保健研究域）……………第4編
片渕　哲朗（岐阜医療科学大学）……………………第5編
椎名　毅（京都大学大学院）…………………………第6編
荒木　不次男（熊本大学）……………………………第7編
奥村　泰彦（明海大学）………………………………第8編
小倉　敏裕（群馬県立県民健康科学大学大学院）…第9編
大倉　保彦（広島国際大学）…………………………第10編

医用画像に関連する精度の高い情報をまとめ上げたハンドブック！

医用画像に関して、モダリティに共通する基礎と、DR、CT、MR、核医学画像などモダリティ別のハードウェア概要、画像生成理論、画像特性の評価、画像処理・解析などを体系的に幅広くその分野を漏洩なく網羅し、かつ、わかりやすくまとめたハンドブック。
診療放射線技師、医師、歯科医師、臨床検査技師、看護師、医療機器メーカの技術者、研究者、工学系の研究者など、医用画像を扱う方、そして医用画像を学ぶ学生のために、わかりやすく記述してある。

主要目次
第1編　医用画像の基礎
第2編　X線画像
第3編　X線CT画像
第4編　MR画像
第5編　核医学画像
第6編　超音波画像
第7編　放射線治療の画像
第8編　歯科領域の画像
第9編　さまざまな医用画像
第10編　画像情報システム
付　録　画像データベース・画像処理ライブラリ

このような方におすすめ
○診療放射線技師　　○看護師, 臨床検査技師, など
○医師, 歯科医師　　○医学部学生, 診療放射線技師養成校学生

もっと詳しい情報をお届けできます.
◎書店に商品がない場合または直接ご注文の場合も右記宛にご連絡ください.

ホームページ　https://www.ohmsha.co.jp/
TEL／FAX　TEL.03-3233-0643　FAX.03-3233-3440

E-1103-134